與苦難同行

這些年病人教會我的事

郭漢崇 醫師——著

與苦難同行　這些年病人教會我的事

目錄

推薦序1

以病為師

釋證嚴

既已選擇「醫師」作為終身志業，就註定要與苦難同行。

醫師是一份高報酬、高社經地位的職業，外表看來光鮮亮麗；可知道醫師為病患要付出多少時間和心力？手術後，萬一病患預後不佳，或高燒不退、或反覆感染，主治醫師不免懸著一顆心，食不知味、寢不安席，內心多麼糾結啊！

除了泌尿方面的專業著作外，《與苦難同行》是郭漢崇醫師有關醫療人文的第三本書。花蓮慈濟醫院每天接觸過的國內外病患超過數千人，各人有各人難以言宣的病苦；郭醫師在治療過程中都能給予病患很清楚的指引。但總有幾位比較特殊的病患，與郭醫師的生命產生連結，讓他忍不住要將相遇的吉光片羽書寫下來。

郭醫師在書中寫道：「我們必須要在病人的喜怒哀樂、生死病痛間打轉，不僅是病人自己的苦難，我們也要承受病人的苦難。」

作為一位外科醫師，苦難是無可迴避的境遇。即便再嚴謹的手術，因為病況千變萬化，一旦不如己意，病患難免心生怨懟。作為主治醫師也只能包容病患發洩情緒，修習「忍辱」行。

還要勸慰病患再度進開刀房，總要找出肇禍的「元兇」，時間拖長了，肇禍的源頭找到了，醫師就能對症給予適當的處置。郭醫師說：「唯有幫病人解除他的痛苦時，我們內心的壓力才能真正的解除。」這應該是所有醫師共同的心聲。

書中最令人不捨的是郭醫師的公子家穎的病難。他為了熬夜準備國考，只是騎車到學校附近買豆漿，就被一部逆向超速闖紅燈的休旅車從側面撞擊，還拖行了十公尺。這一撞，骨盆和小腸都被撞破裂，大腿也骨折了，給這位準醫師帶來無盡的苦難。作為父母的，心都懸在孩子身上。郭太太租屋就近照顧，郭醫師於每晚下班後就得趕飛機或搭火車北上陪伴孩子，隔天一早再趕搭飛機返回花蓮慈濟醫院上班；前後將近一個月時間，那種惶惶然心不得安定的折磨，讓他一頭黑髮都變灰白了。

家穎的病難並沒有結束，九年之後，又因吃了一顆芭樂，芭樂籽卡住小腸，出現嚴重的腸阻塞。不僅要承受硬式鼻胃管插管的苦難，還經歷了三次手術的痛苦，做父母的看在眼裡，恨不得以身代受。術後，郭太太愛子心切，用刮痧板為家穎足足刮了三十分鐘的小腸經。說來不可思議，第二天孩子就排氣了，復原的速度超乎預期，終於正式揮別這場苦難。

郭醫師是泌尿科權威，自我警覺性很高，發現自己身上攝護腺特殊抗原指數異常，透過攝護腺切片檢查，確認自己罹患「攝護腺癌」；這種進行緩慢、且預後較好的癌症，對他來說，是再熟悉不過的了。他毫不諱言地寫出從得病到手術這段期間，人生的感悟。更推崇用達文西機器手臂做攝護腺根治手術，術後傷口疼痛極微，術後的復原又很迅捷。

儘管看病、開會、做研究、指導後進，已經占據郭醫師大部分時間；只要人在花蓮，即便週末假日，他一定還要趕去醫院關心每個住院病患的預後情形。病患病程的進展如何，才是他心底最割捨不下的懸念。

證嚴常說「以病為師」，病患才是醫師真正的老師。過去，郭醫師一直是為病患解除病苦；現在角色互換，成了病患。唯有病過、痛過、苦過，更能體會病患求醫過程焦慮無奈的心情。知苦、拔苦，心靈的境界提升了，對郭醫師來說，或許是醫師生涯中意外的禮物。

推薦序2

醫人醫心

欣聞郭漢崇醫師出版《與苦難同行》一書，十分感佩郭醫師將行醫歷程中最深刻的醫病關係故事記錄下來，提供年輕醫師很好的臨床經驗參考。

「與苦難同行」是行醫中最重要的核心價值，醫師必須苦其所苦、痛其所痛，才能從微小的病徵中，找出關鍵問題，替患者脫離病痛。

細讀郭醫師精彩的行醫故事，感受到他那顆柔軟又堅定的心，無時無刻不懸在患者身上，隨著病情起伏，時而高時而低，對患者的苦痛富有同理心，醫病也醫心，自然而然有了最真摯動人的醫病互動。

我雖然在一九九六年臺海飛彈危機之際棄醫從政，但仍竭盡所能關注改善醫療體制、偏鄉醫療落差等問題，以己身的醫學專業致力提升臺灣醫療品質，嘉惠全體國人。

受郭醫師之邀為其作序，深感榮幸，醫師和從政一樣，是入世的工作，望聞問切，也追求人文、人性和人權價值，因此，我和郭醫師有著相同的目標，就是期盼每個人沒有苦難，懷抱幸福。

郭醫師慈悲待人的胸懷與氣度令人動容，感謝他留下珍貴臨床故事，讓後輩能夠學到正確的醫病關係，及如何避免併發症的發生，這是一本品德和醫術兼具的精彩好書，值得大家細細品味。

副總統　賴清德

自序

不會癒合的胃潰瘍

小時候，母親經常跟我們講二戰時那段苦難的日子，在逃難躲空襲時，她的脖子上長了一個大瘡。母親跟我們說，當那顆大瘡成熟時，她用刀片將之劃開，流了一碗公的膿，求醫無門，只能自行敷草藥，期待傷口痊癒。

二姊出生時，對聲音沒反應，母親用鍋鏟在二姊耳朵旁用力敲鍋子，母親敲到淚都流下來，二姊還是沒反應。

當時瘧疾肆虐，患者會感到忽冷忽熱，卻無藥可醫，只能在家用冷毛巾敷額頭。母親自己患著重病，看著一群孩子在身旁哭泣，只能硬撐，直到病癒。對這些歷歷在目的病痛，母親一直反覆對我們叨唸著。

救一個人，就等於救了全世界

有一年我跟母親晚上上街買東西，路過一家診所，看見候診椅上坐滿等著看病的人。我告訴她說：「媽媽，我將來要當醫師，要賺很多錢，蓋一間大房子，讓你們住得很舒服。」

母親微笑著摸摸我的頭說：「傻孩子，錢夠用就好，倒是那些苦難的人，如果你有一天真的當了醫師，就要好好照顧他們，因為疾病對窮苦人家，比富裕人家，更顯痛苦。」

接著母親還說：「你還很小的時候，有一年我帶你去看病，你因為喉嚨痛一直哭，那個醫師居然對我說：『小孩子也不管一管，讓他一直哭，吵死人了。』將來有一天你當了醫師，一定要對病人的苦痛富有同情心，這樣才能當個好醫師。」這段小時候的記憶直到我成人，都還烙印在我的腦海裡。

生病是很痛苦的，再幸福的家庭，也要面臨生老病死中的老化、生病及死亡的折磨。當人們有了病痛，醫師就是膚慰人們心靈最重要的朋友。在電影《辛德勒名單》中有一句名言：「救一個人，就等於救了全世界。」當一個醫師有能力救人、安慰人，就該盡全力做。

病人的苦難就是醫師的苦難，因為一旦選擇當醫師，就註定你未來將「與苦難同行」，財富與名利只是伴隨醫療而來的附加價值，並不是最重要的。能夠與苦難同行的醫師，才能得到最感人而且珍貴的故事。

良醫救了我，更救了我父母

生病時，病人最需要的，除了家人的陪伴，就是親切的醫護照顧。十八歲那年，我因為椎間盤突出導致右腳不能動彈，先在成功嶺軍醫院住了兩星期後退訓回家。看了好幾位醫師都找不出原因。

後來還是到臺北中心診所，由當時的施純仁醫師幫我確診為椎間盤突出，經由開刀取出後，才解決我的病痛。

我還記得那時父親陪著我看病，還沒有開刀前，他到處找認識的醫師朋友，急得像熱鍋上的螞蟻。開刀前幾天，他很擔心我的腳會不會因此殘廢，還和母親一起拿著我的衣服去神壇拜拜，祈求我能平安度過這次手術。神壇的老師看了我的八字後，對我的父母親說：「這個孩子有當醫師的命格，但沒有當醫師的命。」讓他們非常憂愁。

半夜我醒過來，看到身為律師的父親還坐在床邊寫訴狀，一手還不停的擦眼淚，可見他對我的關心，以及孩子病痛給他帶來的壓力和折磨。

還好主治醫師非常親切，詳細跟我們說明了手術的可能內容和預期的結果，並告訴我們手術後會遭遇的問題。不過那些問題都很小，手術後也會逐漸改善，他們會盡力讓我平安的出院。那些出自醫師口中溫暖的話語，在當時確實讓我非常安心。手術後我的腳會動了，過了一星期終於平安出院，一個月後便可以上場打籃球了。

當外科醫師能立即解決病人的病痛，帶給他們安全和幸福，是個最令人驕傲的職業。如果能再用更親切的話語、更溫暖的肢體語言，讓病人安心，這位醫師扮演的就不只是個外科醫師，他會像傳道士一樣，把平安和幸福散播給他所治療的病人和其家屬。

與苦難同行，醫病不冷漠

我常對學生說：「當醫師不要追求金錢和名利，我們要與病人的苦難同行，因為我們所做的事，就是在解除病人的苦難，讓他們平安幸福。而我們也能從治療及病人的幸福中得到滿足感，甚至感動自己。如果你選擇的不是與病人同行，只是治療疾病，那你得到的就是對疾病的認知和病例數的增加而已，你永遠沒有辦法成為一個有故事的醫師。」

然而，任何外科手術都可能會有併發症的風險。有時候，發生併發症並不意味著外科醫師的技術不好；因為疾病和手術總有不確定性，病人的身體再怎麼經過精密的檢查，總可能有疏漏之時。發生併發症時，我們要用最誠懇、積極的態度去處理病人的問題，那麼縱使這個併發症最終變成無法挽回的結果，病人及其家屬依然會體諒並感激你的，而不是針鋒相對，變成醫療糾紛。

在外科醫師行醫的過程中，每個併發症的發生都是刻骨銘心的苦痛經驗。併發症發生時，對外科醫師內心的折磨，甚至其家庭可能遭受的折磨，都是長期且非常巨大的。一直要到併發症緩和、病人病況穩定，才能慢慢回到常軌的生活與步調。

做個讓病人感動的好醫師

女兒姿廷是心臟血管外科醫師，目前在臺北榮總心臟外科服務。她對於困難度高的心臟血管手術很有心得，一直想挑戰難度高的手術。有一次她為同學的爸爸進行極為困難的三個瓣膜重建手術，手術之後心臟沒有問題，可是病人的左手、左腳卻動也不動，看來是手術中造成的血栓，阻塞了腦血管。

這雖然是心臟外科手術常見到的併發症，通常可在抗凝血劑的治療後慢慢復原。可是病人在手術前是行動自如的，所以手術後成了半身麻痺，心裡非常難過。然而，因為女兒和病人關係很好，手術前也給予詳細的衛教，告訴他可能會有什麼問題，所以即使術後發生了併發症，病人還是叮嚀他女兒，一定不能怪醫師。

然而，姿廷內心非常自責，一直回想著手術過程中，如果多注意這裡，手術後多留意那裡，也許病人就不會發生血栓併發症。手術後第三天一早，姿廷去看病人，病人很開心的表演踢腳給她看。他很用力的用那隻不太靈活的左手跟左腳，用力的踢、用力的踢，還一面告訴姿廷說：「你放心，我已經進步很多了，我會再進步的。你千萬不要自責，一定要用心去照顧其他病人喔！」

看到這樣子的場景，姿廷忍不住躲一旁流下了眼淚。她知道病人這樣子的表演動作，是為了讓主治醫師不要擔心，他很努力的一直在動手動腳做復健，就是希望能早一點讓左手、左腳動得好一點，免得姿廷會自責。

姿廷擦去眼淚後，抱住病人，告訴他說：「不要再踢了，我知道你很努力，我也知道你會復原，但是你不要再踢了，我相信你一定會好的。」

照顧一個右心衰竭的病人，其實每天都要細心的呵護，必須仔細的調整每一種藥物、血壓，偵測他的小便量，一點都不能放鬆。姿廷能夠得到病人的信任，甚至病人會為了擔心她過度自責而影響醫師工作，所以病人非常配合的加倍努力復健，想讓自己早一點復原，這樣的醫病情境，現在已不多見。但我卻在女兒傳來的訊息中，看到了這一幕感人的場景。

一位好醫師會為了病人的病情而擔心，為了他的健康而難過，這就是良醫典範。與病人的苦難同行，不但會讓病人感動，也會讓自己感動的。

外科醫師的白髮和胃潰瘍

還記得女兒在榮總當外科住院醫師時，經常因為過度關心她的病人，弄得自己消瘦不堪，有時候甚至不回宿舍，晚上就在病床邊陪著病人到天亮。這是相當辛苦的工作，但是她卻樂此不疲。

有一天她回到花蓮跟我們一起吃飯，用餐中她一直悶悶不樂，食不下嚥。一下子打電話問病人狀況，一下子接電話，言語之中充滿了對病人病情的焦慮和不安。飯還沒吃完，女兒就起身說：「我想趕回醫院，因為我的一個病人情況不是很穩定，我很擔心值班醫師不會調整藥物，會影響病情，所以我還是趕回去照顧比較好。」

對女兒這樣盡心盡力的工作，我們只能心裡默默的讚許，但是表面上還是會安慰她說：「其實沒有關係吧！不要把病人的事情全部往自己肩上推。病人是主治醫師開的刀，你當住院醫師只要負責照顧好病人，不要犯錯就可以，為什麼要把很多手術後的不穩定、還有併發症，都扛在自己的肩上，弄得那麼辛苦呢？」

女兒沉默不語片刻，抬起頭來告訴我們說：「我真搞不懂你們這些做父母的為什麼會讓自己的孩子從事這麼辛苦的行業？當醫師不是一件快樂的事，也沒辦法賺很多錢，但是一旦當了醫師，就必須全心全力的照顧病人，這麼辛苦的行業，我以後一定不會讓我的孩子做。」

的確，要當個好的外科醫師相當辛苦，他必須要與病人同行，把病人的苦難當作自己的苦難，才能把病人照顧到最好，自己也才能夠放心。

手術併發症的發生，會讓外科醫師更加堅強，也讓他日後在處理病人的診斷與治療決定當中，更加成熟與穩定。每個發生併發症的病人，都像是外科醫師的老師般，教導著他走向正確的路。雖然內心的衝擊無限，即使外科醫師也因而比其他醫師更容易長出白頭髮和胃潰瘍，甚至壽命都要短上十年；但，這樣的工作卻是值得的。

那些併發症成了最好教材

三十二年前，我離開臺大醫院到花蓮慈濟醫院任職。在這裡我成為第一線的泌尿科專科醫師，負責東部地區民眾泌尿系統的健康。當然我手邊也累積許多困難病例，我沒有辦法推辭，也無法將他們往臺北送，我必須親自面對病人，一一的解決病痛。

我一年要做一千臺手術、十年一萬臺。我們常講「萬一、萬一」，任何小心的手術，總有無法避免的併發症發生。因此在這三十幾年中，我也有著許多令我無法忘懷的病人併發症。午夜夢迴時，經常在我的腦海中翻騰。還好時間是最好的良藥，它會撫平我們受傷的心靈和悸動的情緒。所以在回想的時候，已經不像併發症發生當時，那麼令人震撼和傷心。

不過，這些併發症的發生也給了我在教學上很好的教材，在我帶領學生進行示範手術時，總會一再提醒他們，要記得老師在臨床經驗中曾經發生過的併發症，而這些併發症就不應該在你們手上再度發生。手術前，對病人整體的評估手術的必要性、手術對病人能真正得到的好處有多少、以及手術麻醉當中及麻醉後可能產生的併發症機會有多少，都要一一的檢討與預防。尤其是認真的認識病人，甚為重要，病人姓名、年齡、住什麼地方，你越是清楚認識病人，就越不容易發生併發症。反之，當一位外科醫師卻叫不出自己病人的名字，會發生併發症，也就不意外了。

因為這樣的醫師只注意疾病，而不注意病人本身，甚至連病人手術前最基本的檢驗結果也沒看，併發症發生的機率自然高，而醫療糾紛就在忙碌的醫療工作中接著上門。

很多時候外科手術併發症的發生，都是因醫護人員過度掉以輕心，對病人不夠用心檢查，甚至吝於用自己的時間和病人更進一步接觸和溝通。當病人把他的身體交給醫師，我們就應該用盡全力去照顧他，了解他的一切，確定選擇的治療對病人是有利的，這樣才是一位好醫師。

力行最美的醫療人文

在慈濟醫院我們經常在講，我們有最美的醫療人文，但是最美的醫療人文是什麼？一位好醫師的定義是能對病人「真心陪伴、用心關懷、細心醫治、潛心研究」，能做到這四點，我們才會對病人的疾病做出最正確的診斷，提供對他們最有利的治療，並且在治療過程當中，盡力膚慰他的病痛及受創的心靈，讓他感覺有人與他的苦痛同行，治癒他的苦痛，讓他得到幸福。

然而，這樣的工作確實非常辛苦。一位外科醫師可能在上班時間之外，還要帶著病人的所有醫療過程回到家裡，甚至在夜裡做夢的時候，都還會夢見如何做手術？如何照顧病人？當病人併發症發生的時候，醫師會更加痛苦的生活著，吃不下飯、睡不著覺，翻遍各種醫學文獻，一心只想要幫病人解決問題。雖然這樣的醫療工作充滿苦難，回想起來卻總是非常幸福的。

近年來，我年事漸高，記憶力已大不如前，所以很怕這些故事會隨時光漸漸淡化，甚至被扭曲，所以以本書將我記憶中最深刻的醫病故事寫出來，給自己的行醫生涯留個紀念，也讓年輕醫師能從中學到正確且良善的醫病關係，同時避免併發症的發生。

當醫師變病人的親身體驗

就在本書所有故事差不多寫完的時候，我注意到自己的攝護腺特殊抗原指數有上升的趨勢。原來我在二〇一九年體檢的時候，攝護腺特殊抗原指數只有一．八奈克，二〇二〇年五月，在一次抽血檢查中，我同時勾選了攝護腺特殊抗原指數及游離攝護腺特殊抗原指數兩項，想看看自己的攝護腺狀況如何。

我因為早年剛來花蓮時頭髮掉得很快，所以在三十年前便開始服用專門治療攝護腺肥大的「波斯卡」。這個藥物有效遏止了我頭髮的掉落，也讓我的攝護腺不再長大。所以在過去幾年每次檢查攝護腺特殊抗原指數，都只在一．〇奈克以下，並不會太高，顯示我的攝護腺並沒有肥大。

但是在三十年前，國外曾有些研究，那時候研究的主要目的，就是想看看這種波斯卡藥物是否能有效的抑制攝護腺癌發生。經過四年的追蹤，有些病人攝護腺特殊抗原指數偏高，接受切片檢查發現有攝護腺癌，比起沒有服用波斯卡的病人組，攝護腺癌的發生率並沒有特別高。

但是研究者卻發現，服用波斯卡這一組病人發生的攝護腺癌，其癌症的惡性度卻比沒有服用波斯卡者要來得高。因此，他們發布了這個警訊，對於長期服用波斯卡的病人，醫師必須要定期追蹤其攝護腺特殊抗原指數，如果有偏高應該立刻做切片檢查，以避免高惡性度的攝護腺癌的發生。

雖然致病的機轉並不清楚，但這個重要的訊息一直在我腦海中留著。這一次我再抽檢攝護腺特殊抗原指數，赫然發現，相隔不到一年，我的攝護腺特殊抗原指數竟然上升了一·二。根據過去的統計，每年攝護腺特殊抗原指數如果增加〇·七五，癌症的風險就會大增。因此，我又抽檢了游離攝護腺特殊抗原指數，看看這一部分的變化如何，結果出乎我的意料之外，我的游離攝護腺特殊抗原指數竟然只有百分之九。

一般而言，當有攝護腺肥大，攝護腺特殊抗原指數上升超過正常值，游離攝護腺特殊抗原指數應該會大於百分之二十。如果這一部分的游離抗原指數低於百分之十五，攝護腺癌的發生率就會增加非常多。因此，我在隨後連續三個月，每個月都抽檢一次攝護腺特殊抗原指數，結果發現居然每個月都增加〇·三，而且游離攝護腺特殊抗原指數也都一直維持在小於百分之十。

這些跡象顯示，我的攝護腺確實出了問題，很可能裡面隱藏著有初期的攝護腺癌。所以雖然我的攝護腺特殊抗原指數只有三·〇，我仍然去做了一套攝護腺核磁共振檢查。結果發現，在我左邊的攝護腺邊緣有一個不正常的亮點，這個亮點靠近攝護腺被膜，很可能是早期癌症的跡象。因此，我便接受了攝護腺切片手術。

身為泌尿科醫師，我經常告訴病人，做攝護腺切片手術不會痛也很安全，但是輪到自己要接受切片手術，心裡卻有點七上八下。儘管表面故作鎮靜，但當我準備要住院，在麻醉之下接受切片手術的時候，仍然不免擔心起來。因為任何切片手術都有一定的風險，包括出血、細菌感染、血尿、排尿困難等等的併發症，都有可能會發生的。

還好切片手術順利完成，手術後也沒有出血、發燒、或是排尿困難的併發症發生。然而單單這次的攝護腺切片手術，就讓我感受到當一位病人遭受身體的病痛，需要接受侵入性治療時，內心的不安和惶恐，究竟有多高。

如果每位醫師在行醫過程中，都曾親自當一回病人，不管是內科疾病或是外科疾病，相信就能體會病人遭受苦難時的心境。如此我們就能用同理心來照顧病人，用我們能給予的最大安慰讓病人安心，也讓病人能早日脫離苦難、恢復健康。

要當一位好醫師，必須選擇與病人的苦難同行。雖然最終的滋味是甜美的，但是附加在個人身上的壓力卻是無限大的；也難怪在我歷次的健康檢查中，胃鏡下老是出現那永不癒合的潰瘍，也是我這些年來所經歷累積下來的苦難最好的印證。

（這些故事都是真實故事改編，為了保護我的病人及其他個人隱私，除相關醫護與我的家人使用本名，本書案例描述的個人細節，包括姓名與相關特徵等均已更改。）

郭漢崇　二〇二〇年十月十二日

謹誌於花蓮

第一部——手術臺上的意料之外

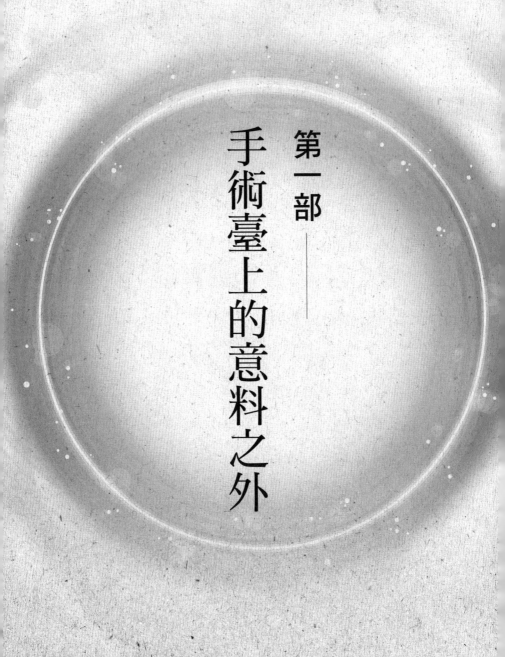

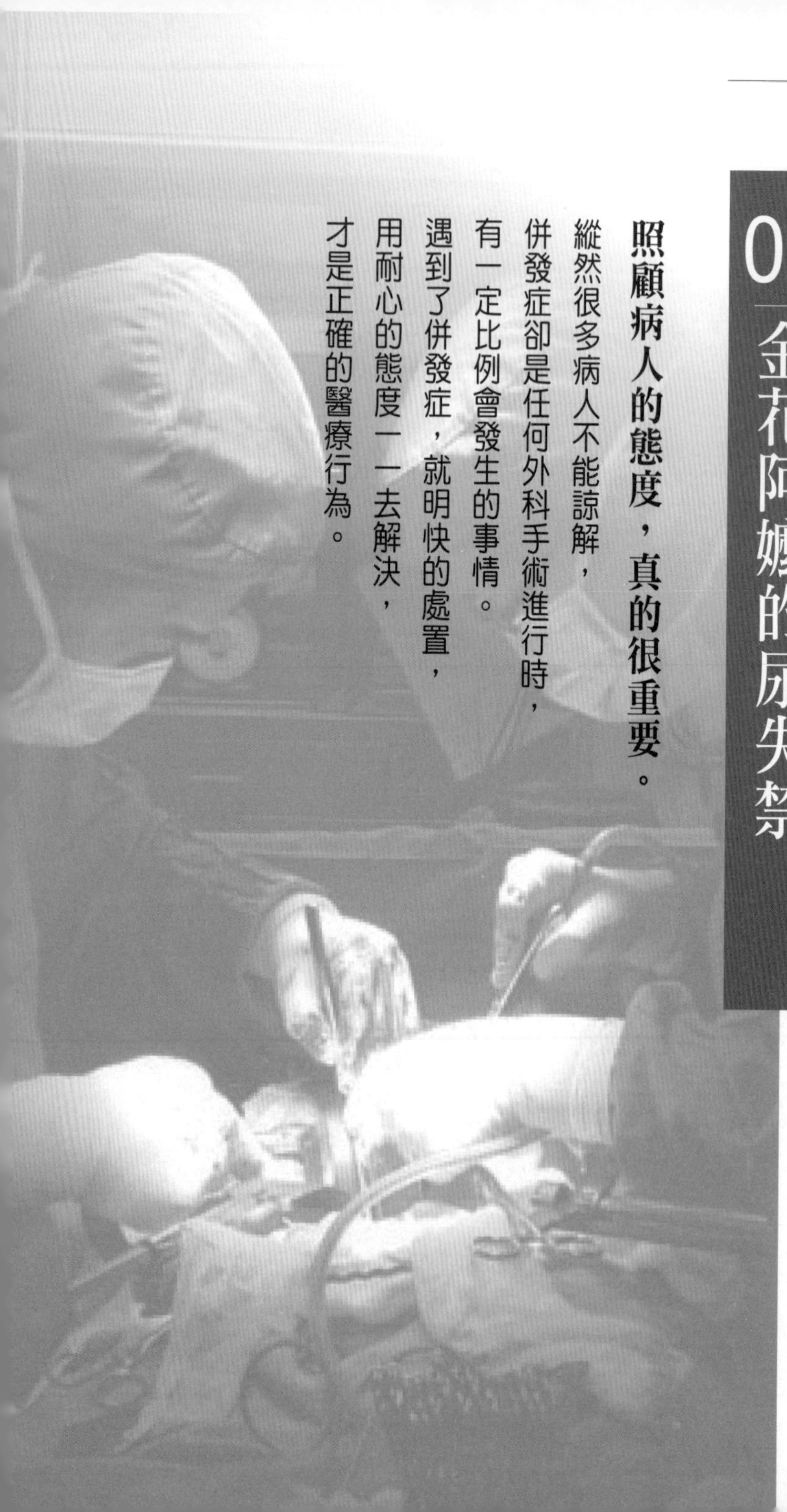

01 金花阿嬤的尿失禁

照顧病人的態度，真的很重要。

縱然很多病人不能諒解，
併發症卻是任何外科手術進行時，
有一定比例會發生的事情。
遇到了併發症，就明快的處置，
用耐心的態度一一去解決，
才是正確的醫療行為。

金花阿嬤是屏東人，大約十年前，因為膀胱癌到花蓮讓我治療。為什麼她會遠道來花蓮？是因為她女兒嫁到花蓮，而金花阿嬤某次來花蓮做客時發現血尿，所以到我的門診。

那時我們發現金花阿嬤的膀胱裡長滿癌細胞，甚至已經侵犯到肌肉層。因此，在確定病理診斷後，我幫她做了膀胱全切除手術，同時用小腸做一個人工膀胱，接到尿道上。那時候，金花阿嬤六十八歲，身體還很硬朗，手術相當順利，不會尿失禁，也可以使用腹壓輕鬆的小便。

而這次她到我的門診，主要問題就是晚上睡覺時，因為漏尿很厲害，幾乎弄濕整個床單，就算包著尿布也會偶有尿液漏出來，約有半年之久，所以她希望我能幫她解決這個困擾。

人工膀胱手術後，男女復原大不同

金花阿嬤很風趣，有點重聽，所以講話很大聲，笑聲爽朗。她常用屏東鄉下特有的潮州腔告訴我，她為什麼會來花蓮，女兒嫁到花蓮後，女婿非常孝順，所以只要她來花蓮做客，都覺得像貴賓一樣舒服。而且來到這邊，有個好醫師陪著她，讓她非常安心。

話說十年前的膀胱癌切除手術。當時我們幫她把膀胱切除之後，本來要用一段小腸做尿改流，上面接著輸尿管，下面接到下腹部做小腸造口[1]，讓她從這個造口貼著尿袋，讓尿液流出來。

註1：小腸造口：膀胱癌的病人將膀胱全部切除之後，尿液必須要改流。改流的方法有許多種，最常用的是用一段末端迴腸，大約二十公分，將兩邊的輸尿管接在這段迴腸的尾端，然後將迴腸的前端在右下腹壁上打一個洞，將迴腸拉出來接在洞口，形成一個造口。從這裡我們可以貼一個尿袋，讓尿液從迴腸的造口流出來。尿袋大約三至四天換一次，尿液隨時會流出來。當尿袋滿了之後，再將尿液倒掉。晚上睡覺的時候，可以接一個較大的尿袋，不用起來倒尿，是一種很方便而且比較不會有併發症的尿改流方法。

這種手術到現在為止，還是全世界最普遍用來治療膀胱切除後尿改流的手術，主要是手術時間短，且手術後的照護比較簡單，就算是病人年紀大了，也較不會出現大問題。

但是，因為在右下腹會有個小腸造口貼著尿袋，對病人而言相當不方便，外觀上就像身體有殘缺般。很多病人聽到醫師要做這種手術時，都會猶豫不決。有些人甚至會逃避手術，跑去尋找中醫或另類療法，最後導致膀胱癌侵犯到膀胱外面或遠處轉移，造成無法挽回的遺憾。

所以大部分身體還很硬朗得到膀胱癌的人，只要醫師跟他提起，可以用小腸做成一個人工膀胱，下面接到尿道，就像一般人一樣，可以自然的小便，通常都願意接受這樣的治療，尤其是年紀愈輕的病人接受度愈高。

這種手術對泌尿科醫師而言較為辛苦，因為我們必須用一段四十公分的小腸摺成一個M字型，大概需要經過三、四百針的縫合，再把小腸切開，縫成一個像高空熱氣球一樣的外形。輸尿管則接到小腸做的人工膀胱上面，讓病人在解小便時不會有尿液逆流到腎臟，然後再把這個小腸做的人工膀胱接到尿道上。

相較之下，男性做人工膀胱比較沒有問題，因為切除攝護腺後，還有尿道外括約肌和比較長的尿道，所以手術後比較不會有尿失禁問題。

但是女生做這種手術，就容易產生手術後的尿失禁，因為女性的尿道只有三到四公分長，為了拿掉膀胱，有時候連後段的尿道也會受傷害。因此在手術後，病人常常有一段時間會有較嚴重的尿失禁。

主要是因為小腸做的人工膀胱，還會有相當明顯的腸道蠕動。在白天時候或許因為病人的骨盆底肌肉比較緊張，不至於漏尿；但到了晚上，當尿道外括約肌放鬆後，腸子的蠕動就容易讓尿液漏出來。在手術後約一年內，多半會有這種情形。

通常我們會用藥物讓小腸蠕動減少，並且增強尿道外括約肌的張力，來減少尿失禁的程度，約手術一年後，就不會有問題。但是人會老，尿道肌肉也會鬆弛。平均每增加十歲，尿道的壓力就會減少五分之一。年紀愈大、尿道愈鬆，人工膀胱腸子蠕動所產生的壓力就會讓尿液容易在夜間漏出來。加上老年人晚上睡覺的時候，尿液的濃縮能力會變得較差，所以夜間的尿量會特別多。有時夜間尿量甚至超過白天尿量，以致老人家晚上須起床排尿好幾次。而這種大量尿液蓄積在人工膀胱裡，會使得膀胱的內壓過高，當膀胱內壓超過尿道阻力時就會漏尿。這也就是金花阿嬤現在面臨的問題。

換新術式解決再次漏尿問題

金花阿嬤在十年前手術時，身體很快就恢復正常，所以每次回診檢查時，都會拍拍我的肩膀，用大拇指指著我說：「讚！你幫我做得太好了，我現在到處去玩都不會漏尿，小便也很輕鬆，只要肚子稍微用點力就解得很好，跟手術前根本沒有差別。」

我也很慶幸金花阿嬤的身體很好，所以在手術後連續檢查五年，確定她的癌症沒有復發後，我就告訴她：「如果以後你的身體沒問題，可以就近找醫院進行年度的健康檢查，做電腦斷層攝影就可以，有什麼問題再回來找我。」

就這樣，從我幫她切除膀胱做人工膀胱之後，五、六年都不曾再見到她。這次看到她又回來，我非常驚訝，她變得比較瘦，因為年紀大了，身形難免會改變。不過，因為肚皮變得比較瘦，她的骨盆底肌肉也會變得比較鬆弛。當她告訴我說她又會漏尿，而且漏得很嚴重。我告訴她說：「沒問題，這個事情交給我。」

我幫她做尿路動力學檢查[2]，發現膀胱的壓力非常低，容量到五、六百毫升都不會上升，但是尿道的壓力也很低。這麼低的尿道阻力，讓金花阿嬤只要肚子稍微用力就會漏尿，所以增加尿道阻力是讓她能夠恢復正常，尿不失禁的最簡單方法。

我幫她做了膀胱鏡檢查，確定膀胱頸部分沒有癌症復發，而且尿道非常的鬆。因此，便建議她接受一種「尿道下吊帶手術」。只要從陰道兩側做個小切口，再把一條人工吊帶放到尿道下面，輕輕的向上一拉，就可以增加尿道的阻力，這樣子晚上睡覺也不會再漏尿。手術非常簡單，只要十五分鐘，半身麻醉，過兩天就可以出院。

金花阿嬤聽了當然很高興，她又拍拍我的肩膀說：「我相信你，你的技術一定沒問題，我就來住院做手術。」當天她辦了住院，預備第二天手術。

手術當天，麻醉師幫金花阿嬤做了半身麻醉，我們做好消毒，便準備從陰道裡面，在尿道下方放入一條人工網膜。在做手術的時候，我告訴跟刀的住院醫師們和學生們說：「這一類手術其實很簡單，只要從陰道兩邊各做個小切口，並且在陰道和尿道之間用直角鉗建立一個皮下通道，把人工網膜吊帶放進去，然後從下腹部恥骨的後緣貼著骨頭，用一支長的止血鉗伸到陰道切口，把這條吊帶往上拉就可以完成手術。」

這種手術在治療婦女應力性尿失禁[3]，已經是全世界最通行的方法之一。因為手術簡單、效果好，所以很多尿失禁的婦女，都會在醫師的治療下改善症狀。

但是這種手術有一個缺點，如果你從恥骨後面去拉人工網膜，長的止血鉗往下伸的時候，稍不小心很可能會戳到膀胱。因為膀胱是位在腹腔外的器官，膀胱緊貼著恥骨，當病人膀胱脹尿的時候，它與恥骨之間是相當靠近。所以在用止血鉗由恥骨後面往下滑動的時候，一定要特別小心。

註2：尿路動力學檢查：是一種經由尿道放置導尿管，來偵測膀胱在儲存尿液以及排空尿液時候的容量以及壓力的變化。對於許多尿失禁病人或是無法排尿的病人，這種尿路動力學檢查可以偵測病人膀胱以及尿道不正常的變化。確定診斷之後，再擬定治療的策略。

註3：應力性尿失禁：尿失禁有分成很多種，急迫性尿失禁是在尿急的時候，不自主的流出來。而應力性尿失禁指的是，當腹部用力的時候，尿液會從尿道流出來。通常應力性尿失禁較常發生在婦女身上，尤其是產後、停經後、肥胖以及年紀大的婦女。根據病人應力性尿失禁嚴重的程度，我們可以選擇行為治療、骨盆底肌肉運動、或是尿道下吊帶的手術治療。

止血鉗的頂端要緊貼著骨頭的後緣，才不會戳到軟組織，像是膀胱。而且在止血鉗從陰道傷口出來的時候，一定要確認止血鉗與指頭中間沒有軟組織，才能把吊帶往上拉。

如果不小心戳到膀胱，在手術快結束之前，我們可以用內視鏡檢查膀胱。如果真的發現吊帶穿過膀胱，只要把這條吊帶拉掉，重新用止血鉗找出一條沒有經過膀胱的路，再將吊帶往上拉就可以。導尿管留置三天就可以讓膀胱的傷口癒合，對於病人的治療結果，也不會有太大的影響。這是一般應力性尿失禁吊帶手術中必須要注意的一點。

下腹部傷口的紅腫

但是金花阿嬤是膀胱全切除過，用小腸做的一個新的膀胱，所以她的膀胱大小、位置都跟一般人的膀胱不一樣。所以我在手術中，特別對這次跟刀的學生們強調，這類病人就怕她的人工膀胱黏貼在恥骨後緣，因為它貼得很緊，所以你縱使用直角鉗貼著恥骨後緣小心往下滑，還是有可能會傷到人工膀胱。所以在手術當中要特別小心，而且手術結束前，一定要再三確認並沒有傷到人工膀胱，不然就很麻煩。

當然，在這麼小心的狀況下，我們順利的將人工網膜吊帶放到金花阿嬤的尿道下，而且往上拉到恥骨的後緣。手術進行都很順利，也沒有看到吊帶有穿透人工膀胱的現象。因此，在手術之後，我們就把吊帶固定在恥骨後面的切口上面，順利完成手術。

這個手術很簡單，所以金花阿嬤很快就回到病房。

下午我去查房的時候問她：「傷口會不會痛？」她搖搖頭說：「怎麼可能會痛，你這是大師級的作品，一定效果非常好。」我跟她點點頭，也告訴她：「我還幫你做了一個特別的裝置，因為你的膀胱是不會收縮的，而且尿道比較鬆，我帶子先鬆鬆的放在這裡，如果明天上午，你用力咳嗽還是會漏尿，我們還可以把這個帶子往上提，讓它緊一點，讓尿道阻力增加，就比較不會漏尿，效果應該會很好。」

那一天，金花阿嬤很快樂的待在病房，據說還跟病房的護理師聊了很久，告訴她們一些家鄉的故事，還有她女兒、女婿對她那麼好的一些往事。

第二天早上我到病房查房，並且看金花阿嬤下腹部的傷口。這時，我突然發現她的左邊傷口有點紅腫，問她：「會不會痛？」

她說：「不會。」看起來應該只是因為開刀所產生的傷口急性發炎。

通常到了第二天，我們會把尿管拔掉，之後再觀察病人排尿的情形。如果病人排尿順利，我們會讓她的膀胱多脹一點尿，讓病人在各種姿勢下用力咳嗽、爬樓梯、走動。如果還會有點漏尿，我們便可以把傷口打開，再把人工網膜吊帶的一端往上拉，大約拉一公分左右就可以增加尿道阻力，而讓漏尿的情形改善到完全不漏尿，而且排尿順暢，才可以讓病人回家，完成這次的手術。

那天下午我再去看金花阿嬤，問她小便如何？她說：「一樣，我用肚子的力量就可以解出來，而且不太會漏尿，應該不用再調整了。」我檢查一下她的陰道傷口，非常乾淨，可是恥骨後面的左邊傷口卻還是有點紅腫。我壓一下問她說：「會不會痛？」她說：「現在有點痛。」

十年前的後遺症

過去我們每年都大概會有五、六十個這種手術，我在幫她做手術的時候，起碼已經有三百例以上的經驗，從來沒有看過吊帶手術的傷口有紅腫現象。而且在手術中，我們檢查膀胱也都沒有任何吊帶穿過膀胱的跡象，那這個紅腫是哪裡來的呢？

我心頭突然間想到另外一種可能性，而這個可能性卻讓我全身發麻，「不會吧！該不會是戳到小腸或是大腸吧？」

因為膀胱和小腸靠在一起，有時候在一些腹腔、骨盆腔手術之後，小腸會與膀胱，甚至骨盆壁黏在一起。這時候在做內視鏡尿道懸吊術時，任何的膀胱穿刺都可能會傷到小腸。但是傷到小腸有一個特點，就是小腸液是非常鹼性的液體，如果有任何破洞，小腸液立刻會滲出到腹腔，產生局部或是全部的腹膜炎。發生這種情形時，一定會有廣泛性的下腹疼痛或因為腸道麻瘓而產生的腸道擴張，病人會覺得腹脹不舒服，所以手術中傷到小腸的機會應該是很少。

如果這個傷口紅腫是因為傷到腹腔內的腸道，那很可能就是大腸。因為我們在做人工膀胱的時候，是把一段小腸做成一個袋子，往下拉到原來膀胱的位置。這個時候原來在膀胱上面的乙狀結腸，就會被擠壓到人工膀胱的左邊。

因為乙狀結腸比較靠近骨盆腔的左邊，所以會與骨盆腔恥骨後面的骨膜黏連在一起。如果不小心，我們從恥骨後面傷口往下戳的止血鉗，雖然貼著恥骨後的骨頭走，但還是有可能劃破黏在上面的乙狀結腸。如果是這樣，那就很麻煩了。

在腦子裡閃過這個念頭的當下，我不禁倒抽了一口氣，「糟糕！」如果真的是直腸受傷，那該怎麼辦？我立刻把傷口打開，用棉花棒往內探了一下，果不其然，裡面出現一些黃綠色的濃稠液體，不像是小腸液，倒像是大腸裡面的糞便。這是一個令人無法接受的手術後遺症。

手術當中我們明明非常小心，將止血鉗沿著恥骨後緣往下滑，為什麼還會傷到乙狀結腸？通常乙狀結腸腸壁比較厚，如果它貼著骨頭，而我們在骨頭與腸壁中間，止血鉗往下滑，就是傷到大腸的肌肉層及漿膜層，也不容易刺破大腸啊！

但既然事情已經發生了，還是得面對。因此，我便向金花阿嬤說明了情形。還是那十年前的手術造成的乙狀結腸黏在骨盆壁上，因此手術當中，無可避免的就傷到它。現在唯一的方法就是盡快把吊帶拉掉，同時把傷口拉開，做好引流，不然發炎會沿著下腹部的傷口，順著人工吊帶往下延伸，就會造成嚴重的骨盆底筋膜發炎。

連續七天搶救，每天清糞

事不宜遲，我請金花阿嬤通知她女兒、女婿趕快來了解狀況。我們便安排當天進開刀房，把金花阿嬤的吊帶從左邊下腹的傷口拉開來，並且把左邊傷口切開、加大，使得裡面的分泌物，可以很快的用鹽水紗布吸出來，不至於造成嚴重的深層筋膜發炎。

原來在十年前手術之後，因為骨盆腔裡面的器官會有些沾黏，所以尿道吊帶手術傷到乙狀結腸，其實只是有局部性的發炎，腹腔裡面的沾黏反而變成了一個隔絕感染源擴散到腹腔內的最好防禦。

不過我們還是需要把傷口加大，讓裡面的分泌物不會積在深部的地方，而往其他腹壁的筋膜擴散。這種發炎對於一位七十八歲的老人可說是相當危險，因為年紀大，免疫力降低，局部的抵抗力也變得較差，只要稍有不慎，很可能演變為嚴重的敗血症。所以除了局部傷口的擴大之外，我們也幫阿嬤做了一個大腸造口。

手術完成，我暫時把金花阿嬤移到加護病房觀察幾天，確定沒有產生嚴重的全身性敗血症，再送回病房。因為受傷的乙狀結腸，只是局部在骨盆腔的底部，沒有引發腹膜炎，所以只要暫時不吃東西，不會產生嚴重的併發症。我們要做的事就是在下腹部的傷口，每天換藥，盡量把裡面的大腸分泌物清出來。

病人不能吃東西，我們可以用經靜脈補充營養。但是在腸道裡面已經有的一些糞便以及從小腸不斷往下排出來的糞便，要怎麼辦？這時最安全的做法，便是將左側的降結腸拉出來，做一個人工肛門，也就是大腸造口。使得從小腸繼續流下來的腸液和糞便，能從大腸造口排出來，而不會影響到下段乙狀結腸傷口的癒合。

然而，乙狀結腸裡面原來存在的一些糞便，沒有辦法用手術去清除。因此，我們在大腸造口做好後，便開始清除直腸內糞便的工作。這個工作看似簡單，但是直腸裡面的糞便是相當黏稠，所以我們必須要使用小棉棒加上生理鹽水，每一次從肛門裡面伸進去兩支小棉棒，把糞便掏出來，每小時掏一次，工作繼續的進行。

我和住院醫師兩個人輪流，只要有空就去幫阿嬤掏糞便。最希望的就是將直腸裡的糞便全部掏乾淨，減少糞便經由直腸的傷口流向下腹部的傷口。金花阿嬤在做完大腸造口之後，有一點點小發燒。我們在加護病房裡整天陪著她，除了清除直腸裡面的糞便外，也陪著聊天、安慰她。

開始第一天，她一直謝謝我們照顧她。但是在外科加護病房住到第三天，她的情緒開始有點煩躁不安，嘴裡經常唸著：「怎麼做一個小手術會變成這個樣子，早知道就不要做了。」

我只能在旁邊告訴她：「我們都是求好心切，希望你能夠不要漏尿。」也就是這種不忍讓病人受苦難的心，才會對於像金花阿嬤這麼複雜的病例，勇敢的想去改善她的漏尿。如果是一般醫院，大概沒人會想要幫她做這種治療。

另外，在手術的時候，如果我們知道有這樣的問題，也可以考慮採用下腹開刀的方式，減少盲目的從恥骨後面用止血鉗去拉吊帶的風險。但是這樣子對於一個曾經開過刀的老人家，傷害性又太大。

無論金花阿嬤的情緒如何，我們還是要努力顧好傷口。每天十幾次的清大便，每次棉花棒大概都要用到一百支左右。慢慢的，直腸裡面的糞便清得很乾淨，用濕的棉花棒進去清，漸漸的也沒有什麼糞便可以清出來。

大概在手術後第七天，下腹部的傷口也逐漸的癒合，放在裡面的鹽水紗布也沒有任何黃色的糞便的痕跡。我幫金花阿嬤安排了一個電腦斷層檢查，也確認乙狀結腸的受傷部位外面沒有任何殘餘的分泌物。

明快、耐心的解決併發症

在手術過後第十天，我們由直腸幫金花阿嬤做了一個造影，灌進顯影劑檢查確認乙狀結腸的裂縫已經密合，而且傷口都已經很乾淨了，我們才把放在傷口裡的鹽水紗布抽掉，讓傷口漸漸的癒合。

金花阿嬤終於在手術後一個月出院。在出院前其實還有一段小插曲。就是她的女兒和女婿找來地方民意代表要跟我理論，叫我們給他一個說法。

沒想到，家屬請來的民意代表竟然是我的好朋友，也是以前的老病人。當然，在民代扮演和事佬之下，沒有發生任何醫療糾紛，家屬還向我連聲感謝。我跟金花阿嬤笑著說：「我一定是前輩子欠你很多債，所以這輩子才需要用一個月時間照顧你來還債。」

金花阿嬤這時候已經很健康，而且吃得很好，因為傷口不再疼痛，所以她人又變得樂觀起來。還是一樣拍拍我的肩膀，比著大拇指跟我說：「你這個醫師有夠讚！我以後回去，朋友如果要找醫師，我一定會叫他們來看你。」

我連忙跟她說：「謝了！謝了！你在附近找就好，不要老遠的把他們帶到花蓮來，如果有什麼狀況，其實我們的壓力都會很大。」

金花阿嬤在這次醫療過程中，其實感受到我們真正照顧的態度。我、住院醫師，還有專科護理師，大家輪番為她從肛門裡用很小支的棉花棒，一支支把直腸裡的糞便清得乾乾淨淨，才能讓傷口早日癒合，免於發生筋膜發炎或是敗血症的危險，她也感受到我們認真的服務態度。

對於手術產生的併發症，縱然有很多病人不能諒解，卻是任何外科手術進行時，有一定比例會發生的事情。遇到了併發症，就明快的處置，用耐心的態度一一去解決，才是正確的醫療行為。

明顯改善尿失禁成意外收穫

有時候我們對病人的苦痛，常常會覺得就是我們的苦，所以想要幫對方解決。當然像金花阿嬤這種因為膀胱癌開過刀，並且做人工膀胱以後的尿失禁，使用經陰道人工網膜尿道下的吊帶手術，風險是很大的。如果可能，我們應該採取別種經由尿道注射藥物來增加尿道阻力的方法，避免在骨盆腔裡面產生不可預期的傷口，盲目的穿刺反而造成危險。

不過，沒有經過金花阿嬤這種教訓，我們當然不知道尿道吊帶手術的風險，除了吊帶會穿破膀胱之外，其實都還有可能會傷到乙狀結腸。如果要手術，可能用開刀的手術方式會比較安全。就是不小心傷到了乙狀結腸，傷口的任何發炎的跡象，我們都要提前發現，趕快解決，才能夠確保病人的健康和生命安全。

金花阿嬤的大腸造口在第一次手術後三個月，再度回到醫院，由外科醫師幫她把造口縫好放回去，她又在醫院住了七天。出院後，她也可以有正常的排便。倒是在尿失禁的部分，我在她回醫院關閉大腸造口的時候，再幫她做了一次尿路動力學檢查。很奇妙的是，這一次她漏尿的情形的確改善了很多。她晚上雖然尿量比較多，但是漏尿的程度比以前少多了，白天幾乎都不會漏尿。

我很訝異為什麼會有這種情形？幫她做了尿路動力學檢查，發現膀胱的狀況一樣，但是尿道的阻力確實增加了。

原來在我們做經陰道尿道吊帶手術後，雖然因為傷到乙狀結腸而把吊帶拉掉。但是，手術當中對於陰道和尿道之間的組織剝離，放置吊帶，後來再拉掉。這個過程中，其實會產生一些組織發炎的現象。而在發炎癒合後造成的疤痕組織，反而讓尿道外面得到一些固定和懸吊的作用。也就是這個作用竟然使得金花阿嬤較為鬆弛的尿道變得比較緊實，因此增加了阻力，改善漏尿。

我很慶幸，一個手術併發症並沒有讓她的尿失禁更嚴重，反而達到當初手術的目的。因為金花阿嬤夜間的尿量很多，我們檢查了她每天的排尿量，並且再給她加上一顆晚上睡覺前吃的血管增壓素，減少夜間尿量，使得金花阿嬤夜間漏尿的情形，改善得更多。

在她後來幾次的回診中，對於這次的手術結果，感到非常滿意。雖然中間發生大腸受傷的併發症，必須要做人工肛門這樣子的插曲，但是手術後結果能夠達到她尿不失禁的目的，就讓她非常高興了。

有時候冥冥之中，我們只要認真去做，相信老天爺會幫我們讓病人的傷口好得快，同時也給了我們一個意想不到的手術結果。照顧病人的態度，真的很重要。

02 一起把媽媽救回來

「醫師，你要有信心，媽媽一定救得回來！」

開刀進去，我必須要負最大的責任。
但是不開刀進去，難道救不回來，
我就不用負責了嗎？
當一位醫師最高興的，
莫過於能把病人從生死關頭救回來，
而且快快樂樂的回到家裡。

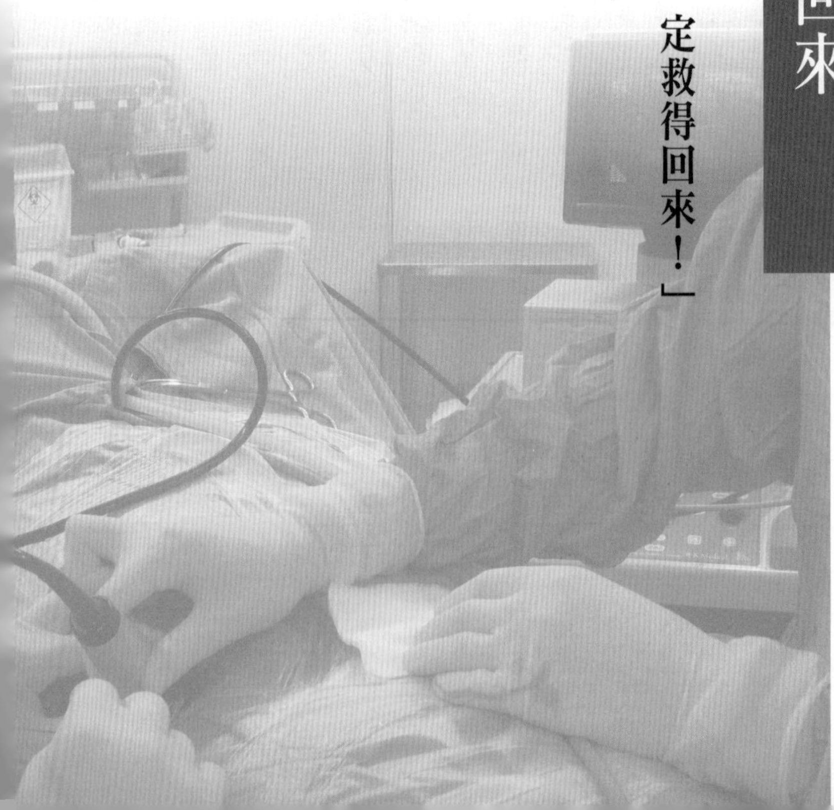

「郭醫師你聽我講，你真的不能太忙，你一天開那麼多刀，怎麼有辦法顧每一個病人呢？以後要改進知道嗎？」秀美上氣不接下氣的對我講了這些話，我緊握著她的手跟她說：「我知道了，你安心，我一定會好好的把你治好，你安心喔！要加油。」

我慢慢退出病床旁邊的急救圈[4]，讓外科加護病房的醫師和護理人員靠近秀美，他們繼續對秀美實施該有的治療。給她氧氣，在她的右頸部插上中央靜脈輸液管線，並且注射大量強心劑、碳酸氫鈉，以及氯化鈣，來穩定她的酸中毒和心跳不穩定。

就在大家手忙腳亂穩定秀美的生命跡象時，我注意到病床旁邊的生命徵象記錄器顯示，秀美的心跳愈來愈快，每分鐘高達一百四十幾下，但心跳的強度卻愈來愈弱，而且不時出現不整脈[5]，以及不正常的心臟收縮。血氧濃度也從剛來急救室的百分之九十，漸漸下降到百分之八十五、百分之八十。

註4：通常當病人需要急救的時候，需要相當多的醫師及護理人員幫忙處理。急救的醫師要負責氣管內插管，以及體外心臟按摩和心臟內注射藥物。而護理人員則需要在醫師的指示下，抽取一些急救的藥品注入點滴內，或是協助給予氧氣和偵測生命跡象，如血壓、心跳；或是抽血檢查血中的氧氣及二氧化碳濃度、酸鹼度等等數值。因此，當病人需要急救的時候，周圍通常圍著一群醫師及護理人員。有些學生在旁邊學習如何急救，通常會退在第二線（即急救圈外），以免妨礙醫護人員的急救工作。

註5：當心跳次數太多的時候，心臟收縮力會愈來愈不足，而且心肌缺氧的程度也會較為嚴重。當心臟無法規律的跳動時，就會出現心房或是心室不正常的收縮。當不正常收縮的頻率愈來愈高的時候，就會妨礙到血液回流心臟或是由心臟輸出，而造成全身性缺氧或是心臟跳動停止。

我馬上告訴外科急救室的陳醫師說：「可能要插管比較安全。」於是陳醫師囑咐護理人員準備氣管插管。

怎麼會突然間就停止心跳？

我們幫秀美打了鎮定劑方便插管，突然間，心跳就變得亂跳起來，出現心室顫動和心搏過速的現象。這顯示心臟即將進入無法代償期[6]，接下來就會造成心跳停止，病人會因而死亡。陳醫師立即將氣管內管插好。這個時候心跳戛然停止，記錄器上心跳成一直線。

一群人立即將病人的衣服拉開，開始實施體外心臟按摩。強烈的胸部擠壓按摩聲在空氣中瀰漫著，大家屏住呼吸、非常緊張。一旁的心搏復甦器、電擊器也已經準備好了，壓了一分鐘，看心跳還是沒有恢復。因此，急救室的醫師立即施予心臟體外電擊。

當高伏特的電流傳過秀美的心臟以及身體，她的整個軀體跳了起來，心臟跳了幾下又停止。於是醫師們只好再輪流進行體外心臟按摩，並且按照一定的時間注射強心劑和碳酸氫鈉，來穩定酸鹼平衡，讓身體裡的細胞維持恆定。

我在一旁看著急救室的醫護人員急救了大概五分鐘，心頭一涼，怎麼會這樣？但是我必須撐下去。所以我一個人走到外科急救室外，對秀美的丈夫和小女兒說：「情況很不樂觀，秀美剛剛心跳停止，我們正在急救中，不知道能不能拉得回來。」

秀美的丈夫神情非常倉皇，也不知道該說些什麼，嘴唇顫抖。他拉著我的手說：「郭醫師，怎麼會這樣子？剛剛從電腦斷層室檢查回來，一路上我握著她的手還是溫暖的，怎麼會突然間就心跳停止呢？你一定要救救她，你要救救她。」我點點頭說：「我們一定會盡力，你放心，在這邊坐著休息一下，通知孩子們趕快過來陪一下媽媽，不知道能不能看到最後一面，但是我們一定會盡力。」

就這樣，我逃離了與秀美先生和她女兒見面的現場，回到外科加護病房，並且參與秀美的急救工作。急救進行了十五分鐘，當陳醫師放開手，發現秀美的心跳回來了，而且非常強。我握住秀美的手，心中默默的禱告著：「秀美你要撐下去，旁邊的我們都在努力著，病房外面有你的先生，還有在路上趕來的女兒們，他們都會陪著你一起渡過這個難關，你要堅強撐下去。」

我不知道秀美能不能聽到我心中吶喊的這幾句話，但是看著記錄器上她那強而有力的規則心跳，我漸漸的安心，秀美應該有機會可以活下去了。

註6：由於心臟出現不整脈，心臟缺氧的程度愈來愈嚴重，便會出現心室顫動、心搏過速的現象。此時，輸送到心臟血管的血液不足，更會使得心肌缺氧而慢慢的失去收縮力。當心室顫動到一個程度，無法有效的將心臟的血液輸出，進入無法代償期，便會造成心肌完全缺氧而停止跳動。病人便會接近死亡，必須立刻施以體外心臟按摩，才能救活病人。

病人第二次進行腎造瘻取石術

這是發生在二〇一八年一月的一個星期二。秀美是我的老病人，她在二〇一七年五月，曾經因為右側腎結石到門診，我幫她進行了經皮腎造瘻手術，將她的結石拿得很乾淨。此後，秀美因為有一些風濕性關節炎以及C型肝炎，同時在院內的風濕免疫科以及外科接受進一步治療。

秀美的身體十分硬朗、個性活潑，住在臺東成功的小鎮；她喜歡交朋友，參加地區的社團活動，是一個非常好動的中年婦女。因為住在成功，不方便常常來花蓮返診，所以當秀美在去年一月回到門診追蹤檢查時，赫然發現她的腎臟又長出另外一顆結石。而這顆石頭伴隨著腎臟輕微的發炎，讓她常覺得右腰有點痠痛。

秀美因為自體免疫的疾病和治療的關係，腎功能不是很好，所以她很擔心這顆結石會造成她腎臟出口阻塞而影響腎功能，因此，她到我的門診，希望能夠像以前一樣用手術方式取出結石。

經皮腎造瘻取石術在泌尿科醫師而言，是例行的手術方式。由於結石太大，無法使用體外震波碎石術，或是經尿道軟式輸尿管鏡碎石術來處理。所以，必須從腰部，在超音波指引下先做造瘻，再從這個造瘻口取出結石。這種手術是每位泌尿專科醫師應該要會，而且做得很好的。

不過這種手術也潛藏著一些可能的併發症。例如，病人如果有出血傾向，凝血功能不佳，手術後可能會造成比較嚴重的出血；或是病人有細菌性的腎盂腎炎，在沒有控制好的時候，就貿然接受手術，手術當中可能會使細菌擴散到全身，而引發細菌性敗血症。當然手術當中也可能因為麻醉或其他的因素，導致一些併發症，這些都是我們可以預防，但是不希望發生的。

雖然如此，手術做多了，還是難免會碰到一些併發症。不過在手術之後，仔細觀察病人狀況，給予適當的治療，其實併發症都可以很快解決，不會產生嚴重的後遺症。

手術當天秀美排在第一臺刀，由總醫師先用膀胱鏡從膀胱內找到輸尿管開口，然後用輸尿管鏡看上去一直到腎盂，小心的擺放了一條引導線，再由引導線內放置一條雙勾導管。我們在膀胱裡面使用連續沖洗，將生理鹽水經由尿道導尿管注入膀胱內，因為水壓會將生理鹽水灌流入腎臟內，因此在進行腎造瘻的時候，便可以讓腎盂裡面充滿了水，產生一定的正壓，在進行腎臟穿刺的時候，才能夠將針順利插進腎盂內。

我們將病人翻身趴著消毒之後，在超音波導引下，很快就找到擴張的腎盂和位在腎盂出口的結石。小心的利用超音波指引，將穿刺針插入腎盂內，看見穿刺針冒出水來，表示針的位置是在腎盂，沒問題，於是放入安全導線，再開始進行腎造瘻的擴張。

這個手術是用一連串大小不一的筋膜擴張器，經由這個導線放入腎盂內。擴張的時候必須要很小心的注意插入的深度及角度，因為如果不夠小心，可能會因為角度偏差，沒有辦法擴張到達腎盂，反而會跑到腎盂外面，而失去這個腎造瘻管道。進行腎造瘻管擴張的同時，主刀的醫師必須仔細的注意負責進行擴張的醫師，是否遵照一定的角度和深度來做，確定都沒有問題，才能做最後的造瘻管套置放以及使用腎臟鏡檢查結石。

結疤組織出血，手術無法進行下去

手術進行得很順利，但由於秀美過去做過一次腎造瘻取石術，所以在進入腎臟時，因為傷口結痂的關係，遇到一些困難。我們稍微用力的把這些結疤組織撐開，在一定的深度和角度下，終於做好腎造瘻管。

可是當我們放入腎臟鏡時，卻發現造瘻管裡面不停冒出血來，這是個不好的徵候。因為如果造瘻管很順利，放到腎盂裡，冒出來的血水不會太濃。當血水很濃的時候，我們就會擔心是不是腎臟在擴張時，發生裂開的情形。比較嚴重的狀況，則是造瘻管做得太深，把腎盂撐破，甚至傷到腎盂周圍的一些小血管。

我在一旁注意到由腎造瘻管冒出大量的血水，立即接手進去觀察。結果發現腎臟裡面不停出血，顯然這個造瘻管並沒有真的到達腎盂裡面，或者是有血管受傷不停的出血。觀察大約一分鐘後，確定沒有辦法再由這個造瘻管找到石頭，我便立刻接手，拉掉原來的造瘻管套，在超音波指引下，確定結石的部位，重新插入穿刺針，並且很快的進行一系列的擴張後，再將造瘻管套放入腎盂內。

因為出血很嚴重，所以在腎臟鏡確定造瘻管在腎盂內，我便停止手術，並且放入一條腎臟引流管，引流裡面的血水和尿液。目的就是在建立好造瘻管後，過三天再來進行結石碎石取石的手術。這個步驟是為了病人的安全，避免繼續手術下去導致大量出血，不但不好取石，也可能導致嚴重的併發症。

我們隨即將病人翻身，退掉麻醉之後，便移送到恢復室，再送回病房觀察。因為手術沒有辦法一次到位，我趁中午開刀房換刀的時候，抽空到病房去看一下秀美，看到她的腎引流管沒有尿，只有一些凝結的血塊，但是放在膀胱的導尿管，並沒有明顯的出血。

於是我向秀美說明手術當中發生的問題，告訴她可能是過去手術留下來的結疤組織，造成擴張的時候出血，因此沒有辦法繼續做下去，必須休息幾天，等傷口癒合後再進行取石的手術。

秀美這時候的身體狀況都還很好，神智也很清楚。她告訴我說：「郭醫師，你今天怎麼排那麼多刀，這麼忙，那麼多臺刀怎麼有辦法每個都兼顧。你要小心，因為開刀是大事情，太忙了，可能會忽略一些細節，造成病人的問題。真的，你要特別小心。」因為秀美跟我還滿熟的，她看到我就像親人般信任，所以特別囑咐我手術要特別的小心，一旁的先生也在旁邊點點頭。

這時候，我問她還有沒有什麼不舒服，她只告訴我，肚子有點脹脹的，不太舒服。我告訴她，可能是麻醉的關係，等一段時間後就會改善。我囑咐秀美先不要吃東西，等到肚子舒服一點再吃。我就回到開刀房，繼續開刀。

病人肚子逐漸腫脹，有內出血現象

我繼續進行手術到下午大概三、四點，病房專科護理師（簡稱專師）傳來消息告訴我，秀美的身體愈來愈不舒服，血壓還算穩定，但心跳很快，已經差不多每分鐘一百一十下。她的肚子逐漸脹起來，但是膀胱的導尿管並沒有太大的出血，腎引流管也沒有明顯的血水流出來。

一般在經皮腎造瘻取石術手術後，有時候會因為腎臟造瘻管擴張時造成腎臟實質輕微的撕裂，所以會流出血水。這時我們會將腎造瘻管關閉，讓裡面的血液凝結形成較高的壓力，就可以止血。

有些病人因為腎臟流血較為厲害，血液會從輸尿管流到膀胱，所以也可以從膀胱的引流管看到血水多或少。如果很嚴重，當然我們可以請放射線科進行腎臟血管攝影。如果發現有明顯的小動脈出血，可以進行經動脈的血管栓塞來止血，但通常是病人有嚴重的出血，而且造成血壓下降，才會這樣做。

一般手術後當天的出血，都可以在隔天就得到緩解，不需要進行如此繁複而且侵入性的血管栓塞治療。我囑咐專師幫秀美注射止血針，並且要她臥床休息不要起來活動，減少血壓上升的出血。但是到了下午五點多，專師告訴我，秀美的血壓開始下滑，從早上的一百三十到中午的一百一十，現在已經降到九十幾，心跳也加速到每分鐘一百二十、一百三十。她肚子逐漸脹起來，好像有內出血現象，請我趕快到病房去看看。

我下了刀之後，立刻到病房檢查秀美的狀況。她此時已經有點神智不清，額頭冒著汗。我問專師：「有沒有輸血？」專師說：「回來之後有輸了兩單位的濃縮紅血球。」因為檢查血液發現血紅素從手術前的十一降到九．五，可能裡面有五百到一千毫升的出血，應該要特別注意。

一般腎造瘻取石手術如果發生出血現象，因為腎臟外面還有一層筋膜包著，所以縱使出血量到達一千毫升，也可以因為在後腹腔筋膜的包圍之下，逐漸停止出血。只要足夠的血液輸血，並且施打血小板和血清，通常就可以改善出血的狀況，讓情況逐漸穩定下來。這時為了要確定出血的量及出血的情形，我們會緊急安排電腦斷層檢查。於是在下午五點半左右，當大家都準備下班的時候，我們還是留下來幫秀美立即安排電腦斷層檢查，送到急診室的電腦斷層檢查室。專師跟著下去，我就在病房等著看結果。

電腦斷層檢查非常快速，大約半小時後，我就在病房的電腦裡看到秀美出血的情形。原來腎臟的造瘻管位置不錯，但是腎臟外面卻有著相當大量的出血包住腎臟。因為腸胃道都還很好，並沒有明顯破裂的現象，因此斷定出血仍然是在後腹腔，可能是手術當中，因為造瘻管擴張時，造成一些小血管撕裂所造成的。

為了安全並便於觀察，我們便將秀美從病房轉到外科加護病房，希望在加護病房裡觀察她的生命跡象，如果遇有緊急狀況也可以立刻處理。

腎臟結石手術卻心跳停止，少見且不妙

就在秀美從急診室的電腦斷層檢查送回外科加護病房，大家開始準備幫她做緊急處置的時候，她居然發生了心跳停止的嚴重狀況。這種心跳停止的狀況，可能是來自於出血後，大量輸液所產生的心肺功能代償失調；第二個可能是大量且快速的輸血，造成電解質不平衡，所引起的心臟跳動不穩定，而產生的心跳停止。

不過，當心跳停止的時候常常會造成全身血液循環受到影響，造成嚴重缺氧、組織壞死，加深酸中毒的危機。雖然在第一時間有氣管插管輸送氧氣，以及體外心臟按摩和電擊，讓心臟功能恢復了過來。但是十五分鐘的缺氧，卻使得腦部血液循環受到影響。

我們檢查了秀美的瞳孔，發現已經兩側都放大，對光沒有反應，我心裡暗叫一聲：「不妙！」但看著她強而有力的心臟跳動，又不禁期望秀美還是有機會可以活下去。畢竟一個腎臟結石的手術，造成這樣子的心跳停止的後果是非常少見，而且不應該發生的。但是既然已經走到這個地步，我們就必須全力搶救。

此後的十四天，我與秀美和她的家人成為生命共同體，我們一起努力搶救秀美，把她從鬼門關裡拉回來。在這十四天的奮鬥過程當中，每一天都像一年那麼的長，每一分鐘都讓我們的內心交戰，受盡了苦難。但回想起來，卻是無比的甘甜。

在秀美心跳停止跳動不久，我去向秀美的先生報告情況，回到病床看著心跳仍然沒有起色，而醫護人員仍奮力搶救中。我在旁邊只能不停祈禱，禱告老天能夠多照顧這位病人。畢竟她是個善良的婦女，她愛她的家庭、愛她的孩子們，她希望跟家人能夠繼續生活下去，希望老天能夠給她一線生機。我甚至在心中默默的禱告：「如果可能的話，拿我的時間給秀美吧！讓我少活幾年，但是讓這個寶貴的生命能夠延續下去。」

不知道是否這樣子的禱告靈驗，在急救十五分鐘後，秀美的心臟突然恢復跳動。強而有力的跳動，當嗶嗶聲從顯示器裡傳出來的時候，讓我的心也振奮了一下。我不禁懷疑這個跳動的心臟能維持多久？因此在加護病房裡陪著秀美，待了十分鐘、二十分鐘，一直到確定這個心臟不再停止跳動，我才去告訴她的家人，「秀美救活了，但是還沒有很穩定，必須要在加護病房裡面繼續觀察。」

我讓秀美的先生換好衣服進來看看她，可是他看到的秀美是一個昏迷中、沒有意識、嘴巴插著管，身上五、六條靜脈注射，正大量注射血液、點滴，以及各種維生液體，讓身體維持在一個平衡穩定狀態的老伴。

秀美的先生看著這個平日整天在一起的老伴，竟然那麼脆弱的躺在病床上，不知道該如何啟口。蒼白著一張臉，用顫抖的手緊握著我的手說：「郭醫師，你一定要救她。」這個時候我只能說：「我跟你們是一起的，秀美這樣子的情況我也不能接受，但是我們要一起努力把她救回來。」

我們將秀美移到加護病房另外一張病床。因為秀美已經沒有尿液輸出，肚子腫脹得很厲害，顯然急救過程中，大量的輸液已經耗盡她身上的血小板和凝血因子，所以接下來從原來腎臟傷口流出來的血水無法凝固，便開始堆積在後腹腔。當後腹腔裡面的血液漲到一個程度，壓力過高，就會滲入腹腔內，然後慢慢的腹部就會鼓脹起來。

一個腹腔可能脹到五、六千毫升的血水，這也意味著秀美需要更多的血液。但是，這些血液輸到體內無法凝固，所以她腹部的狀況會是日後一大問題。由於長時間的休克，腎臟的血流減少，所以尿液的製造也停止了，所以把秀美移到這個病房，將來就是準備要洗腎，而且再進一步治療。

大約是晚上八點，當急救室的護理人員幫秀美處理好身上的一些管線，更衣以及傷口換藥。我看著秀美躺在病床上，嘴巴上的氣管插管接著呼吸器。由於急救時有施打鎮定劑，她仍然在昏睡當中。我檢查了她的瞳孔，依然對光沒有反應，顯然腦部缺氧的情況較為嚴重，可能需要等一段時間才能恢復。

裝置葉克膜緊急搶救

開了一天刀的我，這時候已經疲憊不堪，於是找來總醫師接班照顧，我抽空回家洗個澡，換個衣服，再準備長時間抗戰。

一回到家，太太看到我疲憊的、鐵青的一張臉走進屋裡。她在稍早打電話給我時，只聽到我說病人有狀況不回家吃飯，她就知道，從今天開始，又有一段時間，必須與先生共同承受醫療人員的苦難。

她只輕輕的問了一聲：「要不要吃飯？」

我搖搖頭說：「吃不下，我先去洗個澡，等一下再回外科加護病房照顧病人。」

做妻子的完全不知道先生在醫院進行什麼手術，病人發生什麼狀況，但她只從我那疲憊無神的眼睛及無力的回答，知道病人的情況一定相當嚴重，也不再多問，只能在一旁打氣：「你自己也要注意身體，不要太累，找時間要休息一下。」

我匆忙的洗了澡，換了乾淨衣服，立刻回到加護病房。秀美還是安靜的躺在病床上，這時候她的腎臟引流管依然沒有尿液，膀胱的導尿管也是乾的。但她的肚子卻逐漸的腫了起來。護士量了腰圍告訴我們，從病房轉來到現在，腰圍已經增加十公分，顯示她整個腹腔裡面的血水積得相當多，而且心跳、血壓方面已經呈現不穩定的現象。

加護病房的醫師問我說：「是不是該準備通知心臟血管外科的醫師來置放葉克膜？」因為

大量的腹部積血會壓迫到下腔靜脈回流，使得血液無法有效的流回心臟。這樣子很快就會影響到心臟的輸出量，而造成血壓降低。如果沒有置放葉克膜，病人很快就會進入嚴重心臟代償失調的狀態，甚至休克。

葉克膜的置放，一方面可以將身上的血液收集出來，並且經由下腔靜脈置放的導管超過腹部的高度，將血液再送回心臟，維持心臟正常的輸出和心臟的血液供應，才能讓身體的重要器官有足夠的氧氣，不至於造成器官衰竭。

在這個時候，當然是救命最重要的一個步驟。於是我們聯絡了心臟血管外科張醫師。張醫師聽到這件事情，立刻召集葉克膜團隊，就病床上準備置放葉克膜。因為病人已經昏迷，所以不需要麻醉。他們快速的在腹股溝內找到股動脈和股靜脈，將動脈和靜脈切開後，迅速分別插入導管，將血液從股動脈引出來到葉克膜機器，再經由機器的幫浦蠕動，以一定的壓力將血液送入下腔靜脈的導管內。因為導管的頂端超過腹部，這樣就不會受到腹部裡面大量的積血，壓迫扁掉的下腔靜脈。

當葉克膜裝置好後，病人的血液、血行狀態也逐漸穩定。縱使腹部脹得再大，心臟仍然可以得到足夠的血液供應，並且輸出到身體的重要器官，維持器官的恆定運作。

第一天晚上真是難熬，我在病床旁邊無法離開，因為一直擔心秀美會有後續的變化。只見葉克膜幫浦旋轉著，將血液帶出來送入身體內，心臟的跳動依然強而有力，心跳的速度也逐漸緩慢下來。

我不知道葉克膜能不能將秀美帶到穩定的狀態，但我知道，她後腹腔的出血若不能停止，腹部就會繼續腫脹下去。這個腫脹的腹腔如果不能夠停止積血，還是會繼續壓迫葉克膜在下腔靜脈的導管，而造成血流速度緩慢，甚至會造成凝血，使得所裝的葉克膜導管阻塞，這都是非常危險的徵候，必須要非常密切的觀察。

夢裡都在問，到底哪裡沒注意到？

那天晚上我在病床邊待到半夜兩、三點，秀美的兩個女兒也在父親通知之後從臺中趕來。秀美兩個女兒相差三歲，姊姊在臺中和姊夫一起開補習班，妹妹則在補習班裡面幫忙教課，也在生技公司工作。姊妹兩個對父母親都非常孝順，只要有空都會從臺中回到成功老家探望，也常常邀父母親到臺中小住一番。但是秀美因為在成功小鎮住久了，不習慣在大都會的生活，因此只是去幾天，通常不會久住。

姊妹倆聽到媽媽有這種劇烈的變化，都非常震驚，也無法接受。在加護病房外面見到我，姊姊劈頭就一直逼問我，「為什麼會這樣子？」我耐心的把整個治療過程，還有可能的發生情形說明了一遍，其實我們也不知道，為什麼病情會急轉直下。一般的情況都是可以控制，但秀美突然的心跳停止，卻讓我們措手不及，也無法了解真正的原因。現在只能就所知道的狀況趕緊補救，並且盡量補足我們可以修復的地方，期待狀況穩定，能夠讓她存活下來。

妹妹珮玟倒是非常冷靜，她聽完我講的話後跟我說：「郭醫師，媽媽那麼相信你，我相信她一定很有自信。我也相信你一定是她可以依靠的人，我會堅定的支持你對媽媽所做的一切治療。請你放心，也請你要注意保重身體。因為你不能累倒，你一累倒，媽媽就沒有人可以依靠了。請你務必要好好休息，這樣才會有精神仔細的照顧媽媽。」

聽了珮玟這一番話，我心裡其實非常慚愧。我們一定有什麼地方做得不好、做得不對，才會讓秀美發生這樣劇烈的變化，而導致現在躺在加護病房裡面，身上裝個葉克膜。我們能做的，好像只有祈禱和等待了。

時間過得很慢，每一分、每一秒，我們都在擔心秀美的身體有劇烈的變化。但是秀美的心跳卻非常穩定，血壓沒有什麼變化，倒是腹脹的情形愈來愈嚴重。那一夜我無法成眠，累到閉一下眼小睡一番，夢中老是夢到秀美腎結石手術的過程，到底什麼地方我們沒有注意到？

到底要不要開腹？燒腦且折磨人

其實整個手術不到三十分鐘，而且發現出血後立即打另外一個腎臟造瘻管，並且中止手術，這都是很正確的處置原則。倒是手術後，因為秀美的血壓和血紅素降低，我們快速補了一千毫升的血，是不是輸血過快、過猛，而導致凝血因子消耗殆盡，才會導致後續的出血不止？這的確是一個可疑的點。可是現在已經無法回溯，也不能再做任何補救。現在唯一能做的就是盡快在最重要的時刻，抓到重要的切入點，扭轉她已經惡化的身體狀況。

第二天，秀美的狀況持續穩定，但是腹圍還是很脹。因為腹腔內並沒有放任何引流管，所以流到後腹腔及腹腔內的血水無法宣泄，便積在肚子裡，使得她的腹部腫脹。因為腹部過度腫脹，連帶影響呼吸器打入肺部氧氣的壓力過高，使得血氧濃度開始無法維持在穩定的百分之九十五以上。葉克膜輸送血液的壓力也逐漸升高。在這種狀況下，似乎該考慮開腹清除血塊，並且讓血液引流出來。但是這樣的情況又怕腹部減壓了之後，會讓原來出血點繼續流血，而且可能會血流不止，產生嚴重的休克狀態。

為了這個問題，我找了外科李主任一起商量。原來秀美也是李主任的病人，她因為肝硬化曾在他的門診追蹤。李主任了解了病情，並且檢查她的身體狀況，告訴我們說：「可能還是要開進去比較安全，否則長時間腹壓過高，造成呼吸窘迫、血氧降低，葉克膜又打不下去，這樣會使得心臟的輸出量降低，進入惡性循環的狀況，可能會撐不久。」

究竟開還是不開，實在非常折磨人。那一夜，我一直希望秀美的情況穩定，能不開盡量不要開。可是事與願違，她的血氧濃度持續降低，而葉克膜輸送血液也愈來愈吃力。心臟外科醫師看了之後，告訴我們說：「再不降低腹部的壓力，恐怕葉克膜就會開始出現凝血的狀態，到時候葉克膜失效，心臟跳動就會變差，可能就無法挽回。所以開刀的時機點不能拖太久，愈早開愈好。」

當天下午，我召集了秀美的先生跟孩子們一起跟李主任商量。李主任告訴他們目前評估的狀況，並且建議他們還是開腹比較好。

對病患的家屬而言，在這個時候只能選擇信任醫師，而所有的壓力和責任也落在醫師的肩上。雖然行醫三十幾年，經歷過數萬臺的大小手術，其實面對這樣的壓力，有時也讓我們資深的醫師承受不了。但不論如何，該做的事情就該去做。

第二天早上，我又確認了秀美的血壓、心跳和腹圍增加的情況，便跟秀美的先生和女兒說：「我們今天就開進去吧！」

決定打開腹腔，卻不關閉腹腔

於是聯絡好李主任，備好紅血球、血小板。在腎結石手術後第二天，秀美又上了手術臺，李主任迅速的劃下刀，打開腹腔，整個腹腔內的血塊像爆開一樣，湧了出來。無法計算的血水和用手掏出來的血塊，把手術臺上的彎盆一碗一碗裝得滿滿的，至少有六千毫升的血水和血塊被舀了出來。整個肚皮就像洩了氣，扁塌了下去。

清除血塊後，我們檢查了秀美的後腹腔，發現還是有血腫存在，血水汩汩的從腹膜滲了出來。因為後腹腔再打開，就可能會面臨持續出血的危險，因此我們決定不打開後腹腔，而在腹腔內擺放引流管，並且考慮到出血可能會持續，在出血點自行止血之前，腹腔不宜再脹起來。

因此，李主任決定不關閉腹壁，而是用一塊生理鹽水袋剪開的PE塑膠布縫在腹壁上，讓腹壁不會合在一起。而在這個塑膠布外，放上兩條粗的引流管，再關閉腹部的皮下和表皮。利用腹腔內和腹壁內、腹腔外的三條引流管，讓持續的出血可以由此抽吸出來。

手術還算順利，秀美的心跳、血壓，仍然維持穩定。我們關閉了傷口之後，再移回加護病房。

那一天開始，秀美每天都會出現大量的出血，從腹腔內以及腹腔外、腹壁內的引流管，每小時總有兩、三百毫升的血水流出來，這是一個相當恐怖的現象。因為大量的血液從這些引流管被引流出來，雖然可以降低腹內的壓力，減少心臟的負擔，而且讓呼吸器能夠保持通暢運作，葉克膜的血液也可以順利流回心臟。但是每天五、六千毫升的出血量，卻讓我們覺得非常可怕。因此，每天四次測量血紅素、血小板以及紅血球的量，並且準備大量的血液和血小板以及凝血因子加以補充，變成此後一個星期最重要的工作。

每天早上，我一大早就會到加護病房看昨天秀美的出血量。昨天是六千、七千、五千毫升，這些數字讓我們很擔心，只要稍有血液補充不足，可能就是她心臟輸出不足，而造成缺氧的情形。因此，除了護理師定時的檢查出血量外，我幾乎每個小時一有空就到秀美的病房陪她，看著引流管裡面流出來的血水。有時候我會握著她的手，默默的禱告：「讓血止住吧！不要再折磨這個病人了。」雖然我們每天有大量的輸血，可是輸進去的血不一定有用，也不見得能改善她的周邊血液循環。但總希望這樣與時間競爭的輸血和出血，能慢慢穩定體內傷口流血的情形。

不讓家屬流落加護病房外

根據醫院的規定，病人如果轉到加護病房，原來的病床就必須退掉。也就是說，陪病的人就無法留在病房裡，必須搬到加護病房外面一個小房間擱置個人物品，並且在加護病房外面等候。這對於遠道而來的秀美先生和女兒是多大的折磨。

為了不讓他們流落在加護病房外，我請病房的書記將秀美的病床報修繕。也就是說，這個病床壞了，不能再住病人。但事實上，卻讓秀美的先生和女兒可以在病房裡面休息，他們也可以在病房裡面更換衣物，直到秀美回病房為止。我希望這個作法至少能讓家屬安心，不會因為秀美在加護病房裡折磨，他們又在外面遭受著不應該承受的苦難。

在秀美手術後發生事情的每一天，我根本無法入眠，晚上只能藉著一杯小酒，幫助自己睡一下。天一亮就趕到醫院，到加護病房看昨天秀美的輸血量、出血量、有沒有尿出來、腹圍的情形怎麼樣，以及她的身體狀況。只要有空，我便會走進加護病房陪她。看著秀美那張腫脹變形的臉，我已經有點認不出，這是我所認識的秀美嗎？

我會很早到病房告訴她的先生和孩子，昨天秀美的狀況，今天預計怎麼處理。這時候秀美的女兒常常會告訴我：「郭醫師，你有沒有睡好？你要打起精神，你要吃飽飽的，這樣子才有精神照顧我媽媽。拜託你喔！一定要照顧好自己。」

這樣反覆叮嚀的話語，竟是出自一位病人家屬。對醫師沒有責怪，只有安慰與鼓勵。我相信秀美的女兒內心並不是沒有責怪或埋怨我們，但她知道在這個時間點，最重要的是大家必須並肩合作，互相打氣、共同努力挽救媽媽的生命，而不是互相責怪，那是於事無補的。

有了秀美家屬的鼓勵，我也要打起精神。每天總要告訴他們一些好消息，但是稍微不好的消息就自己吞，希望在情況改善時，再告訴他們，以免他們擔心。

手術後第四天，加護病房的護理人員發現葉克膜打血進去的壓力過高，顯然秀美的腹部壓力又逐漸上升起來。雖然有引流管持續的引流，但還是有些血塊逐漸在腹腔內形成，慢慢的腹部又腫脹起來。而這個腫脹的腹內壓力壓迫下腔靜脈，會使得血流緩慢，形成血栓，導致葉克膜輸進心臟的導管開始不通暢。壓力上升，打進去的血量就不足，這樣就會影響到心臟的輸出量。因此，心臟外科醫師決定，在這個時候到開刀房更換葉克膜。

為了更換葉克膜，又要讓秀美進一次開刀房，對家屬而言又是一次苦難的折磨，但這是非做不可的事情。所幸手術順利完成，秀美也再回到病房，葉克膜又可以順暢的運作了。但是，腫脹的腹部又逐漸形成另外一個隱憂。

第四天、第五天，秀美腹腔內和腹腔外的引流管，依然每天出來五、六千毫升的血液。雖然我們補足了血紅素和血小板，心跳、血壓仍然維持穩定，但腫脹的腹部依舊造成呼吸時血氧量的不足。

決定打開後腹腔找出真正的出血點

我思考了從手術後一直到此時生理的狀況變化，深覺再這樣拖下去不是辦法。因為很多時候，最重要的搶救時間點若錯過了，可能就來不及。我跟秀美的先生、女兒商量，我覺得真正的出血點還是沒有止血，再加上大量的出血以及大量的輸血，使得全身的血液凝固因子不足，這時候最重要的是趕快找到出血點，加以止血。

而這個手術必須打開後腹腔，而且手術的時候可能要拿掉她的腎臟。因為出血點既然是因腎造瘻管所造成的，要止住出血點，就非得把腎臟拿掉不可。不過秀美的腎功能並不是很好，從手術病情變化、心跳停止之後，到現在腎臟的尿都沒有出來，很可能將來必須要終身洗腎。但為了要救命，我們非得要下這個狠招不可。

這是一個非常嚴峻的考驗，不論外科醫師如何決定，我們並沒有把握這個手術一定能挽回她的性命。但我跟秀美的女兒講：「如果我們不做這個手術，秀美應該是救不回來。但若勇敢的冒險，開進去把腎臟拿掉，找到出血點趕快修補，才有機會讓她不再出血，而且挽回她的生命。」

這時秀美的先生不知道怎麼辦，女兒卻支持我，她說：「郭醫師，我們全家都相信你，你做的決定，我們會支持。縱使媽媽真的救不回來，我們也不會怪你，但請你在最適當的時候就去做吧！」

其實在下這種決心的時候，我並沒有把握。我也跟外科李主任商量，李主任並不是很贊成這個作法。但他認為，如果我覺得該做的時候，他會支持，也會過來幫忙，真的有什麼狀況再做處理。

我內心一直交戰著：做、不做、做、不做。心裡想著，萬一開刀進去時遇到無法挽回的大出血，很可能秀美就會死在手術臺上；萬一拿掉腎臟，找到出血點暫時止住了，可能秀美的身體狀況還是逐漸變差，最後依然挽回不了她的生命……

開刀進去，我必須要負最大的責任。但是不開刀進去，難道救不回來，我就不用負責了嗎？這種抉擇對一位外科醫師，尤其是當初造成出血的醫師而言，真的是非常難以決定。

當然，最後我還是把秀美送上手術臺。我們備妥了血漿、血小板，很快的開刀進去，隨後一塊塊的拿掉大棉紗，整理傷口內部，觀察繼續出血的部位。

拿掉腎臟，縫合出血血管

打開後腹腔，裡面大概有超過二千毫升的血塊。我們迅速的用雙手把血塊掏出來，拿了五、六塊大的鹽水紗布塞住傷口，以避免出血點繼續流血，並且立刻檢查。只見血水還是從腎臟的部位往下流，因此我迅速的用左手把腎臟剝離開，利用左手兩隻指頭圈住腎臟的動脈和靜脈，然後以止血鉗將腎臟的主要血管夾住。夾住這個血管應該就沒有流血的可能，因為血水如果是從腎臟撕裂的地方流出來，夾住腎臟動脈，血水就會停止。

此時我再檢查，卻發現還是有血水從腎臟往下流，顯然流血的地方並不是從腎臟裡往外流，而是從腎臟外面的小血管流出來。在這個節骨眼上，我們沒有辦法再思考其他動作，切除腎臟是唯一能做的事——因為只有切除腎臟，才能進一步檢查到出血的地方。

我把腎臟在止血鉗上剪了下來，再清除一下傷口，便發現原來在腎臟血管的下方，有一條從外面延伸出來的小血管正在流著血。而這個血管到底是不是在做腎結石手術時所造成的裂傷，現在也不得而知。唯一能做的，就是趕快縫合這個出血點。

拿掉腎臟之後，整個出血的狀況立即改善，後腹腔不再有血液流出來。我們用尼龍線把出血的血管縫好，並且把腎臟的動靜脈綁好，就完成了手術。前後不到二十分鐘，但是秀美的出血情況終於得到改善。

迅速的縫合了傷口，並且更換腹腔內的引流管，沖洗一下腹腔傷口。我們把腰部的傷口縫合，但是腹部的傷口則維持現狀，以免再度出血而引發腹部壓力上升，影響心肺功能。

手術過後，我心中的大石頭終於落地。秀美左邊腎臟的功能是否能恢復，尚不得而知。但救命要緊，腎臟壞了可以洗腎；而生命若沒了，就沒有任何可能。

我在手術房外告訴秀美的家人這個好消息，秀美應該有機會活下來。珮玟高興的抱了我，她說：「謝謝你，郭醫師，我就知道你會做正確的決定，謝謝你救了媽媽一命。」此後，秀美還繼續在加護病房裡面觀察，腹腔內的引流血液迅速的減少，從每天引流出五、六千毫升的血液，剩下兩、三百毫升的帶血腹水，後腹腔的傷口復原的也很快，秀美的情況終於趨於穩定。

我們在手術後第十天再進手術房，將秀美腹部一些暫時性的ＰＥ塑膠布去除掉，更換新的引流管，並且檢查腹部裡有沒有另外的傷口。

「我都有看見你陪著我。」

秀美的情況愈來愈好，除了靜脈營養之外，可以從鼻胃管裡開始餵食一些流質飲食。由於她的腸胃道恢復得很快，消化得很好，沒幾天就有大便出來。可以從腸道吸收營養，傷口的復原就會愈來愈快。終於，令人高興的是，秀美的尿液在外腹腔血塊清除後，也逐漸多了起來，顯示左邊腎臟功能還不錯。於是秀美的腹部引流管一條一條的拔掉，直到最後一條，我們還是留著。

手術後第十二天，因為腹部傷口可以關閉了，所以外科李主任在最後一次進到手術房，將她腹部的傷口做局部的清創，然後縫上人工網膜。因為長期腹脹的腹壁筋膜無法完全關閉，太過於勉強的關閉腹壁，很可能會使筋膜再裂開，所以使用人工網膜做一個中置物，使其逐漸纖維化形成新的腹壁。至此，秀美的手術終於告一段落。

在第一次手術之後的第十四天，秀美終於拔掉氣管插管，在確定血氧沒有問題後，終於可以讓她清醒過來。記得秀美清醒過來看到我在床邊，看了很久。我問她：「你還記得我嗎？」她點點頭說：「當然記得你，我也知道這些日子來，你經常在我身邊。你們不要以為我真的睡著，我都有看見你陪著我，一直鼓勵著我。我就是這樣子，在你們的鼓勵下，堅持活了下來。」

這一番話我不知道是真的，還是她在夢境中所感受到的景象。但是我深信，在旁邊陪著她的時候，她是有點反應的。有時候她的手指會動一下，有時候我在跟她講話的時候，她會皺著眉頭或是動一動她的臉部肌肉，或許她是在潛意識裡真的看得到我們吧！

在秀美清醒過來，還沒有回到病房的這段時間，她的女兒每天都到加護病房陪伴，幫她調配一些營養食品，還有生技公司出產的營養品。她除了陪伴媽媽外，也很高興我能一直堅持救她媽媽。

其實在整個醫療過程當中，有幾度我幾乎要放棄了，不太想再積極的去處理。因為外科醫師最怕遇到挫折，當遇到挫折無法救回的時候，就會開始閃躲、逃避責任。這種缺乏面對問題的勇氣，經常讓病人在可以救回來的時候，失去機會。由於珮玟不斷的鼓勵我，告訴我要相信她的媽媽一定會活過來，所以她常常告訴我：「你要有信心，媽媽一定救得回來，如果沒有信心，媽媽就救不回來。」她用這樣的口氣來鼓勵我，因為她只有這個媽媽，她也只能相信這個醫師能夠救活她的媽媽。

珮玟告訴我，其實我們好像在同一條船上，大家一起努力，希望把媽媽送到健康的境界。病人、家屬和醫師至此形成的一個生命共同體，互相鼓勵、互相打氣。在這種情境之下，當然我們便會全力以赴，因為病人仰賴醫師，而醫師則有家屬的鼓勵與支持。

秀美轉回病房之後，又因為傷口有感染必須移到單人房隔離治療。在她逐漸復原的時間裡，我幾乎每天都在病房陪她們。她慢慢可以下床，兩隻肌肉都已經萎縮的小腿瘦得像竹竿一樣。我們慢慢的陪她補充營養、運動、走路。

剛開始，秀美從加護病房回來，內心還是有相當不平衡的感覺。她有時候會非常生氣，為什麼開一個腎結石的刀會變得如此。但她的先生和珮玟在一旁，告訴她整個醫療過程，和醫護團隊如何費盡心力，在最關鍵的時刻下定決心將腎臟切除，終於救回一命。她慢慢的從憤怒轉為感恩，也慢慢體會到醫護人員這些日子以來用心照顧所費盡的心血。畢竟她是承受苦難的人，而我們則是陪伴她同樣承受這個苦難的人。

我和秀美一家人自此成為很好的朋友，一起拍照留念。在秀美出院回診時，她看到我都非常高興，有時候還會流著眼淚告訴我說：「其實我在心跳停止之前，都可以知道你們在救我。我一直在心裡吶喊著，絕對不要死，你們要把我救回來，我還要看到我的孩子、我的孫子，我還要陪我老公一起生活下去。」我想就是這樣堅定的生存意志，才會讓她在心跳停止十五分鐘之後，又活了回來。這是多麼堅強的生命力，而這個生命力也支撐著她渡過生死交關的難關，也支持著我們努力以赴，把她的生命挽救回來。

郭夫人的愛心，我一定要獨享

秀美雖然回到普通病房，但身體還是非常虛弱。畢竟接近三個星期沒有進食，加上大量的身體輸液，改變了她的體內生態平衡。我稍微算了一下，在那關鍵的十四天，總共對秀美輸了五萬多毫升的紅血球血液，還有無以計數的血小板和大量的血清、血漿。等於說她全身的體液，已經換了不知幾十次。

大病初癒當然胃口不好，醫院裡是素食供餐。因此，我每次到病房去看她的時候，總覺得她胃口不好。我說：「多少要吃一點。」她就搖搖頭：「醫院的餐我覺得太清淡，沒胃口！」於是我和秀美的女兒珮玟擬定了一個計畫，要多買一些熱食、較有味道的食物來給她吃。我載珮玟去買了花蓮有名的水餃、炸醬麵，看她吃得津津有味，我也替她高興。

有一天，我太太突然跟我說：「那個病人現在身體好嗎？」我說：「胃口不好，身體還很虛弱。」當天太太就燉了一鍋補湯，打電話叫我回家拿。她說：「趁熱，趕快拿去給她吃。」

我帶到病房給秀美時，她感動得快要流下眼淚。那天傍晚我要回家時去收鍋子，問她說：「好吃嗎？」她說：「這鍋湯都是我一個人喝光，我不准先生和珮玟他們吃，因為這是郭醫師夫人特別做給我吃的，我一定要獨享。」

我告訴她：「我太太要我告訴你，這些湯是燉給你喝的，因為你的病好了，我的先生才會回家，要不然這麼多禮拜，他的一顆心都懸在你的身上。我看他這樣子回家無精打采，心事重重，我也非常難過。你的病能夠好起來，我的先生才能重新打起精神陪伴著我，所以要感謝你，趕快把營養補回來。」

從此，每天我太太都會煮些不一樣的菜，讓我帶去給秀美吃。秀美吃著吃著，人也慢慢長胖。有時候我在病房看她下床活動，也會攙著她一步一步的走著。因為曾經插著葉克膜導管的關係，所以左腳比較沒有力量，必須慢慢復健。

我們都很高興能夠看到她一步一步的復原。當一位醫師最高興的，莫過於能把病人從生死關頭救回來，而且快快樂樂的回到家裡。

病床前一堂寶貴的傾聽課程

這是秀美的小女兒珮玟在我邀她寫下那段母親病危時，心裡的真實感受。由病人家屬口中說出，醫護人員才能體會真正苦難的感受。珮玟寫說：

很感恩上天讓我有一位偉大又堅強的母親照顧我們姊妹倆。從小就為類風濕關節炎所苦的母親，十三歲因病無法繼續如同一般孩子一樣上學，開始了她藥罐子的人生。母親好強且不為命運低頭的個性，小女兒的我深受影響。也許是因為如此堅毅的個性，讓我面對母親這次看似一般小手術，卻因為不能理解的身體奧妙，讓母親經歷了人生的生死大關。從沒想過自己安逸的人生，也會因為這場上天的關卡，讓我開啟了不一樣的人生。

想起那天母親手術過後回到病房，不停的跟身邊照顧的所有護理人員喊：「好冷」，身體不斷的發抖。有多次開刀經驗的母親總認為可能是她氣瘀，排出來應該就沒事了。可是我們見到母親後來愈來愈不對勁的身體狀況，開始有一群醫師、護理師都圍在母親病房，事情似乎沒有想像中簡單。

當時我跟父親只能焦急的在病房外守候。接下來被告知，要做一系列檢查。我跟著醫護人員一起在醫院推著母親的病床跑上跑下，一滴水都不敢喝。當母親被推進加護病房後，我們被告知，母親一度心跳停止，有被搶救回來，但隨後被告知的就是病危通知。

當郭醫師面色凝重的告知我們這個消息時，我趕緊通知遠在臺中工作的姊姊，她一度難以相信，還需勞煩郭醫師跟姊姊說明。在此對郭醫師情緒控管，萬般佩服，姊姊當時因為無法接受突然的病危消息，對郭醫師口氣比較不好，在此向郭醫師致歉，自己心情也是五味雜陳。我知道自己也有過無法接受的那種憤怒情緒，但是，因為全程跟著爸爸守候在母親身邊，我有看到所有醫護人員用心的在搶救我的母親，沒有任何進食的搶時間去拯救我的母親。我告訴自己，沒有任何人會希望是不好的結果，但也要做最壞的心理準備。

病危通知那晚我無法入睡，試圖讓自己定下心去回想整個事情的經過。我決定寫下一張卡片給醫師，表達我內心的心情。很感恩在早上巡房時，郭醫師願意接受我的卡片，開啟了我與醫師共同想搶救我母親的故事。每一天我最害怕的時光就是被通知要去簽手術同意書。當醫師要請我們家屬做任何一個決定時，只有幾分鐘可以考量，我們並不是不相信醫師的專業，而是後續該怎麼承擔跟照顧是我心裡所擔憂的。直到大家努力到第四天被郭醫師告知，母親有跟他提起，一旦發生任何無法預期的結果，請不要救活她。

每天都有護理師來跟我及父親聊天，希望減緩我們緊張的心情，也告知我們郭醫師幾乎沒什麼闔眼的在搶救我的母親。我感謝上天還有可以讓我選擇的機會，決定賭那微小的存活率。謝謝郭醫師，沒放棄我們一般小老百姓。我還很無禮的打斷醫師巡房，當時我只想要母親能存活下來。因為我相信愈努力會愈幸運。永遠記得郭醫師在最後一個大關卡的手術時，握著我的手說：「我會盡全力救你的母親。」

母親病危的那幾天，對我而言像是過了一年。我強忍住情緒，打起精神，不斷尋找身邊朋友，是否有一點資訊可以幫助母親。直到一位護理師告知我，父親偷偷在病房內哭泣，沒想到，強忍情緒多天的我，終於潰堤。我打電話給師母，一句話都說不出來的在手術室外，哭了一個小時，淚水像水龍頭般止不住。在寫這篇回顧的時候，也是淚流不止。

從這次經歷，無比感恩所有醫護人員，讓我們學會用「同理心」去看待。也感恩護理背景的朋友告知我，醫病關係是我要學習的功課，不管結果如何，要相信那是最努力後的結果。

感恩郭醫師用盡全力協助母親及我們家屬，不只在生理層面，也顧及到心理層面。也願意像父親一樣陪伴在病患家屬身邊，傾聽著我們的心情，這對我來說是一輩子的影響。醫師讓我上了一堂寶貴的「傾聽」課程，人體只有一張嘴卻有兩副耳朵，這就是對我最大的收穫。母親出院後的復健過程，也是感謝所有醫護人員的耐心守護。每當自己在生活中遇到不順遂時，就會想起這段難忘的人生經歷。

03 永遠的傷痛

「你要救救我，我還不想死。」

我們當醫師的究竟是做了什麼事情，
是在救他嗎？
還是只是幫他解除苦難，
讓他早日往生呢？
沒有辦法挽回的事情還是沒有辦法挽回。

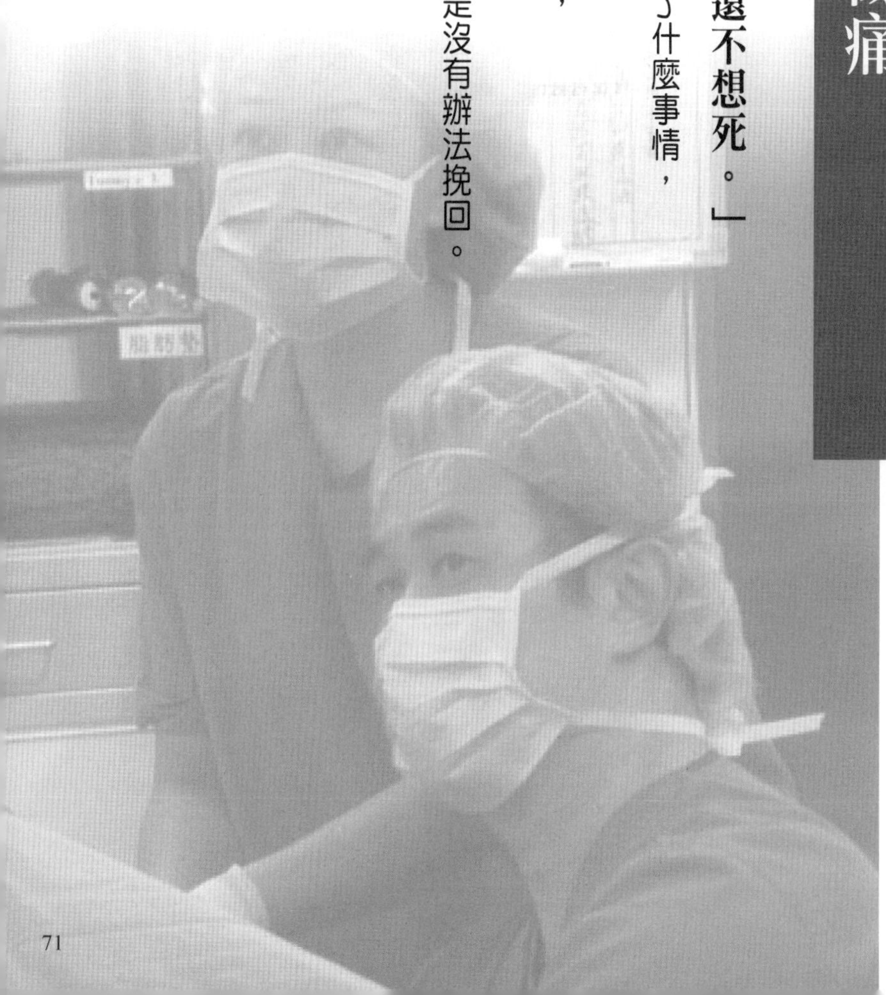

「一、二、三，用力！」麻醉科醫師、我和住院醫師，合力把建成從推床移到手術臺上，這時已經是晚上七點鐘。我們準備幫建成進行急診手術，將建成後腹腔裡巨大的血塊取出，並且找尋出血點，解決他的問題。

其實那一天早上八點鐘，建成就在手術房裡接受腎臟切除手術。他是一位慢性腎臟病患者，大約十歲左右，在一次感冒過後，建成父親發現兒子高燒不退，而且臉色愈來愈蒼白。雖然建成的父親是個開業醫師，可是對於這種小兒科的急性感染還是沒把握，趕緊把他帶到剛開幕的花蓮慈濟醫院小兒科檢查。

從十歲開始洗腎，已經三十年

當時醫師發現建成的體力很差，而且抽血檢查的結果，腎功能明顯變差，於是安排住院。經過詳細檢查，確定他是細菌感染後所引發的急性腎絲球腎炎，經過治療後，建成的腎臟功能還是持續惡化，無法用藥物改善。

住院一個月後，建成的腎臟功能完全損壞，必須緊急洗腎才能維持他的健康。從此建成就開始了每週三次在花蓮慈濟醫院洗腎，到現在已經三十年。從一個小孩一直到四十歲的中年人，建成變成一個必須依賴醫院才能活下去的病人。

對於身為醫師的父親而言，兒子發生這種狀況當然於心不忍，可是他也知道很多疾病沒有辦法改善，只能面對。建成也曾經人介紹到中國去換腎，可是換回來的腎，只經過一年就慢慢因為排斥而失效，後來他還是維持血液透析的治療，不想再換腎。

由於長期洗腎的緣故，建成的骨質疏鬆非常嚴重，發育也相當遲緩。因此，他雖然已經四十歲，外形看起來還是像個國中生一樣，個子不高。長期尿毒也使得他皮膚變得黝黑，看起來像有一層白霜覆蓋在他的皮膚上。另外，建成因為腎臟病無法製造紅血球，所以必須定時輸血，整個人也因為貧血而呈現出蒼白的灰色。這些慢性病使得他看起來弱不禁風，但雙眼仍炯炯有神，感覺可以看透別人的心事般。

建成第一次在媽媽的陪同下到我的門診，我跟他互動時就覺得他是個很聰明的人。那一天一起來的還有他的妻子；因為建成的爸媽覺得兒子身邊還是需要有一個人照料，畢竟哥哥和姊姊都各有自己的家庭，總不能老是讓他們來陪著，兩個老的也擔心總有一天會老去，沒辦法一直陪著他到醫院，所以就花了一些錢，請仲介公司安排幫建成娶了一位越南新娘。

建成的太太長得很可愛、也聰明伶俐，應該是特選的最佳伴侶。她嫁給建成後，一方面陪著建成看病、照料生活，一方面也幫家裡診所的忙。有時候公公在看診時，她也協助掛號工作，讓婆婆可以稍微休息，不用一直待在診所裡。

建成來看我的門診，他說：「腎臟科醫師定期幫我檢查身體，發現我的左邊腎臟長了一顆很大的腫瘤，但我並沒有覺得不舒服。」事實上在那之前半年，他就覺得左邊腹部有脹痛的感覺，有時躺在床上也可以摸到左邊腹部硬硬的，好像裡面有東西，消化方面並沒有什麼大問題，也有正常的排便。不過腹部的這個腫瘤，倒是讓他覺得有點不舒服。

左腹的腫痛竟是腎臟細胞癌

腎臟科王醫師幫建成做了超音波，發現左邊腎臟不像剛開始那種萎縮的腎臟，而是約有二十公分大的腫瘤。他們又安排了電腦斷層檢查，確定這個腫瘤是由左邊萎縮的腎臟長出來，看起來像是個腎臟細胞癌，不像一般慢性腎衰竭病人常常長出來的尿路上皮癌。因為腎臟細胞癌惡性度較高且容易轉移，所以必須早點手術將腫瘤拿掉，否則可能危害健康。

我看了電腦斷層檢查的報告，發現這個腎臟癌非常巨大，不只壓迫主動脈，也往前長到腹腔裡面，壓到降結腸及腸繫膜動脈，中間似乎有些沾黏，界線不太清楚。主動脈旁邊也有相當多的淋巴結，顯然這個腫瘤已經存在不止半年，至少一年以上的時間，才會變得這麼大。

由於建成長期貧血，身體狀況不是很好，手術前一定要做好萬全準備，才能保證手術安全。於是我便安排他提前三天住院，因為他星期一、三、五需洗腎，星期六、日在醫院休息，星期一再洗腎一次，準備星期二做手術。住院期間，我也照會腎臟科醫師，希望手術後能繼續安排洗腎，避免手術後所產生的尿毒上升，造成心肺功能的損害和影響。

手術前，也幫建成安排血管攝影，以確定有幾條血管支配腎臟。結果，我注意到建成左邊腎臟有兩條主要的血管供應，一條是支配原來萎縮的腎臟，另一條則是從主動脈長出來支配腎臟癌。由於腎臟腫瘤已經很大，所以他的靜脈回流也相當充沛。腎臟癌的周圍有相當多巨大的靜脈叢，這些靜脈叢從腎臟裡將血液送回下腔靜脈。在手術中如果沒有小心的處理，有時常會造成嚴重出血，相當危險。

一般在進行腎臟癌切除手術之前，可以使用血管攝影將腎臟栓塞，以減少手術中的出血，並且讓手術更加順利進行。不過，因為建成需要洗腎的關係，不方便進行腎臟血管栓塞，所以我們在建成洗完腎的第二天，就幫他安排手術。

手術當天我們嚴陣以待，因為慢性腎臟病的病人，尤其是已經洗腎超過三十年的建成，他的心肺功能一定相當的差，血管的品質也不好，只要一不小心就很容易出血。手術中如果大量快速的輸血，又怕影響到肺部功能，有時會造成急性肺水腫，反而會影響肺部的氧氣供應。所以手術中凡事都要小心，以免產生無可挽回的併發症。

為病人術後恢復快，採取由後腹腔進行手術。

在全身麻醉後，我從建成的左腹上方垂直的劃下一刀，計畫從他的後腹腔，不經過腹腔內來進行手術。這樣手術的好處，是可以減少腹部沾黏，也較不會造成腸胃道的併發症，不過也會造成手術的視野較小，尤其在處理腎臟血管的時候，會有空間上的限制。儘管如此，病人手術後的恢復會比較快，所以我們選擇經由腹壁切開，往後腹腔進行腎臟切除手術的方式。

我們切開腹壁之後找到後腹腔，然後慢慢的剝離腹膜和腎臟，並且用自動開張器將腹膜裡的直腸慢慢勾開，一步步將腎臟的被膜與腹膜完全剝離。由於腫瘤相當巨大，建成的身材又很小，所以手術的空間變得很有限，需要花時間很仔細的，才能慢慢將腎臟分離出來。

我將腎臟動脈和靜脈部分分離後，發現主動脈旁邊有相當多的淋巴結和纖維組織，使得主動脈和腎臟之間界線並不清楚。我們很小心的一步步剝離主動脈，並且將淋巴結一串串取出，終於把整個腎臟游離出來。由於建成的腎臟和腎臟癌各有一條較大的動脈支配，所以在手術中，我們也刻意去找一條往上走的動脈，在腹腔的後方我們找到一條血管，以血管的走向看起來，似乎是走到腎臟癌的部分。

由於腫瘤太大，後腹腔空間十分有限，在分離血管時相當困難。最後，我將這條血管分離出來，並且繼續往主動脈的位置將血管根部做更清楚的剝離。當血管完全剝離之後，我們用一個止血鉗將這個血管先暫時夾住，結果發現好像不是支配腎臟癌的血管。

原來支配腎臟癌的血管在更下方，藏在原來腎臟動脈的下面。於是我們放開原先剝離好的這條動脈，並且往下找到另外一條腎臟癌的支配血管。弄好後再將腎臟整個分離，把兩條動脈綁好切掉，並將腎臟的靜脈也分離出來，縫好、切開之後，再把下方的輸尿管與沾黏的後腹壁剝開。切開之後綁好，便將整個腎臟連同後腹腔的筋膜和淋巴腺全部拿出來。

拿出來之後，建成的一半腹壁幾乎變成一個大的空洞。我們仔細的做止血，並且確定沒有任何明顯的流血後，便放置兩條引流管，並且把降結腸旁邊的腹膜縫到後腹腔上的腹壁上，避免手術後出血會滲到腹腔內，便完成了手術。

洗腎病人切除腎臟手術風險高

由於建成身體不好，所以麻醉科醫師希望暫緩拔管，讓他先到恢復室休息幾個小時，等到神智清醒後，呼吸順暢，再拔管。我也同意這麼做，這樣子他不會馬上回到病房，在術後的照顧上比較不會有急迫性的問題。

我幫建成縫好傷口送到恢復室，並且跟建成的媽媽和太太說明了手術的病情，讓她們看了拿下來的巨大腎臟癌，告訴她們手術結果看起來有拿得很乾淨，不過是否還有沒清到的深部淋巴結，就不知道了，至少在現階段我們能做的都已經清理乾淨了。

交代了一下之後，我便回到開刀房繼續當天的許多手術。建成在恢復室待了兩個鐘頭後，呼吸較為順暢，麻醉科醫師便將他的氣管插管拔掉，又觀察了一個小時便送他回病房。因為建成是一個洗腎病人，所以也沒有尿液可以觀察手術後血液循環的狀態。唯一可偵測的，就是他的血壓和心跳。如果手術後傷口出血，或許引流管會有明顯的血液流出，另外就是有沒有腹脹，這些是在術後必須觀察的生命徵象。

建成回到病房，因為麻醉的關係昏昏欲睡，家人在旁邊陪同也感覺沒什麼問題。我請專師每兩個小時去看他一下，術後血壓測量也是每兩小時一次。

對洗腎的病人而言，這種腎臟切除手術風險極大，因為洗腎病人為了預防血管內血栓的形成，在洗腎時一定會加上抗凝血劑，而抗凝血劑不會那麼快排出，所以在手術中有時傷口明明止血狀況很好，回去後還是會慢慢的滲出血來。

所以手術後，我們在後腹腔比平常多放了一條引流管，目的就是要偵測是否有內出血。如果滲血嚴重，就可以從引流管裡看到大量的血液流出，我們還可以立刻加以補充血液或是紅血球，來減少貧血及失血所造成的休克。

血壓降低、心跳加快是內出血？

該交代的都交代，該做的事也都做了。但是到了下午三點鐘，專師突然打電話到開刀房告訴我，建成的血壓非常低，只有八十、五十，心跳也非常快；快速的心跳顯示可能有內出血情形。可是引流管流出來的引流液並不多，我請他們檢查一下建成的肚子，竟然發現他在束腹帶下面，開刀後原本已經扁掉的腹部又腫脹了起來。

按理說，拿掉一個二十公分大的腎臟腫瘤之後，腹腔裡的空間可以容納三、四千毫升血塊。由於建成有流血傾向，血管品質又不好，所以在手術後有些腎臟剝離開來的組織表面，還是會有很多小血管慢慢滲出血來。滲出來的血，如果未經引流管有效的流出來，就會積在後腹腔，愈積愈多，直到貧血及心臟偵測到失血過多，便會開始以快速的心跳試圖來增加氧氣的供應，以補足組織缺氧的問題。

血壓降低、心跳加快，正是內出血的危險徵候。專師幫他測了血紅素，發現建成的血紅素從早上的九．五，掉到下午的五．五，很可能腹部裡已經有三、四千毫升的出血。我心裡納悶著，手術過程大家都看到，整個傷口都沒有什麼出血點。用水沖洗後，也沒有看到有血管流血出來，我們才關閉傷口，怎麼還會出現這樣的出血？不管怎樣，先補血再說。

於是專師趕緊訂了八個單位的紅血球及十二個單位的血小板和八個單位的血清，幫建成輸血。血液慢慢的輸進去，建成的心跳變得比較緩慢，不過腹部還是一樣脹。嚴重的是腹脹使得建成開始感到呼吸困難，因為腹腔就在橫膈下方，大量血塊積在後腹腔，會使得橫膈的呼吸受到限制。加上他本來身材就較小，胸廓的空間很小，橫膈往上推擠的結果，他的呼吸量便不足，使得建成開始變得會喘，雖然使用純氧吸氣，可還是讓他喘得很不舒服。

惡性循環造成的酸中毒

我在手術後約下午五點趕到病房去看建成。只見他臉色蒼白、呼吸急促，這時候血壓又再度往下掉，心跳也回到每分鐘一百二十次左右。這些跡象都顯示，建成後腹腔裡的出血已經影響到他的血液循環。如果無法處理，會因為大量血塊影響呼吸，造成急性呼吸窘迫症候群，可能也會讓他再度缺氧及組織灌流不足。

這些惡性循環會造成嚴重的酸中毒，令建成原本該收縮止血的小血管因而無法收縮，讓他的出血點繼續往外流血。這是外科醫師面臨的最大考驗，因為我必須決定要不要再開進去止血？如果開進去將血塊清出來，是不是還會繼續流血？而且手術中如果大量的血塊被清出來，造成後腹腔的空間降壓，會不會使得他的血流往這個地方急速的位移，而造成回到心臟的血流突然間不足？這時候也有可能造成急性的心臟休克，會有生命危險。

但是如果不開，可能會因為持續性的缺氧及呼吸窘迫而造成血管持續的擴張和缺氧，一樣會造成心臟衰竭。**開與不開，考驗一位外科主刀醫師的判斷。這是一個非常沉痛的選擇，而且必須立刻下決定。不管往哪邊走，風險都是很大。做與不做，就在這一刻。**

我們幫建成安排了一個緊急電腦斷層檢查，確定他的後腹腔裡充滿血塊，不僅往前壓迫腹腔，也往上壓迫橫膈以及胸腔，導致他的呼吸窘迫及缺氧。我將這個檢查結果告訴建成的媽媽和太太，並且請她們同意，讓我們進去開刀。我告訴她們開刀的風險是很大，但是不開進去，建成恐怕沒有辦法活下去。因為他的呼吸窘迫十分厲害，嚴重的缺氧將使他進入瀰漫性出血[7]的危險，而使得後腹腔積血愈來愈多，導致他必須插管，甚至心臟衰竭。

建成的心肺功能本來就很差，長期洗腎的結果使得他所有血管脆弱不堪。建成的媽媽嘆了一口氣說：「這個孩子三十幾年來受盡各種苦楚，沒辦法像其他小孩子正常的上學，快樂的成長，終日需要等待洗腎的時間。每星期有三天必須待在醫院，對他來講也是相當折磨。今天或許是時辰到了，才會在手術後發生這樣的併發症。我也不怪你們，只能怪他自己的命不好。所以請你們儘管去做吧！如果能活下來就是他的運氣；如果活不下來，我們就當是他的福氣，早點解脫。」

但是，建成的太太已經哭得像個淚人兒一樣。她嫁給建成這五年來，就像保母一樣照顧著他，嫁到臺灣不但沒有享受到什麼幸福，如今她所照顧倚賴的丈夫，卻面臨這麼大的危難。她根本六神無主，只能坐在床邊不斷哭泣。我拍拍她的肩跟她說：「我們就拚拚看吧！」

備好了血，聯絡了開刀房和麻醉科，大約在晚上七點，我們就把建成送進開刀房。麻醉科醫師準備麻醉的時候，建成的血壓已經降得很低，大約不到六十，心跳很快，而且脈搏十分微弱。麻醉科醫師警告我們，這樣子開下去，只要後腹腔一打開，大量的血湧出來，而且立刻降壓，恐怕就會造成嚴重的失血。這時候心臟回流的血液不夠，心臟可能灌流不足而產生衰竭，這是風險很大的手術，你們確定要做嗎？我跟他點點頭說：「都已經講好了，我們就拚拚看吧！」

註7：病人因為內出血導致腹腔或是後腹腔壓力甚高，使得呼吸能夠換氣的容量減低，血中的含氧量不足，而造成廣泛性的血管擴張。這時出血的地方也因為大量的凝血因子耗盡，血液無法繼續有凝血的功能，因此會嚴重造成出血的地方持續的出血。這種惡性循環更會造成呼吸更加困難，在很短的時間內，便會引發心臟收縮衰竭。

病人手術中心臟衰竭，無法跳動

於是我們準備好大量的血漿掛上去，全速輸血。麻醉科麻好後，我們從建成原來開刀的傷口將線拆開，很快進入他的後腹腔，一打開來後腹腔裡充滿血塊。我們用兩手全力的將血塊掏出來，一邊用大棉紗不斷往內擠壓，盡量減少後腹腔消失的壓力，也讓血液不要立刻跑到後腹腔這個失壓的地區。

當大部分血塊都已經清除，我們再將大棉紗慢慢的抽出來，一寸一寸的檢查到底是哪裡在流血，只見後腹腔原來大血管的附近不斷滲出血來。此時，因為建成的血壓突然降低，流血量便不如原來的多，找了很久，倒也看不見真正的出血點。我們找到幾個可能流血的地方，用止血鉗夾住，然後用粗線綁好，再檢查一次傷口。大約只有十分鐘的時間，確定沒有再出血的情形，放置好引流管，我們便準備把傷口關起來。

就在我們開始縫合腹部肌肉的時候，建成的心臟停了！麻醉科醫師急忙叫我們停止手術，開始進行人工心臟按摩。利用按摩的壓力增加心臟的輸出血量。可是這個動作並沒有奏效，建成的心臟只在手壓的時候會微弱的跳一下，放開來就不再自行跳動。顯然心臟已經因為缺血而減少血液的灌流，而產生缺氧的病變，也就是心臟已經完全衰竭，無法跳動。

努力了二十分鐘，各種強心針都打下去，我們也從傷口經過橫膈膜用長針直接將腎上腺素打到心臟裡。可是怎麼樣做的，都沒有辦法讓建成的心臟再恢復跳動。我們在手術臺上又繼續努力了十分鐘，確定建成的心臟已經無法恢復正常跳動，瞳孔已經放大。建成除了呼吸器將氧氣打進身體裡面，已經沒有辦法再有任何生命跡象。

我用手阻止住院醫師對於建成心臟繼續的按摩，告訴他們說：「把傷口縫合起來吧！我去告訴建成家人這個不幸的消息。」此時，我從頭到腳一陣發麻，幾乎不能動彈，這是怎麼一回事，一早我們還興高采烈、小心翼翼的將建成的腎臟及腎臟癌拿掉，心裡想著對他而言，這算是相當成功的手術，怎麼會回到病房就突然發生腹部大出血。

現在血塊被清除掉了，卻沒有看到明顯的出血點。然後，他的心臟居然停了。這麼苦命的一個孩子，在我們的手中不到十二小時就失去生命了。我們當醫師的究竟是做了什麼事情，是在救他嗎？還是只是幫他解除他的苦難，讓他早日往生呢？

沒有辦法挽回的事情還是沒有辦法挽回。我脫下手套，非常狼狽、疲倦的慢慢走出手術房。走出恢復室的電動門，就看到建成太太和他的媽媽坐在等候室。他們瞧見我疲憊的神情，就知道建成一定沒救回來。於是建成的太太大聲的哭泣起來，倒是他媽媽拍著媳婦的肩膀，告訴她說：「你要堅強一點，這是建成的命，我們就讓他安息吧！」

忘不了麻醉前他看著我的眼神

我稍微描述了手術中發生的事情，並且告訴建成的媽媽：「我們會把遺體縫合好，再送到助念堂，等待回家。」她點點頭說：「我去叫他爸爸過來，看看兒子最後一面。」隨即跌坐在休息室的椅子上，再也忍不住啜泣了起來。看到這樣的場景，作為他的主治醫師，我不禁紅了眼眶。

我啜泣的告訴建成的媽媽和太太：「真的很對不起你們，你們把建成的生命交給我，我卻沒有辦法完成使命，這真是我最大的失敗。非常對不起，對不起！」

走回開刀房，建成的傷口已經縫合完畢，他動也不動的躺在手術臺上。麻醉科醫師早已拔掉氣管插管，正在整理他的臉龐。我看了一下躺在手術臺上的建成，那麼瘦小的身軀，不到一百五十公分，灰褐色的皮膚訴說著他一生的滄桑。從小受盡苦難，竟然因為一個腫瘤的切除，而無法延續他的生命。

建成離開了他的家人，就是在他臨終之前，居然也無法再見家人一面，這是何等殘酷的事情。我只記得建成在準備麻醉之前，那時看著我的眼神，似乎是在告訴我：「郭醫師，你要救救我，我還不想死。」

我永遠記得建成那個乞憐的眼神，可是我竟然沒有辦法讓他的願望達成，這是何等殘酷的事實。我們把建成的遺體穿好衣服，並且通知助念堂的人員，前來幫建成遺體送到地下室。那時是晚上近十點，建成的父親已經開車從家裡趕來，看到建成，他把被子一掀，眼眶紅了起來。

他父親非常堅強，用手撫摸著建成的臉龐，看看他的身體，俯身擁抱了建成一下，在他耳朵旁邊輕輕說了一句：「孩子，你安心的去吧！這幾十年，爸爸照顧你照顧得不好，讓你受盡了苦難，你安心的去吧！也許下輩子再來當我的孩子，我一定會好好的照顧你的。」

建成的父親坐在助念堂的椅子上，前面放著還沒進行遺體整理的建成大體，看到這個場景，忍不住哭了起來。我告訴建成的父親說：「真的很對不起，我不知道建成的病況會那麼嚴重。早知道，我就不要去開這個腎臟癌。事實上，我們真的從頭到尾都非常小心，可是一定有什麼地方我們做得不夠好，才會讓他發生手術後的大出血。」

建成的父親反而安慰我說「郭醫師，你不要這樣說。其實，冥冥之中自有安排。建成這一次被發現有腎臟癌，就已經有點慢了。腎臟科王醫師告訴我，因為腫瘤太大，壓迫到大血管，所以這次手術本來就非常危險。除非我們不想手術，但是這顆腫瘤惡性度那麼高，一定會擴散。與其讓它擴散產生更多的疼痛，不如拚了命切除腫瘤。雖然你們沒有辦法讓建成活下來，但我相信你們還是帶給他幸福的。因為他可以脫離這一輩子的苦難，回到幸福的天國，我相信他一定是含笑而終。」

建成的父親是個開業醫師，他當然知道生老病死常常不是醫師能夠完全做主。當醫師的只能盡力幫忙病人，但是有很多我們沒有辦法避免，或是預期的事，往往會讓病情轉變到不可收拾的地步。

不斷自責檢討，建成才是我的老師

我回想手術中，究竟發生什麼事？有可能是在剝離腎臟主要血管的時候，我們夾到了一條不是支配腎臟的動脈，而這條動脈應該是支配建成下腸繫膜的血管，也就是大腸的動脈。

雖然我們只夾了五分鐘，但是短短幾分鐘可能造成這一段大腸缺血。也許就是因為這個缺血的影響，使得部分大腸產生急遽的發炎。而因為發炎而產生全身性的細胞激素增加，才會造成血管擴張，產生手術後的出血。加上建成的血管品質本來就不好，從一個地方慢慢的出血，讓它血流減少，心臟輸出更少，進而成為惡性循環，使他產生氧氣不足及酸中毒，更加速了血管擴張和出血的量。

就這樣，在短短幾小時內，他的後腹腔腫瘤的那個空間，又再度充滿血腫，而產生呼吸窘迫，才會到最後造成心臟衰竭而救不回來。或許真的是手術中這個不經意的動作或是錯誤的血管夾住，才導致後續的一些變化。想到這裡，我便開始自責。為什麼當初沒有仔細的區分好再夾，而要那麼衝動的以為這是一條支配腎臟癌的血管呢？

我無法克制自己一直反覆的思索這個問題，也一直在自責自己所做的動作。然而，一切都太遲了，建成已經離開人間，他的遺體正躺在我的面前，而他的家人正在一旁哭泣著。再多的自責，也挽不回他的生命，也不能再給這個家庭恢復往日的歡樂和幸福。

建成的喪禮在往生後一個星期日早上舉行，我接到建成父親寄給我的訃聞，也知道他家裡人丁單薄，沒有什麼親戚。因此，我當天早上帶著科裡的住院醫師和專師，一起到建成父親的診所去探望他。

喪禮進行前，我就先到診所裡向建成上香，祈求他在天之靈能庇佑他家人平安健康，也跟建成的父親聊了一下，他父親告訴我：「建成這個孩子很乖，還沒有生病前，他其實長得很好，也很快樂。幼稚園的時候，我們夫妻倆常常帶著他上學，建成回來都會認真告訴我們，學校裡老師教的許多事情，唱歌給我們聽。這麼乖巧的一個孩子，沒想到在十歲那一年，竟然得到了讓他腎衰竭的急性腎絲球腎炎，從此必須終身洗腎。」

建成的父親向我道謝：「不論如何，我知道你們都已經盡力了，你們那天那麼努力的幫他手術，幫他急救，雖然沒有辦法挽救他的生命，但是你們所做的一切，已經足夠讓我們向你磕頭道謝了。這個小孩子的命，可能就是到這裡。所以我完全不會責怪你們，希望你們打起精神，好好的照顧其他的病人。相信建成在天之靈，也會同意我這樣子感謝你們。」

聽到建成的父親這麼說，我們也都比較安心。畢竟他老人家照顧這個孩子這麼多年，其實也已經身心俱疲。有時候在洗腎的時候，會有一些電解質不平衡，發生心律不整或是抽筋，他們都要趕快衝到醫院，怕他發生什麼狀況。這種提心吊膽的日子，已經過了三十年。如今建成走了，他們雖然失去了一個兒子，但終於可以回復正常的生活。

臨走前，我再望了一下建成的遺照，那個帶著笑容，還有灰褐色皮膚的年輕臉龐，似乎正微笑著告訴我：「我沒事，你們安心的回去照顧其他病人吧！」或許他真的因為這個手術脫離了苦難，我在心裡默默的禱告著：「辛苦的孩子，你安詳的去吧！過幾年再投胎做個健康的小孩，能夠快樂的過一生。」

這個手術距今已經六年，但是在我每次動手進行腎臟癌切除手術的時候，心裡總會浮起建成微笑的臉龐，告訴我：「你要小心的做，確定哪一條血管是要切除的，再把它夾起來。」我永遠都記得建成手術帶給我的衝擊和震撼。從此以後，沒再發生類似的不幸事件。建成成了我的老師，牽引著我的手，做正確的選擇，去救更多的病人。

根治性腎臟癌手術應注意的事

根治性腎臟癌手術最重要的是對腎臟主要血管的控制，因為手術當中，必須要先控制主要的動脈及靜脈，才能避免手術中嚴重的流血，也可以避免在剝離腎臟時，把一些腎臟內的血栓壓擠出去，造成靜脈內腫瘤栓塞，跑到全身各地而造成蔓延。

在我幫建成做手術的時候，有注意到他的腎臟動脈及靜脈附近沾黏得很厲害，原來已經有相當多的淋巴結聚集在這個位置。而淋巴結腫大的結果會造成纖維化，因此他的動脈與靜脈界線並不清楚，尤其在手術中，我們也注意到建成腎臟的側肢靜脈循環非常豐富，所以在手術當中，如果沒有先控制動脈，將會造成可怕的大出血。

手術當中，必須很小心的將這些組織剝離，我們一寸寸的往前推進，並且將腹膜盡量往中間推開來，讓腎臟的動脈分離出來，以便看到主動脈。

從主動脈的邊緣，我們慢慢剝離這些淋巴結和纖維化的組織，直到可以看到動脈和靜脈為止。在剝離主動脈的時候，我發現建成的動脈不是很清楚，靜脈很粗很好分離。但是動脈卻被淋巴腺包圍住，所以在手術中花了一些時間。因為建成有兩條動脈支配萎縮的腎臟以及腎臟腫瘤，靠前面的動脈主要是支配腎臟，但是支配腫瘤的那條動脈，則隱藏在腎臟靜脈的下面，與淋巴結不容易區分。

我們小心的做，希望能從最源頭的地方找出這條動脈，就這樣慢慢的分，終於找到了一條看似支配腎臟腫瘤的動脈。我們先將這條動脈利用血管吊帶[8]將之套起來，等到要真正結紮的時候，再將它綁好。由於我們小心的做，手術當中並沒有太多出血，也確定每個地方、每塊組織，都有使用縫線把它綁好；之所以這麼嚴謹，就是希望手術中不要有任何出血。

手術進行中，建成的血壓控制也都很穩定，沒有太低，也不會太高。有時麻醉科醫師發現血壓不太對，就會請我們停止手術，等他調好藥物再繼續。建成手術的併發症是我行醫三十五年來，切割過數百個腎臟腫瘤，唯一發生手術後大出血而死亡的病例。對於一個有經驗的外科醫師，這是無比沉痛的病例，也是我無法忘懷的一位病人。

註8：在手術當中，我們要分辨支配器官或是腫瘤的血管，醫師有時候會在剝離血管之後，先用一條具有彈性的帶子將血管吊起來。一方面確定血管所支配的部位是我們要切除的地方；另一方面也可以繼續尋找這條血管以外，還有沒有其他支配器官或是腫瘤的血管。

04 隱藏的敗血症危機

「希望老天能給病人生命力，讓她活下去。」

年輕醫師反覆自責，為什麼不聽老師的話？

為什麼不堅定自己當初決定的治療方向？

自責之外，一再發誓，

以後絕對不再做這種事。

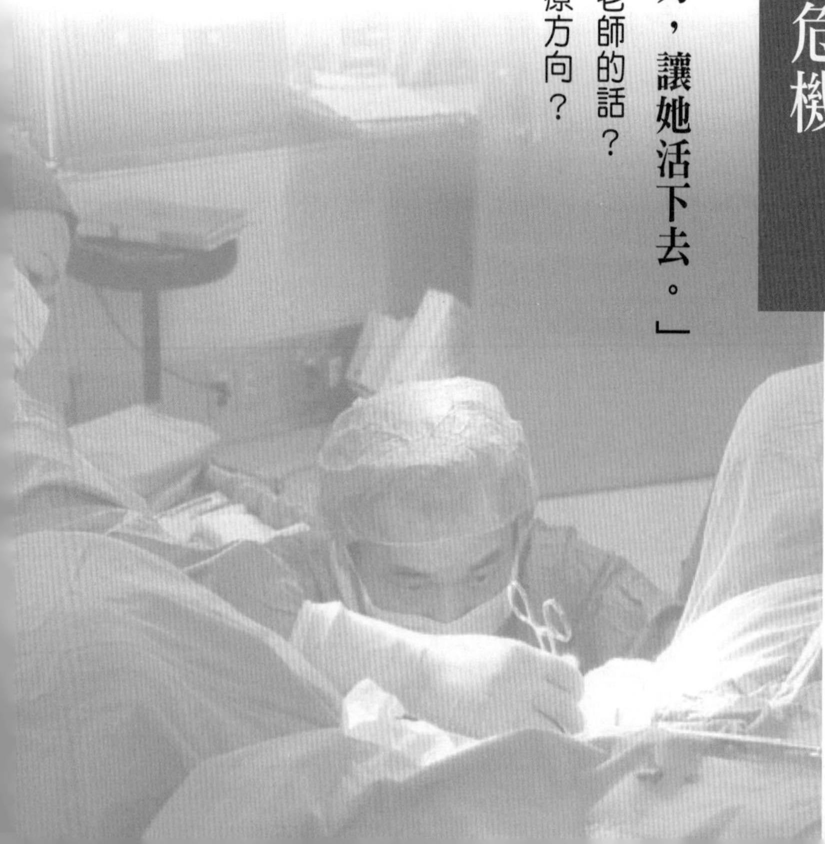

李醫師消毒好病人的尿道及周圍皮膚，仔細鋪好無菌綠單，他先用膀胱鏡進入尿道和膀胱，找到左側的輸尿管開口，然後用膀胱鏡將一條安全導線慢慢放到輸尿管裡。

當導線進入約三十公分，再將膀胱鏡移除掉，換成一支直徑只有二．二毫米的輸尿管鏡。從輸尿管的開口慢慢看進去，輸尿管鏡前進時必須保持在鏡片視野中看得到安全導線位於中央，慢慢進入大約十五公分，便看到一顆黃色的結石。

這個結石表面並不平滑，像長滿了刺一般，緊緊箍住輸尿管壁。為了進行結石碎石手術，李醫師拔掉安全導管，用鏡子稍微碰觸了一下結石，赫然發現從結石後方流出一些黃褐色的濃濁液體。李醫師心裡一驚，這是腎臟化膿的情形。因此，他立刻將輸尿管鏡退出，再重新置放膀胱鏡，放了一條雙勾導管直到腎臟裡面，結束了手術。

取結石發現腎盂腎炎嚴重，後續要更小心

接著，李醫師將一條十四號的經尿道導尿管放到病人的膀胱，膀胱裡面流出來的尿液，跟剛剛從腎臟流下來的濃濁尿液一樣，都混濁不堪，這就是急性腎盂腎炎產生化膿。而李醫師之所以停止手術，是因為他曾有過慘痛經驗。在這個時間點，不宜對結石做任何攪動，以免產生敗血症。

輸尿管鏡碎石手術是泌尿科醫師每天都在做的常見手術之一，因為臺灣地處亞熱帶，居民長年熱得流很多汗，所以尿也特別容易濃縮。尿路結石是臺灣常見的泌尿科疾病，當結石從腎臟形成後，往下掉落到輸尿管，就會卡住，造成尿路阻塞。

急性的時候會造成腎臟水腫，病人會有腰痛。如果病人身體狀況較差，可能會引發細菌感染而形成急性腎盂腎炎，甚至會發燒、發冷。這時我們做輸尿管鏡檢查，便可以發現有小結石卡住輸尿管，造成腎臟腫脹，如果有急性發炎時，甚至可以看到腎臟裡有些濃濁的膿液。

大部分尿路結石可以自行排出，但如果結石大於五毫米，從腎臟掉落到膀胱，可能就要疼痛幾次才得以排出。大部分結石可能會卡在輸尿管裡面，除了疼痛外，加上腎盂腎炎，就會出現發燒症狀。而泌尿科醫師這時候的處置，就顯得格外重要。

如果馬上使用輸尿管鏡試圖取出結石，可能會遭遇到手術時為了看清輸尿管的視野，需用較高的水壓灌注輸尿管。而這高的水壓就可能會讓裡面的細菌散布到全身，形成菌血症，甚至產生敗血症。

李醫師為什麼立即中止手術？就是因為他發現這個病人的結石在動了一下後，位於結石上方的腎臟就流出膿液，顯示腎盂腎炎非常厲害。所以及時中止手術，並且移除輸尿管鏡，改由膀胱鏡放置一條雙勾導管來引流腎臟裡的膿液，等病人的情況穩定後，再做進一步處置。

這樣的處置方式是正確的；而這個經驗，來自多年前他曾經歷過一場驚心動魄的手術併發症事件。至今，每當他在做輸尿管鏡碎石手術時，當時的場景便浮現心底。

前輩叮嚀：先做腎臟引流，燒退再做碎石手術

二〇〇八年十二月的一個清晨，醫院急診室送來一位五十八歲的婦人，身材微胖。婦人到醫院時，有輕微發燒，大約三十八度，而且有點畏寒。病人告訴李醫師，她的左側腎臟痠痛已經一個星期，剛開始沒有很痛，後來愈來愈脹，覺得不舒服，還有一些頻尿、急尿的感覺，一直想小便，可是卻尿不出來。直到今天早上，她開始發燒、畏寒，總覺得不對勁，擔心若沒有趕快處理，第二天會更加嚴重，所以趕到醫院急診。

在急診室的李醫師幫婦人做了X光檢查，發現腎臟裡有些小石頭，但是在輸尿管靠近膀胱最下方也有一顆約三毫米的小石頭。李醫師幫她做了理學檢查，發現她的左腰部有敲痛感[9]，超音波檢查則顯示腎臟有中度水腫，而且水腫的影像裡可以看到有一些懸浮的超音波回音在腎盂裡，看起來像是裡面有濃濁的尿液。

李醫師還幫病人做了生化檢查，以及血液和尿液檢查，發現腎功能算正常，不過病人的血糖非常高，高達二百五十毫克。尿液檢查白血球並不多，只有五到十顆。但是抽血檢查則顯

註9：當泌尿系統有結石，造成輸尿管阻塞的時候，腎臟裡面的腎盂會擴張、腫脹。因此，內部的壓力會上升，此時醫師可以利用拳頭輕敲病人的腰部。由於敲擊的時候，會造成腎盂內壓更加上升，因此病人會有疼痛的感覺。通常我們用這種理學檢查來診斷病人腰部的疼痛，是否是來自於輸尿管結石阻塞。

示，血液中的白血球高達兩萬一，而且白血球的分類顯示，分化較差的白血球比例較高[10]。這些檢查結果顯示，病人應該有急性腎盂腎炎，而原因就在那顆卡在輸尿管到膀胱出口的小石頭。也因為小石頭卡在接近膀胱的末段輸尿管，所以病人會有嚴重的膀胱刺激感，才會有一些頻尿、急尿的症狀。

李醫師記得他在住院醫師訓練的時候，主任一再叮嚀，遇到這種病人，一定要先做腎臟引流，不要輕易做內視鏡手術。因為只有把腎臟發炎的尿液引流出來，病人才會安全。過兩天，等燒退了，再進行輸尿管鏡碎石手術。

因為假使結石卡得非常緊，當我們在做內視鏡手術時，需要用生理鹽水強力沖洗讓視野清楚，這些沖洗的壓力也會從腎臟引流管流出來，可以保障病人的細菌感染不會擴散到全身，這樣子才會安全。

為免病人多次進出開刀房，提議做輸尿管碎石手術

主任的教導，李醫師從未忘記，所以在自己擔任主治醫師後，值班時也遇過相當多病人有急性腎盂腎炎，他都先幫病人在局部麻醉下插了豬尾巴導管腎臟引流，讓化膿的尿液引流出來。過了三天，等到發炎指數降低，病人狀況穩定後，再做輸尿管鏡碎石手術。李醫師跟病人說明了病情，並且向家屬說明，還是以先插腎臟引流管最安全，等穩定後再做手術。

但是當李醫師開始幫病人預約開刀房時，當天已經有一臺急診骨科手術在進行中，而手術房只有開放兩線急診刀，沒有多餘的麻醉人力或護理人力能幫讓李醫師進行經皮腎造瘻手術。於是李醫師幫病人開了抗生素，打了點滴，在急診室等待手術室房間通知。

事情本來這樣就可以順利結束，但李醫師在等候手術房的空房通知時，重新審視病人在急診所做的電腦斷層檢查，清楚看到一顆很小的結石就卡在輸尿管開口，腎臟雖然腫大但是並沒有很厲害。李醫師左看右看，覺得這顆石頭如果從膀胱用輸尿管鏡，應該可以很簡單的取出來，因為腎臟沒有很腫，顯示結石應該是剛掉下去。

他看了尿液檢查，白血球只有五到十顆，心想應該沒有很嚴重的發炎才對。如果可以，或許能早點用內視鏡直接夾出來，就不用讓病人先插個腎臟引流管，過幾天再去做內視鏡，重複的進出手術房。

其實李醫師是為病人著想，免去多次進出手術房的麻煩。再者病人的身體狀況看起來很健康，雖然有糖尿病，但是平常並沒有太多內科的疾病，以這麼健康的人，縱使有點尿路感染，應該不至於產生嚴重的敗血症。他心裡這麼想著，便到急診室再找病人的家屬協談。

註10：醫師為了要診斷病人是否有尿路感染，會利用顯微鏡檢查尿液裡面的白血球數量，或是利用血液檢查血液中白血球的分化程度。通常尿液中白血球數量大於十顆以上，會被認定為具有尿路感染，五顆以下則沒有。如果五到十顆，則要根據尿液培養細菌的結果以及病人的臨床症狀來判定。血液中白血球的分類，則是看分化不成熟較差的白血球比例高或低。正常人在周邊血液裡面，並沒有較不成熟的白血球，而是有較多的分化完全的多核白血球。如果有分化不完全的白血球，那表示病人可能有較為急性的感染發生，必須要加以治療。

李醫師說明自己的想法，考量病人身體狀況不錯，而且結石位置非常低，所以建議家屬讓他一次就用輸尿管鏡把結石夾出來。家屬當然沒有任何意見，心裡想只要是醫師說的，應該是對病人最好的治療方式。

更何況病人的女兒在這個星期六就要舉行婚禮，早就為這件事情忙了一個多月，或許是因為忙著安排女兒的婚禮，所以較少喝水，才會讓病人在腎臟裡面的結石變大，甚至產生發炎。因為已經星期四了，如果不趕快把結石處理好，恐怕沒有辦法到臺北參加女兒的婚禮。

剛開始家屬對李醫師建議，先做腎臟引流，過兩天看病人情況再做輸尿管碎石手術，心裡就已經覺得有點不方便。現在的提議可以一次就把結石拿出來，正合家屬意思。所以，他們就很快的更改了手術同意書上的術式，同意李醫師進去做輸尿管鏡碎石手術。

將導線放進輸尿管開口裡，並不順利

其實李醫師要做這個手術並非心裡沒有顧忌，但是他總是想能讓病人減少再進一次開刀房的麻煩，可能會好。更何況病人的狀況並沒有那麼不好，所以才安排輸尿管碎石手術，而且在術前先幫病人打了較強的抗生素，希望能壓住她的細菌感染，以便手術能平安進行。

為了偵測病人在手術中的心肺功能，麻醉醫師幫婦人做了腰椎麻醉，這樣如果病人有一些狀況，較能察覺。跟一般輸尿管鏡碎石手術一樣，李醫師幫病人擺好截石手術姿勢[11]，局部消毒尿道口、鋪單，用膀胱鏡先從膀胱內檢查輸尿管開口，然後放入安全導線。

可是他在放安全導線的時候，發現輸尿管開口根本進不去。因為結石在輸尿管開口卡住的時間較久，使得輸尿管開口腫脹得非常厲害，甚至角度都改變了，很難用一般的膀胱鏡在正常的角度下，將安全導線放進輸尿管內。

李醫師試了大概兩、三分鐘，依然沒有辦法將導線放進輸尿管開口裡面，於是改用輸尿管鏡直接走到輸尿管開口的地方。因為要讓輸尿管開口很明顯的張開來，所以他便請助手在一旁使用注射器將生理鹽水向前沖洗，用較強的水柱可以將輸尿管開口沖開，讓輸尿管鏡可以看到前面的空間，再沿著這個角度走進去。

當然在做的時候，李醫師還是會將安全導線放在輸尿管開口附近，等到開口一顯示出來，他就可以將導線放進去，再利用這個導線將輸尿管鏡安全的走進輸尿管內，找到石頭夾出來。

手術的標準流程雖然是這樣，可是真正在手術時，常常遇到很多問題。第一、就是當你在沖水的時候，仍然找不到輸尿管開口的正確方向，所以在做的時候常常會造成輸尿管開口受傷，更不容易找出來。

註11：截石手術姿勢：為了要將輸尿管內的結石取出，我們必須要用內視鏡從尿道進入膀胱，然後從膀胱內輸尿管的開口，將輸尿管鏡慢慢的放入輸尿管內，往上找到結石，將之擊碎後取出。由於這種手術，病人必須要躺在手術臺上，將兩隻腳分開而且拱起來，這種姿勢便稱為「截石手術姿勢」。

第二、當結石堵住輸尿管開口的時候，腫脹的輸尿管表皮有時讓導線不容易往上放。這位病人就是這樣子，所以李醫師在試了兩、三分鐘後，才終於將導線放超過結石。輸尿管鏡也在導線的指引下往前推進一公分，並且輕易的看到結石。

這時候他再將輸尿管鏡退出來，讓導線留在輸尿管內，然後再重新將輸尿管鏡放進膀胱，沿著導線放進輸尿管開口，確定結石位置。他再將一條可以網住結石的器械，從輸尿管鏡往外伸出去，超過結石範圍之後，將這個結石網打開，然後慢慢的套住結石，將結石牢牢的網住之後，沿著輸尿管鏡一起拉出來。

進行這個動作的過程非常快，大概只有一分鐘就完成手術。手術之後，李醫師注意到前方流下來的尿液混濁，而且相當濃稠，顯示腎臟裡面的發炎已經有相當長的時間。但是結石既然已經取出，他認為應該就沒有問題，所以趕緊用膀胱鏡再沿著導線放入一條雙勾導管，一直到腎臟裡面，另外一端則留在膀胱裡面，便完成了手術。

病人有腎臟急性發炎向外擴散現象

做完手術後，李醫師再從尿道放入一條經尿道導尿管，讓尿液能充分的引流。這時病人的血壓有點下降，麻醉科醫師告訴李醫師，病人的狀況有點不穩定，心跳非常快，已經高達每分鐘一百三十次，而且體溫也上升到三十九度。

因為血壓降低、心跳加快，很可能代表在做手術的時候，已經讓病人腎臟裡的急性發炎向外擴散，變成菌血症或是敗血症的跡象。因此麻醉科醫師趕緊增加輸液，大量將一些液體輸進病人的血液中，希望能夠維持她的血壓，讓周邊組織血液循環變好，這樣子可以讓全身性的敗血症所產生的組織灌流不足得到改善。

另外，麻醉科醫師也幫病人抽血測量血中氧氣、二氧化碳以及碳酸的濃度，結果發現病人有相當嚴重的酸中毒現象。這也意味著病人已經有較為嚴重的敗血症，使得周邊組織血液灌流不足，因此在組織裡面產生大量的代謝酸化物。這種組織缺氧以及酸中毒的現象如果持續下去，很快會造成周邊血管的鬆弛，更加無法將血液送到組織，而會造成周邊組織大量壞死，這就是最嚴重的敗血症。

當發生敗血症的時候，如果沒有辦法立刻將血壓拉回正常範圍，或是有足夠的氧氣送到組織，病人可能有死亡的危險。李醫師雖然在五分鐘內便完成手術，可是這短短時間，麻醉科醫師卻發現病人身體狀況急速惡化。因此雖然手術完成，但是病人仍需送到加護病房密切觀察，並且施予更積極的治療。

病人從開刀房送到加護病房，血壓持續不高，最高大約九十、低血壓大概只有五、六十。李醫師檢查病人的導尿管裡面沒有什麼尿出來，顯示敗血症已經在進行當中，造成急性腎衰竭。這時候身體為了把水分留在體內，尿液的製造會暫時停止。

看到這種場景，李醫師心裡無限懊悔。明明說好插個腎臟引流管就好，過兩天再做輸尿管碎石術，為什麼心裡就一直想要直接把結石拿出來？這個動作不僅違反診療指引，也讓自己開始承受莫名的壓力。

他把病人安頓好在加護病房後，便到手術房外面跟病人的家屬和孩子們解釋，手術中很順利的把結石拿出來，可是過程中，可能因為要清楚找到輸尿管開口進入下端輸尿管，因此用力的沖水造成輸尿管內壓力增加，使得原來腎臟裡面的感染往外擴散。因此手術當中病人血壓急遽下降，雖然沒有出血，可是這些敗血症已經使得周邊血管整個崩潰，沒有辦法再回流心臟，因此雖然心跳加速，但是血壓卻怎麼樣都上不來。

加護病房搶救五小時，病人終於渡過難關

家屬聽到這種情形，一直追問李醫師為什麼不小心一點？為什麼不怎麼樣呢？李醫師也只能說：「我會盡量把她生命維持住，我想老天一定會幫忙的。」

那一天，從下午三點一直忙到晚上六點，李醫師整個人魂不守舍的守在加護病房的病床邊，看著病人的血壓、心跳及氧氣濃度跳上跳下，他的一顆心也跟著沒有辦法平靜。

加護病房的醫師們用了大量的輸液，同時也開始輸血。抗生素已經從第一代改成第三代，不管是什麼細菌，百分之九十九應該都有效。然後加上強心劑以及血管收縮藥物來增加血壓，

終於病人的情況慢慢穩定下來，尿液也開始從零增加到每小時二、三十毫升。這些現象顯示，病人的情況正逐漸回穩。

大約過了三小時，病人的血壓漸漸回到九十、低壓六十，心跳也從最開始的每分鐘一百四十次降到每分鐘一百一十次。強力的心臟跳動的聲音，從病床旁邊的監視器裡面傳出來，振奮著人心。一個強而有力的心臟可以維持穩定的血壓，讓血液循環能夠充足的送到身體上每一個部分，改變周邊深部組織的血行，將組織中的酸代謝出來，也逐漸讓組織充滿氧氣，恢復生機。

就這樣經過四、五個小時的努力，這位病人終於平安渡過難關。尿液因為利尿作用，也快速的增加到每小時一百毫升，血壓回穩、心跳減慢，病人終於醒了過來。這時候在一旁守著的李醫師，也才逐漸的能說話。

如洗三溫暖般的急症，考驗著年輕醫師

對於一位年輕醫師而言，這種如洗三溫暖般的急症，確實對他的行醫過程是個很大的考驗。在這過程當中，他反覆的自責，為什麼不聽老師的話？為什麼不堅定自己當初所決定的治療方向？而要採取太過於激烈其實對病人真的不好的手術。他這樣自責，並且一再的發誓，以後絕對不再做這種事。

當病人血壓不穩定的時候，李醫師甚至握著病人的手默默禱告：「希望老天能給病人生命力，讓她活下去。必要的時候拿我的時間給她用，我沒有關係。」

當醫師無能為力時，常常會在心裡默默禱告，希望藉著一些未知的力量改變現況，甚至緊握著病人冰冷的手，希望用念力來調整病人的生理機能。其實這些都只是在心理上多一點支持，對病人來講，並沒有太大用處。

但是當一位外科醫師面對病人的苦難，而這個苦難如果沒有處理好，即將成為自己的苦難時，也只能喃喃自語祈求上天幫助病人，也幫助自己了。

李醫師這段慘痛的經驗，讓他日後在處理輸尿管結石的時候，格外小心。

類似的例子其實並不少見。尿路結石在泌尿科來講是很常見的手術，但正是因為它常見，所以大部分醫師都有很多經驗，常常以為這是一個可以談笑風生就解決的小手術。

但是任何事情都有萬一，做了一萬例順利的手術，哪怕只碰到一例病人可能有免疫不全或是發高燒的急性腎盂腎炎，這時在手術時就可能併發急性敗血症。能救回來的還好，如果救不回來，可能就此枉送病人的生命。對家屬而言，一個人好好的走進醫院，卻躺著扛出去，是非常難以接受的痛，很多的醫療糾紛就因此發生。

醫師當日徹夜未眠陪在病人床邊

手術當天晚上，病人血壓雖然穩定，尿液也出來，可是卻一直高燒不退，雖然用了強力抗生素，卻依然沒有明顯好轉。抽血檢查白血球數高到三萬多，血球的分類也傾向於未分化的白血球居多，發炎指數還沒有降下來，顯示病人的敗血症並沒有控制得很好。李醫師非常擔心病人的狀況不穩定，因此決定當晚留在加護病房，陪著病人聊天、鼓勵她。

這時候病人已經清醒，躺在床上很不舒服。但看到李醫師從她醒過來一直陪著、沒有離開，從李醫師的口中，她才知道今天下午從進入手術房麻醉開始、昏迷、一直到醒過來中間發生的事情。她只覺得全身無力，人很累，但是意識很清醒。

李醫師在旁邊看著監視器上的血壓、心跳和氧氣濃度，絲毫都不敢眨眼。他聽著病人的心跳聲音，自己的心跳彷彿也跟著同樣節奏一起跳動。此時，他跟病人的心情是融合在一起，一定要堅強，一定要活下去。累了一個晚上，終於李醫師的眼皮再也睜不開來。就這樣，趴在病人的床沿睡著了。加護病房的護理人員看到李醫師這麼辛苦，告訴他去休息一下吧，病人情況應該穩定，不用再擔心。

但是對於年輕的李醫師而言，陪著病人是能給自己最大的安慰。離開了病人，雖然自己可以找到一個地方休息，可是那一顆掛念病人的心，依然無法得到平靜。因此他寧可選擇坐在病床邊握著病人的手，聽著監視器裡的心跳聲，他才能夠安然入眠。

那天晚上李醫師沒有回家，他打電話告訴太太，今天醫院開刀不順，有些狀況必須要留在醫院陪著病人。這已經不是李太太第一次聽到先生這樣說，她也只能一個人孤單的在餐桌上吃飯，告訴兩個小孩：「爸爸今天醫院很辛苦，不能回來，你們要乖乖在家裡做功課，知道嗎？」孩子聽到媽媽這樣說，可以想像父親在醫院裡面陪著病人的景象，他們也知道當醫師的父親相當辛苦。

醫師視醫事如日常，家人認同則不凡

李醫師全家搬來花蓮已經八年，當初他們在臺大醫院工作的時候，生活比較單純。因為李醫師那時還很年輕，病人不多，所以上下班時間比較準時，也不用經常跑醫院去處理病人發生的緊急事務。

後來他們舉家搬到花蓮，在慈濟醫院裡工作，住在醫院後面的宿舍。因為距離醫院很近，所以只要病人有些小事，就會打電話請李醫師去看一下，他從來沒有推辭，就去把病人處理好再回家。感覺住在醫院裡照顧病人，慢慢變成為生活的一部分，而全家人也把這樣的生活，當作他們生活的一部分。

所以，睡到半夜電話叫了，哪個病人又發燒了、尿管不通，要趕快處理；或是病人哪裡有些疼痛，都要李醫師親自去處理。因為已經習慣把照顧病人從頭到尾都統包當自己事情，無時無刻把病人放在心上，照顧病人所有的一切，變成外科醫師生活日常的一部分。所以當李醫師打電話回家告訴太太、孩子們，今天不回去吃晚飯，他們也不覺得很突兀。

在這之前，其實李太太心裡已經知道，今天晚上沒有準時回到家，餐桌上看不到先生，一定是醫院裡面有事，她也不想打電話去吵他。或許現在李醫師正在忙著照顧病人，忙著打中心靜脈導管或是忙著緊急開刀。這時候打電話去了，反而會挨一頓罵：「我都忙得要死，你怎麼還打電話問我這些，我不回家吃飯就一定是醫院有事啊，我難道會跑到別的地方去嗎？」像這樣子劈頭一陣痛罵，已經是李太太習以為常的生活片段。

所以，時間到了，家人就慢慢的自己吃，只希望在晚飯吃完之前，爸爸能夠回來，告訴他們說：「好累，醫院的事情終於處理完了，現在趕快回家跟大家吃個飯，快樂的過個好日子。」

這樣子的奢求，有時候會得到，有時候卻很難達成。一直到晚上做完功課，洗完澡要睡覺前，孩子們常常還沒有辦法看到父親回家的身影。有時候，會聽到開門的聲音，聽到媽媽問：「今天怎麼那麼晚，一定很累喔！要不要吃點東西？肚子餓了吧！」關懷問候的話語。小孩聽到父母親這樣的對話，才能安心入睡，這也是外科醫師孩子們的日常。

所以李醫師的孩子們把父母親的日常生活、工作看在眼裡，也明白為什麼父親要這麼辛苦，「當病人是很苦的，而我們當醫師的，既然走這條路就是要陪著病人受苦，**唯有你陪著**

病人受苦，病人的苦難才可以減輕一些，而他們的苦難在你手中慢慢去除了，剩下的就是幸福。」

祝福所有醫師全家都幸福

「幸福」這兩個字，對醫師的孩子們而言，反而是個遙不可及的夢想。因為父親在醫院裡一直給病人幸福，卻往往忘記家裡也需要幸福的太太跟孩子們。

孩子們以前在父親還沒有很忙的時候，經常有父親陪著做功課，陪著講故事。星期六、星期天也有父親一早就陪著他們去騎腳踏車，到郊外去踏青、去遊玩、去打球、去釣魚、去游泳，還有很多很多時間，他們可以聽到父親講他醫院裡的故事，講他自己過去多麼英勇、臭屁的事跡。

但是父親開始忙了，常常一早就出門，不再有時間開車送他們去上學。到了晚上他們從補習班回來，洗完澡吃飯的時候，一個星期經常有兩、三天見不到父親。他們跟父親之間也愈來愈少對話，聽不到父親講述醫院裡的故事，孩子們也沒有辦法分享學校裡發生的有趣事情。父親忙著照顧別人的苦難，忙著建立別人的幸福，卻忽略了家庭成員們的幸福。

雖然如此，他們對於父親每天忙著醫院的事情，忙著幫病人手術治療，他們還是很有感覺，總覺得人生就應該要做一些有意義的事情，所以在小孩子的心目中，當醫師是偉大的事情，也把當醫師作為他們未來最大的志願。因此李醫師的孩子成績都很不錯，在國中到高中也都保持在全校前幾名，未來還準備要考醫學院，當醫師。

故事再回到李醫師照顧病人的第二天早上。他在清晨五點多被加護病房的護理人員叫醒，因為護理人員一大早就要幫病人整理、抽血、記錄昨天的進出量，而且要照X光、注射藥物等工作。護理師把李醫師叫醒，叫他回去洗臉、刷牙、洗澡、吃早餐，然後再重新開始一天的工作，恢復到正常應該做的事情。

一整天的忙碌，李醫師有點疲倦，但是當他看到病人睜開非常明亮的雙眼告訴他：「李醫師，你累了吧！我睡了一大覺，有你陪伴真好，我很高興自己能好起來，你趕快回去休息。我想今天我應該就可以回到普通病房了。」

他再抬頭看看床邊的監視器，血壓一百二十、七十、心跳八十四、血氧濃度百分之九十六。他聽到那強而有力的心跳聲，李醫師點點頭說：「真好，你能從敗血症中恢復過來，真的是太棒了。」掩不住滿心的喜悅，他伸了個懶腰走出加護病房門口，看到外面都沒有人。他不禁高興的喊了一聲：「啊，太棒了！」慢慢的走下樓梯，走出醫院。

東方迎來強烈的陽光，告訴他今天有個好天氣，是個好日子。李醫師從快走轉成為慢跑，然後快跑，要回家去擁抱自己的太太跟孩子們。畢竟，一個好醫師除了要照顧好病人之外，也要好好照顧自己的家庭。

05 意外的裂縫

「開個刀，怎麼會搞成這樣子？」

做一萬個病人碰到一個發生併發症，
就是外科醫師頭髮變白的時候。
病人往往注意自己的傷害，
但其實發生併發症後，
傷害最大的是外科醫師及其家人。

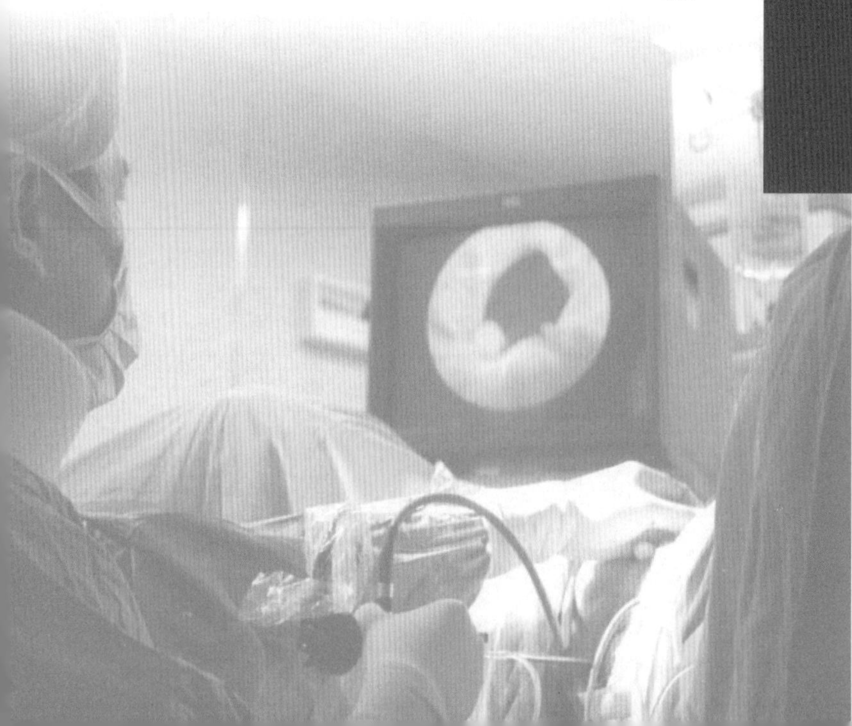

手術過後第二天，李老先生已經排氣，從腹部聽他的腸音顯示蠕動得非常好。早上他還解了點大便，我告訴他應該可以開始進食，讓體力恢復。可是老先生卻說，左腰一直覺得有悶悶脹脹的感覺。

我幫他換藥時，看見引流管裡有一點黃綠色的分泌物，心裡擔心怎麼會這樣？一般手術後最多會有紅色血水，於是我用灌腸筒從引流管往外抽吸，赫然抽出一些像是糞便狀的物質。心裡想：「糟了，一定是大腸破了。」此後六個月，我們便開始辛苦照顧李老先生的歷程。

十年的老病人，因腎臟腫瘤求診

李老先生是我照顧十年以上的老病人。因為攝護腺肥大，曾經長過膀胱結石，我們在六年前為他進行膀胱碎石手術，同時也發現他的攝護腺肥大阻礙膀胱出口，造成排尿不順。因為膀胱內殘餘的尿較多，每隔一段時間就會長出一、兩顆小石頭。

本來我想建議他乾脆割除攝護腺，但是他認為排尿還算順暢，因此便用藥物治療。此後每隔三個月他都到我的門診接受藥物治療。同時他也有些膀胱過動的症狀，除了頻尿、急尿外，晚上也需要起來上三、四次廁所，因此我也加了一些膀胱過動症的藥給他。李老先生的排尿狀況也因此維持穩定的狀況，沒有手術的迫切需要。

在兩年前的一月，李老先生又到我的門診。這一次，他告訴我說，因為左腰酸痛，到附近的醫院檢查，本來以為是結石，做了超音波及電腦斷層後，赫然發現左邊腎臟上緣有一顆腫瘤，看起來像是癌症，所以院方建議他安排住院手術。但是因為我照顧他這麼多年，他比較信任我，所以就到慈濟醫院來。

我看了他在外院所做的電腦斷層檢查，確定那是一個腎臟上緣的惡性腫瘤。不過，周邊淋巴腺看起來沒有腫大，腫瘤也被一個很完整的被膜包著，因此可能是個第一期的早期腎臟癌。腎臟癌有時候可以長大，但是沒有症狀，因為有完整的被膜包著，所以不會往外擴散。一般初期的腎臟癌只要用手術切除部分腎臟和腫瘤，大部分的病人腎臟功能都還可以保持得很好。

由於老先生已經八十一歲，雖然身體還很硬朗，可是年紀大確實會讓身體、心肺等等器官功能衰退，所以手術進行要非常小心。老先生告訴我，他在十年前曾經因大腸癌在慈濟醫院動過手術，當時是用開腹進行，把一段左側的大腸切除再接起來。手術後追蹤到現在，都沒有再復發，他有點擔心這個腎臟癌，會不會是以前的大腸癌轉移。

我告訴他看起來不像，如果是大腸癌有局部復發或轉移，應該在腸胃道也可以看出一些癌症復發的痕跡。由於老先生已經開過一次刀，所以他不想再進行開腹的手術。因此，我幫他安排了一個達文西手術，利用機器手臂做左側腎臟癌的部分切除。

手術前，檢查李老先生的心肺功能倒也還好。達文西腎臟部分切除手術可以由腹腔內進行，也可以從後腹腔進行。因為老先生做過大腸的開腹手術，所以我建議可以考慮從後腹腔進行手術，但是後腹腔空間較小，手術時我們從後腹腔做氣體擴張，有時並不能得到很好的手術空間，讓機器手臂進入後腹腔內。雖然手術時候盲點較多，有時也不能很清楚看到腎臟，不過只要小心進行，慢慢做，通常還是可以順利完成。

李老先生的手術進行得十分順利，在擺好手術姿勢之後，我們順利從後腹腔插入內視鏡，並且在打氣之後，把後腹腔逐漸擴張，再選擇沒有插到器官的部位，插入三支工作手臂。

手術順利，傷口也沒有繼續出血

就這樣，在內視鏡直視下利用兩支工作手臂，慢慢將腎臟剝離開來，一直到腎臟與周圍的被膜完全剝離，也順利找到位在腎臟上方的腫瘤。於是我們將腎臟的主要血管用止血鉗夾住，再切除腫瘤。

切除後，做了止血動作，再將切開的腎臟縫合起來。手術進行得十分順利，大約兩個小時就完成，幾乎沒有出血。放開了腎臟血管夾，腎臟的傷口不會滲血，我們便放置了引流管，同時檢查了附近的組織沒有任何出血或是不正常的變化，便完成了手術。

手術後李老先生回到病房，他的身體確實不錯，麻醉退得很快。下午我去看他，已經可以坐在床邊談笑風生。問他傷口痛不痛，也搖搖頭說：「沒有感覺。」他跟我說：「肚子好餓，很想吃東西。」我告訴他先別急，因為手術麻醉還未全退，如果太早進食，很怕會嘔吐，造成自己不舒服，還是先餓一天，明天早上再開始吃飯。

我檢查了一下傷口的引流管，因為這是用達文西內視鏡手術，所以我們只有從放置內視鏡的洞口拉開，將切掉的腎臟腫瘤拿出來。手術後，我們也從這個地方放置引流管，讓傷口裡的血水可以流出來，如果有任何狀況也可以從這個引流管檢查得到。

引流管裡沒有太多血水，顯示手術後傷口裡沒有繼續出血。當然，因為李老先生以前開過大腸癌，所以在剝開腎臟的時候，我們格外小心；因為大腸癌開完刀後，大腸會與後腹壁相連，所以在剝離組織的時候，生怕傷到大腸。

不過這次手術看起來還滿順利，組織剝離的時候沒有遇到太多阻礙，可能是以前的手術時間已經過了十年，所以原來沾黏的纖維化組織已經逐漸軟化，不會再造成手術中組織剝離時太大的問題。我壓一下他的左邊腰部，並沒有明顯疼痛，所以告訴他手術大致上是很順利，放心，現在只要等病理報告。

術後三天在引流管流出黃綠色分泌物

如果是第一期腎臟癌，手術後不需要再做任何後續治療，之後定期追蹤就可以。李老先生滿意的點點頭，也很高興的與我談了一些家裡事情。在旁邊有位身材高大的兒子一直陪伴著他，多年來經常帶老先生來醫院回診，跟我也滿熟的。李老先生告訴我，這是他的大兒子，在外地工作，工作很忙，常常沒有時間陪他。但是只要他生病，大兒子都會來陪伴老爸爸，讓他覺得非常安心。

手術是在星期三進行，星期四老先生還沒有排氣，但是肚子摸起來沒有什麼狀況。他**已經可以起床小便，並且在病房裡慢慢走動。我們通常會建議年紀大的病人，手術後不要臥床太久，要起來活動，讓心肺功能恢復，也可以減少院內感染的機會。**另外，起來活動也可以讓腸胃通暢得比較快，當排氣之後，老先生就可以開始進食，對傷口的復原也有幫助。

到了星期五下午，老先生已經排氣，而且解一點大便。我用聽診器聽他的腸音，蠕動得非常不錯，便告訴他可以開始吃飯了，喜歡吃什麼就吃。不過那天下午下班前我再過去看他的時候，他一直告訴我，肚子有點脹脹的，不太舒服。我檢查了一下他左邊腰部有一點點壓痛，但是並沒有任何肌肉變硬的現象。

但是當我注意到他的引流管流出來的分泌物，卻看到有一點點黃綠色的東西，心裡覺得怪怪的。一般引流管流出來是血水，如果有黃綠色可能是術後傷口感染造成，要不然就是腸胃道的分泌物。因為老先生以前開過大腸癌，我很擔心，莫非是在手術中做後腹腔氣體擴張的時候，把以前大腸壁與後腹壁沾黏的部分撕裂開，造成大腸受傷嗎？

心裡這樣想著有點擔心，但是再想想，手術中已經很仔細的檢查過位於腎臟前面的大腸後壁，看起來並沒有任何受傷。如果有的話也是很小，應該不會發生嚴重的併發症才對。

不過我還是請護理師拿灌腸筒來，從老先生的引流管往外抽吸，卻發現吸出來的這些黃綠色的分泌物還滿多的。心裡想著這可怎麼辦？但是因為引流管引流的效果很好，如果真的有大腸裂縫，只要引流管有足夠的引流，病人再禁食幾天，有時候這些大腸壁還是會自己癒合起來。

我告訴老先生和他兒子這個情況，並且告知明天我們再追蹤看看。

那一夜，其實我不太能闔眼，心裡一直想著手術中，我們不是檢查過很多地方嗎？因為腎臟是位在大腸的後方，大腸手術過後常常會跟腎臟有一點沾黏。雖然我們不知道十年前進行大腸手術的時候實際狀況，但以他的病理報告是第一期的大腸癌，通常手術時並不會做太過廣泛的組織切除，所以後腹腔仍然可以維持被撐開的狀態。我心裡想著，萬一有什麼狀況發生，還是要趕緊處理，才不會造成嚴重的後遺症。

星期五早上我們去看病人，沒有發燒，腹部也相當柔軟。李老先生告訴我們，昨天他還繼續有大便，吃東西也都還好，沒有覺得有腹脹、噁心的情形。

在這樣的狀況下，如果有輕微的大腸受傷，真的只要引流就夠了。因為大腸是一半在腹腔內，一半在腹腔外的器官，在進行部分腎臟切除手術時，剝離的大腸最多只會傷害到腹腔外的部分，腹腔內仍然維持完整性，所以不會發生腹膜炎。過去開刀時也發生過這種情形，是屬於沒有察覺到的大腸壁裂傷，只要有足夠的傷口引流，應該就可以安全過關。

病人假日出狀況成醫師的惡夢

話雖這麼說，但我心裡總是不安。因此，我們幫他照了X光，檢查看看有沒有腸氣跑到腹腔內，並且每隔一段時間就去看一下病人，看他有沒有不舒服，或是有腹部疼痛、脹氣或是壓痛的徵候。其實一切都還滿不錯，但是因為隔天就是週末，醫師最怕的就是週末時病人有狀況。

因為有時值班醫師不了解病人病情，恐怕耽誤處置病人的最佳時機，造成嚴重的併發症或後遺症。正巧那個星期六，我們在臺北有個國際研討會，我受邀去主持「尿路動力學檢查」現場討論會，必須到臺北安坑耕莘醫院，做尿路動力學檢查的過程解說，並且與與會的參加人員進行視訊討論。花蓮這邊如果有什麼狀況，恐怕短時間內趕不回來。所以那天晚上睡得相當不安穩，一直擔心李老先生的病情會不會有進一步變化，而在星期六、星期天無法處理。

星期六上午我很早就起床，先趕到醫院去幫老先生檢查，因為我要坐早班火車上臺北，所以他如果有什麼狀況必須要立刻處理。我去看了老先生，並沒有發燒，可是他告訴我肚子愈來愈脹，而且吃不下東西，覺得人很不舒服。我看了左邊的引流管，周圍已經有一些黃綠色的分泌物從旁邊滲出，引流管裡面並沒有太多分泌物，但是從傷口周圍有壓痛感來看，應該是有積著一些腸道的分泌物。

因為分泌物較濃稠，在後腹腔流不出來，只會從引流管周圍的傷口滲出來。可能也因為這些引流液較多，才會造成局部的腹膜炎，使得老先生肚子開始發脹。雖然沒有到腹壁壓痛的情況，可是我直覺這就是腸道破裂的洞口變大，必須趕快處理，否則就會造成敗血症，併發更嚴重的後遺症。

看到李老先生的病況，我跟他和孩子做了說明。但是因為必須立刻到臺北開會，我沒有辦法再久留，因此，一上火車便打電話，請一起開刀的醫師前往處理，並且告訴他應該是剝離腎臟時大腸的裂縫。而在手術後，因為老先生腸胃道蠕動得很好，排氣又排便，所以開始進食。而開始進食之後，造成腸胃道的分泌物蠕動加快，使得後腹腔的洞口變大，滲出液增加。最重要的就是要趕快確定診斷。因此，我請江醫師先幫李老先生做電腦斷層檢查，並且在確認大腸有破洞後，就要照會腸胃外科醫師一起處理。

江醫師很快的幫李老先生做了這些檢查，並且安排當天照會外科醫師。那一天上午，我在臺北主持研討會裡的視訊會議，其實心情非常不穩定。我一直掛念著李老先生的病況，會不會有進一步的發展？江醫師有沒有處理得很好？照會的腸胃外科醫師能不能明快做處置？這一些念頭在我進行研討會時，不時干擾著我的思緒。

取消北上研討會，趕回花蓮會診

早上的研討會順利結束，但中午我又要到臺北市的會場再主持另一場研討會。這一路上，我心裡愈想愈覺得不對，如果老先生看不到我，可能會擔心自己的病況沒有得到良好處置。所以，從新北市安坑回到臺北市研討會場的路上，我再次打電話問江醫師，目前老先生的病況如何？

江醫師告訴我，電腦斷層看起來確實大腸是有裂縫，而且有一些空氣跑出來。他也照會了外科醫師，外科醫師也認為應該是大腸有受傷，所以建議要趕緊進行手術，把受傷的大腸洞口補起來，並且將大腸的前端拉到腹壁上做成腸造口，讓糞便不再繼續往傷口溢出，而且可以讓老先生的腸胃道恢復通暢，快些進食，三個月以後再做大腸造口的關閉。在手術中，也可以清洗傷口並放置引流管，以免變成瀰漫性的腹膜炎。

聽了江醫師的回答，我再也沒有辦法集中精神參加下午的研討會。因此，便請計程車司機轉到臺北車站，搭最近的一班火車快速趕回花蓮。一方面也聯絡此次研討會的座長，請他另外找人擔任下午的主持人。

臺北回花蓮約兩個半小時的車程，我根本無法闔眼休息。看著窗外的景色，心中只想著如何讓老先生在手術中得到最適當的處置，而不要影響到他的病情。其實李老先生的部分腎臟切除手術進行得很順利，本來預期他在手術後三天，拔掉引流管就可以先回家，再回到門診來拆線就好了。現在發生了腸道破裂的併發症，恐怕要變成長期抗戰了。

對病人而言，可謂青天霹靂。手術前，我們的確已經了解，因為他過去開過直腸癌手術造成的後腹壁沾黏，可能會影響手術進行，但是並沒有告訴他會有這樣的併發症，所以他內心一定會相當不滿。

那個星期六的下午，老先生的手術進行得很順利。外科陳醫師用腹腔鏡順利進入腹腔，檢查腹腔裡的狀況，除了有少數腹水及較髒的分泌物外，並沒有嚴重的小腸破裂。陳醫師也找到位於腎臟前面的那部分大腸，因為做過達文西部分腎臟切除，腎臟前面的大腸已經被剝離開來，所以他很快的把後腹腔那一面的大腸翻了過來，順著分泌物方向，就找到大腸破裂的缺口。

原來那個裂縫位在腎臟前方，因為要完全剝離腎臟，所以把一些原來沾黏在腎臟筋膜的大腸壁剝開，原來的裂縫並不大，大概只有兩公分左右。而且因為手術時大腸裡是空的，所以沒有立即發現有大腸的糞便流出來。等到病人開始進食，腸道蠕動了之後，原來位於小腸裡的一些食物殘渣，便逐漸由大腸的裂縫流出來，然後進入後腹腔傷口，才從引流管被我們發現。

而這些大腸的排泄物積在後腹腔，也開始產生局部的腹膜炎而造成腹脹。就是這樣，我們才要再做手術。由於大腸破裂是個嚴重的併發症，大腸裡面有許多細菌，所以需要暫時把大腸做一個造口，不要讓糞便經過破裂的傷口，以確保縫合後大腸破裂處癒合良好。

縫合大腸裂縫，術後換藥疼痛不堪

陳醫師將大腸的裂縫清洗之後，用針線將之密縫起來，並且放了一條引流管到後腹腔，再把大腸破裂處的上方抓出來，拉到腹壁的中間做成一個大腸造口，由這個地方可以讓小腸流到大腸裡的糞便排出，因此就不會經過大腸受傷的地方。大約三到六個月，等到大腸破裂的部分都已經確定沒有問題，再把大腸造口重新縫合放進去腹腔，就完成這個階段的手術。

手術結束時已經是晚上七點多。病人在手術中狀況都很好，並沒有因為腹腔鏡手術增加腹壁的壓力，而造成血壓下降或是細菌擴散的現象。但是因為病人已經八十一歲，所以我們那天晚上還是將他安置在外科加護病房觀察一天，第二天才回到普通病房，繼續治療。

回到我們病房的第一天開始，病人就可以開始進食。但是後腹腔被劃開較大的傷口，我們必須要用生理鹽水浸泡的紗布條進去清洗。因為後腹腔的傷口很深，而引流管引流的效果並不好，所以我們便用一個低壓抽吸器，經由引流管抽取流到後腹腔的大腸排泄物。雖然病人已經做了大腸造口，但是原來留在降結腸裡的一些糞便和分泌物，仍然會由傷口流出來。所以我們還需要用低壓抽吸的方法，盡量減少儲留在後腹腔裡的大腸排泄物。

為了讓低壓抽吸效果良好，我們在被劃開的腰部傷口塞滿生理鹽水紗布，一天換藥三次。每次換藥的時候，我們總要用探針把這些紗布送到後腹腔最深的地方，然後上下左右移動，盡量利用紗布把一些分泌物及發炎物質吸附出來。每次換藥這樣的動作都要做個十次，李老先生雖然人還很堅強，可是每當我們把紗布伸進去的時候，他總是皺著眉頭，輕輕的喊著：「好痛！好痛！」我們就會說：「放輕鬆、放輕鬆、慢慢來，我手很輕，我們會慢慢把紗布放進去，你要忍耐喔！要把這些髒的東西吸出來，你的傷口才會好得快。」

就這樣一天三回，老先生忍著痛，但是為了讓傷口早一點好，他也沒有辦法。我以為老先生每次都是這樣子忍，殊不知我換藥的時候他不敢叫，但是當換成其他專師或夜班護理師換藥時，他脾氣就來了，會一直念著說：「開個刀，怎麼會搞成這樣子？叫我一個老人家怎麼受得了，你們要檢討一下為什麼，這樣子我的命都會沒了。」

後來護理師偷偷地告訴我這件事情，我便跟老先生講：「老先生，你不要怪這些人幫你換藥時候會痛，其實傷口痛表示傷口是好的，有神經再生，這樣子才長得快。」

其實我們換藥的時候，傷口裡的髒東西已經不多，但是後腹腔是一個很深的空間，從體表進去到最深的地方約有十五公分這麼深。尤其是當他做過部分腎臟切除，已經把腎臟跟周圍的組織完全剝離，所以後腹腔的空間還有相當多的死角。如果沒有把這些死角都用鹽水紗布將髒東西吸附出來，而積在裡面，便不容易控制傷口感染盡快好。

我們這樣積極的處理李老先生腰部後腹腔的傷口，過了七天，傷口也慢慢合起來。原來寬約七公分的腰部傷口，已經縮到大約只有三公分那麼小。傷口雖然變小，但是換藥的工作仍需進行。由於必要時候需要探到很深的地方，而體表的小傷口就會讓他更加的疼痛。

日子過得很慢，每天三次的換藥持續的進行。傷口雖然不大，每次進去清洗的紗布也都很乾淨。但是細菌培養依然還有細菌，我們不敢掉以輕心的關閉傷口，因此便拔掉引流管，改用鹽水紗布放到傷口裡面，每天換藥把髒分泌物吸附出來，等到裡面的肉芽組織逐漸長成之後，自然會把這些紗布填塞的縫隙縮得越來越小，直到剩下表淺的皮下小瘻管。

在住院的這段期間，我們一直鼓勵李老先生要多起床活動，讓腸胃道通暢，也讓後腹腔的分泌物能移動而順利的被吸附出來。剛開始老先生的胃口不是很好，後來慢慢增加，家裡也請了一位看護在旁陪他。看護每天陪著老先生，除了換藥時間，都會到外面去散步、曬太陽。我甚至鼓勵帶老先生回家走走、吃個晚飯，再回來醫院打針換藥。

時間一天一天的過去，轉眼老先生開完刀已經一個月，傷口也復原到幾乎塞不下半條生理鹽水紗布，大腸造口也控制到每天固定排泄一次。通常在這個時候，便是病人可以出院的時候。可是老先生和家屬卻覺得，雖然傷口已經幾乎好了，但是老先生的體力還沒恢復，希望在醫院裡多觀察幾天，等到體力好到可以自己走，他們才願意出院。

對需床孔急的醫學中心病房而言，這是個沉重的負擔。以我們泌尿科而言，大約每四到五天，病床就會換一個病人，病人情況穩定就要出院。然而，因為有潛在的醫療糾紛，所以得維持表面和諧的醫病關係，每天問候、換藥、問安，鼓勵他多起來走動、回家吃飯等等，我們都盡量和顏悅色的對病人說明。

而病人也按捺住脾氣，跟我們說：「好的，再過幾天、再過幾天，我就會回去，好一點再回去。」或是說家裡因為他生病的關係，所以要把他的臥房改到一樓，工程還在進行中，所以現在暫時還不能回去，要再等一週。

就這樣，一天過一天，老先生又在病房裡面多待了兩週。其實，我們已經沒藥可換，老先生的傷口也完全復原，而且抽血檢查、糞便檢查，當初所感染的細菌也都不復存在，所以不需使用抗生素。然而平靜的和諧關係下，仍然有一顆猜疑的心，以及不滿的情緒。

婉轉提醒病人出院，竟引來家屬大鬧

不滿的情緒終於直到有一天，我的專師前往探視老先生，檢查身體的時候，開玩笑的說了一句：「老先生，你可以回家了啊，你住在這邊，其他的病人就住不進來喔，我們早點回家，把病床讓給別的病人好不好？」

其實，專師口氣非常客氣，我們做點好事，把病床留給需要開刀病床的人，因為他身體已經好了，回家休養沒有問題。可是這句話經由老先生的看護轉述給他的孩子聽時，他們卻認為醫院在趕他們走，所以就全家跑到病房來理論。

我了解狀況之後，趕忙解釋安撫老先生說：「護理人員講這些話其實是善意的，沒有任何趕你們的意思，你身體不好，我有趕過你嗎？她只是說如果你身體好了，就應該把病床讓別人來住，這話很正常，並沒有惡意，你們不用生這麼大的氣啊！」

我告訴他們：「我不會怪你們生氣，我相信老先生也不喜歡住這麼久，但是遇到這種事情，雙方都必須心平氣和、靜下心來，事情才能夠圓滿解決。你們生氣，我能夠諒解；但也請你們不要把護理師們善意的話，當成惡意。這樣子也對不起她們。好啦，就算我們不對，我在這邊跟你們鄭重道歉好不好？」因為我這個長者出面講了道歉的話，他們也不好意思再惡言相向，才化解這一場意外的糾紛。

其實當醫師的都知道，病人在你面前誇獎你、讚嘆你、謝謝你的時候，是因為病情很順利，可以按照預定的計畫完成手術順利的出院。但只要病情稍有變化，也許是手術後的併發症，或是原來病人有一些內科疾病在麻醉手術後產生變化，家屬就會翻臉不認人。

沒有一位醫師希望病人在正常的手術中發生併發症，但是手術中我們已經有盡到注意的責任，但仍發生這種事。我們總算在第一時間把他救回來，沒有讓老先生產生更嚴重的後遺症。

就在老先生開刀後兩個月，他終於出院了。外科陳醫師因為老先生年紀較大，而且腹腔內有感染的關係，所以建議大腸造口在手術後六個月再做關閉比較安全。因為李老先生這次來開刀是因為腎臟惡性腫瘤，雖然做了局部切除，以後還是需要在門診繼續追蹤，萬一腫瘤還有復發的跡象，我們仍需要把腎臟全部切除。所以我告訴他手術後必須追蹤的事，並且安排好出院準備事項，讓他安心的回去。

類似這種手術後的併發症，其實在外科常規手術中常常碰到。沒有一位外科醫師希望手術發生併發症。當然在手術當中，我們一定會盡量避免併發症的發生。但是再怎麼小心總是有萬一的時候。做一萬個病人碰到一個發生併發症，就是外科醫師頭髮變白的時候。病人往往注意自己的傷害，但其實發生併發症後，傷害最大的是外科醫師及其家人。心力交瘁照顧病人的苦心，病人和病人家屬常常看不見，也無法諒解。而當外科醫師的人，只能硬撐下去，畢竟我們就是與苦難同行的人。選擇當外科醫師就是選擇要面對苦難，與苦難同行。只有當病人病情好轉康復出院，才是我們脫離苦難的時候。

06 就差一個步驟

「怎麼會差那麼多？病人明明都沒怎麼流血……」

當外科醫師在談笑風生中進行手術的時候，
其實非常危險。
每個外科手術都該戰戰兢兢，
在手術前仔細評估病人的身體狀況，
規畫手術的進行步驟，
並且告誡住院醫師，
手術中應該注意什麼事情。

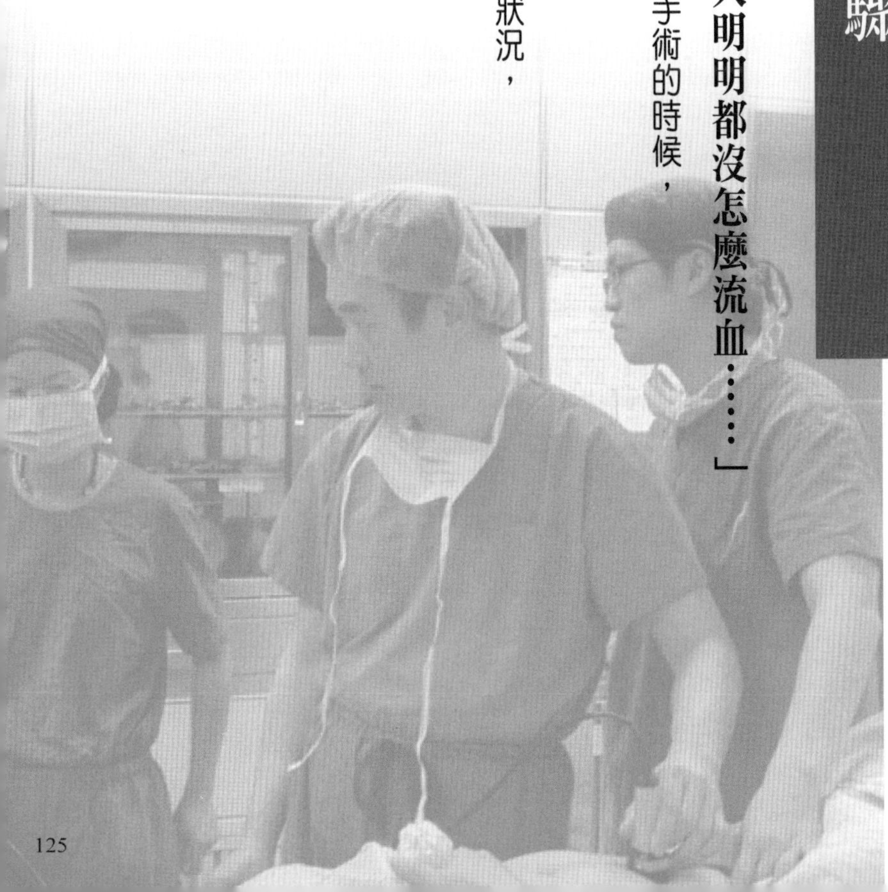

「水進四千，出一千。」開刀房巡迴護理師[12]向開刀的醫師報出，經尿道攝護腺切除術中病人內視鏡膀胱水進出的數字。執刀的王醫師看了她一眼，問：「怎麼會差那麼多？病人明明都沒怎麼流血，水怎麼會進出差三千毫升？請你再算一次。」這是發生在三十五年前的一個真實案例。

執刀的王醫師是臺大來花蓮慈濟醫院代訓的第三年住院醫師，已經做過很多次經尿道攝護腺切除手術，手法俐落相當有經驗。當年，我們執行經尿道攝護腺切除手術時，並沒有像現在有那麼好的顯示器，可以一面做手術，一面讓指導的醫師在旁觀看。手術的時候，主刀醫師光憑眼睛對著內視鏡，看攝護腺及膀胱的情形，而教學的主治醫師只能在旁邊觀察手術進行的情形。

攝護腺切除術最可怕的併發症

通常我們會讓住院醫師先做，如果住院醫師做得血淋淋，我們才會接手。為了讓手術的視野清楚，內視鏡切除器有進水口和出水口連續沖洗。進水口必須使用蒸餾水以一定速度快速的將水灌入尿道，出水口則讓水由膀胱向外流出。由於進水通常比較快速，出水比較慢，所以在手術當中，膀胱經常會脹滿著蒸餾水，膀胱的壓力就會上升。

為什麼用蒸餾水？因為經尿道攝護腺切除手術是用電刀切除，這種電刀在內視鏡前面，附有一個圓弧形的電極線，利用這個圓弧形的電極，一片一片的將攝護腺組織刮除。因為攝護腺是血液循環極為豐富的腺體，攝護腺肥大的人，血管又特別粗大，所以刮除攝護腺時會大量出血，必須使用蒸餾水灌注，讓視野清楚，手術才能順利進行。

如果沒有使用蒸餾水，而使用被解離的生理鹽水，在電刀刮除時會產生電流，便會將生理鹽水溶液解離為鈉和氯，電刀便無法發揮作用，無法刮除組織。所以蒸餾水是內視鏡手術灌注最好用的溶液。可是當我們刮除攝護腺，攝護腺組織內一些豐富的血管，便會暴露出來，有動脈、也有靜脈。動脈會造成大量出血，靜脈因為壓力較低，灌注的蒸餾水便會由靜脈流到身體循環裡。

當攝護腺刮除手術進行到一個程度後，膀胱內也會脹著尿，膀胱內壓上升也會使得這些灌注進膀胱的蒸餾水，大量流到身體裡。

蒸餾水是一種低張溶液，進入我們血液循環的時候，會使得血管裡的紅血球，因為蒸餾水進入血球裡，造成血球爆開而產生溶血。大量的溶血也會形成腎絲球及腎小管被血紅素塞住。嚴重的話，會產生急性腎小管壞死，以及急性腎衰竭。

註12：在開刀房中護理人員擔負兩種工作，一個是需要刷手穿手術衣，並且在病人手術的時候傳遞器械以及準備各種醫師手術中所需要的手術材料。另外一位護理師則不用刷手，但是要在開刀房裡面負責傳遞各種所需要的醫療器材、紗布、生理鹽水或是記錄病人的體液、輸血，或是尿液的量，稱之為巡迴護理師。

比較可怕的是，當這些蒸餾水大量進入血液中後，會稀釋體液，使得身體組織裡的鈉和鉀濃度降低。而鈉和鉀是維持生理平衡及細胞恆定的重要離子，當鈉和鉀太低的時候，有時會造成許多組織的水腫，例如，腦部水腫會造成意識不清和昏迷。當肺部也產生水腫時，肺泡與肺泡之間的間質被大量的水分聚集在這邊，便會阻礙氧氣的通透，而產生組織內氧氣濃度不足。這就是急性肺水腫，也是經尿道攝護腺切除手術最可怕的併發症。

而水腫這種併發症，泌尿科醫師在教科書上都有讀過，每一位老師在做手術時，也會教導學生有這樣可能的併發症，稱之為「經尿道切除手術症候群」。但是大部分的泌尿科醫師，可能都沒有經歷過這種可怕的併發症。因此雖然知道，卻認為不太可能發生。

出現課堂上教的「粉紅色泡沫」

就在王醫師回頭請巡迴護理師再算一次進出水量的同時，麻醉科醫師突然間叫了一聲：「血壓太低了，王醫師你是不是要暫停手術，我們先看一下？」王醫師看了一下：「從膀胱流出來的灌注液，水很清呀！沒有流什麼血，為什麼血壓會降低呢？」因為病人做這種手術通常會採取腰椎麻醉、也就是半身麻醉，所以基本上是清醒的。腰椎麻醉的目的，就是要讓血壓稍為降低，使得手術時候流血較少，內視鏡視野比較清楚，手術完成之後，再用一些升壓藥讓血壓恢復正常，對於手術進行會比較順利。

王醫師心裡想，應該還是腰椎麻醉所造成的血壓降低，正想繼續做下去。麻醉科醫師告訴王醫師：「不對，不對，你趕快停止手術，我們要檢查一下病人的狀況。」因為這時病人已經昏迷不醒，因為血壓急遽降低、心跳加速到一百二十七，麻醉科醫師決定要趕快插管，提高血氧量。

就在麻醉科醫師將病人的嘴張開，準備要將氣管插管放進去的同時，只見病人口腔裡冒出許多粉紅色泡沫。天哪！這就是所謂的「泡沫狀痰」，也就是急性肺水腫的嚴重象徵。

因為肺部急速水腫，所以使得許多小血管因此破裂，從氣管裡面冒出來的氣泡，變成粉紅色的泡沫狀，表示整個肺部已經瀰漫著水腫。這時候供氧量當然不足，就是插管使用高濃度的氧氣，快速輸送到肺，恐怕也無法越過肺泡的通透性而進入循環內。

也就是說，這個病人血中的含氧量會急遽下降，組織氧氣不足，便會產生多重器官衰竭。這種嚴重的急性肺水腫，很少在臨床病症上發生，但是卻在我們這個經尿道攝護腺切除手術的病人身上驗證了。

曾因尿少、頻尿、急尿問題來看診

這位病人是一個七十五歲的退伍老兵許先生，沒有結婚，也沒有家人。他在民國三十八年隨國民政府軍來臺之後，便加入中部橫貫公路的建設工作。中橫落成啟用後，許多參與中橫興建的老兵便留在花蓮或臺東，有些人在這些地方娶妻生子，從此定居。

而這位病人選擇在臺孤身一人。原來早在他年輕的時候，由父母安排娶了一個十七歲的媳婦，可是結婚不到兩年，他就被召集當兵，從此跟著國民黨軍隊四處顛沛流離，最後來到臺灣。這位許老先生就留在花蓮，住在榮民之家。

許老先生在六十五歲以後，開始出現氣喘症狀，也在花蓮的各大醫院治療過。平常工作、行動都還自如，但是只要一用力或是太過勞累，氣喘就會發作。所以他身上總是隨身帶著一瓶支氣管擴張劑噴霧，只要覺得喘不過氣來，就往喉嚨裡噴，讓呼吸順暢一點。

在手術前三年，許先生開始覺得排尿不順。除了小便頻尿且要費力外，也開始覺得晚上要起來三、四次。而且有時尿一急起來，便會忍不住，有時候尿幾乎快要漏出來。這樣的排尿情形讓他非常不舒服，甚至出外找不到洗手間時，必須立刻在路邊當眾解小便，以防止褲子尿濕，因此他便到門診來找我求診。

經過檢查，許老先生的攝護腺並不大，但是小便速度很慢。一般男人每秒鐘至少有十五毫升的排尿量，許老先生只有五毫升。他的小便量也很少，每次都不到一百五十毫升，雖然殘尿量不多，可是我注意到他小便的尿流圖呈線平坦的曲線，從頭到尾都一樣慢，這代表他的膀胱出口有嚴重阻塞，在解小便的時候無法張開來。因此，我開給他一些藥物以放鬆尿道的平滑肌。這些藥物也使得許老先生的小便流速，從五毫升提升到十毫升。

雖然治療了兩年，但是他的膀胱頻尿、急尿的症狀，依然沒有辦法改善，夜尿次數也逐漸增加到五、六次，而且每次的尿量都很少。這樣的生活讓許老先生睡得很不安穩，白天沒精神。因此，他一直希望能徹底解決這個問題。

我幫許老先生測量了攝護腺大小，發現他的攝護腺只有三十毫升，這與一般攝護腺肥大的人，動輒五、六十毫升以上的攝護腺不一樣。許老先生的問題，很可能還是尿道平滑肌太過緊張所致，而這可能跟他的長期氣喘有關係。

由於許老先生全身性自律神經的張力高，所以支氣管的平滑肌會較緊張，同時他的膀胱出口，包括膀胱頸和尿道平滑肌也都會變成相當緊，無法在排尿時候有效的放鬆。因此，手術對他會有幫助。

手術前，我們也幫他進行尿路動力學檢查，目的是要知道病人排尿的問題，確實是來自於膀胱出口阻塞。有膀胱出口阻塞的人，通常會呈現排尿壓力較高、尿流速較低的現象。有些病人年紀大了，膀胱收縮力會逐漸減弱，因此排尿壓力低是他尿流速變差的主要原因。這種病人反而較不會有頻尿、急尿的現象。

當手術中沒有流血，才更要擔心

像許老先生這種高壓力、低尿流速的排尿情形，會因為排尿時膀胱出口的阻力較大，而產生膀胱內感覺神經過度興奮，膀胱便會變得比較敏感。尿脹到一、二百毫升便會激發膀胱產生收縮，而使得病人有急尿的症狀或是尿失禁的情形，造成生活上的不便。

這也是很多男性老年人經過長期藥物治療後，還是會選擇手術治療的主因。因為如果沒有趕快手術，膀胱肌肉可能會逐漸衰竭，收縮力也會變差。那時候再手術，恢復的情形就會較為緩慢，甚至會造成永久性排尿困難或是尿失禁的情形。

許老先生經過了三年的藥物治療，終於有一天因為尿不出來而到急診室來，所以在急診室的醫師幫他放上了經尿道導尿管，安排住院。其實那時候我們剛到慈濟醫院不久，像這種病人很多。因為許多病人以前在花蓮都是用藥物治療，效果不好的病人，會產生急性尿滯留而需要住院。

我幫許老先生進行身體檢查，他的身體狀況還不錯，除了氣喘外，腎功能、心臟功能都還可以。對這種病人而言，手術應該沒什麼問題。只有一點，就是他的膀胱容量很小，在手術前重複的膀胱功能檢查發現，膀胱容量只有五十毫升，而且在脹尿的時候，壓力會不斷上升，因為膀胱出口阻塞很嚴重，所以無法宣洩這樣的壓力，就會讓他急尿得非常痛苦。而這麼高的膀胱內壓，其實也是造成許老先生在手術時，發生急性肺水腫的主要原因。

通常在手術的時候，雖然我們用水灌注到膀胱裡，並且由內視鏡的裝置會由出水口往外流出來，有一些水還是會留在膀胱內。如果膀胱容量正常，脹尿的時候壓力不會太高。雖然膀胱裡一直存有五、六百毫升以上的蒸餾水，這些壓力也不會高到一直讓蒸餾水流到靜脈或是全身的循環裡。

可是當他的膀胱已經萎縮到五、六十毫升，大量的水進入膀胱內，就會讓膀胱內壓持續呈現高壓狀態。這種高壓狀態，甚至會使得手術的視野，動脈血都流不出來。所以在手術中，我們常常告誡年輕的醫師，在手術中，**當病人沒有流血，你才要擔心**。

攝護腺手術本來就會流血，流血不會造成病人的危險，因為可以立即輸血解決失血過多的問題。但是**當手術視野裡乾乾淨淨，一滴血都沒有流出來時，你就要小心膀胱內壓是否過高**，使得動脈血液流不出來。而這時候灌進去的蒸餾水，每一毫升都會跑到體循環裡，造成急性的「經尿道切除手術症候群」。

因此，當王醫師對巡迴護理師說：「水怎麼會差那麼多？我手術的病人一點都不流血。」這時候，其實那沒有流進去的水，早已經跑到血液循環中。而且因為病人的膀胱內壓過高，使得出血都被抑制住，這是非常危險的狀況。如果沒及時察覺，病人勢必會進入急性腎衰竭或急性肺水腫的情況。

為了防止這種情況的發生，現在進行攝護腺切除手術時，如果攝護腺體積過大，切除手術的時間較長，我們都會在病人的下腹部插一個膀胱造瘻，從這個地方在手術中讓水可以流出來，也可以讓膀胱內壓下降。因為水壓超過造瘻管的壓力便會往外流，因此讓膀胱維持在一個較低的壓力。縱使有部分的水會流到血液循環中，量也不會太多。

而且在手術的時候，巡迴護理師一定要每進水一千毫升，就要報出水的量。如果進出的量差超過一千毫升，就要立即暫停手術，並且讓麻醉醫師檢測血壓、心跳是否穩定。如果病人有全身水量過多的情形，身體內血清中的鈉會太低，這時候就該使用利尿劑將水脫出來，才能避免病人有危險。

不過，在三十幾年前進行攝護腺切除手術時，同時做膀胱造瘻並不普遍，通常是看病人的攝護腺大小，如果攝護腺超過六十毫克，手術的時間可能會超過一個小時，這時我們就會做膀胱造瘻，以免住院醫師刮除攝護腺的時間太久，水進得太多，造成併發症。

忽略病人膀胱容量極小，未加預防

但許老先生攝護腺只有三十毫升，其實手術時間可能不到十分鐘就可以結束，沒有做膀胱造瘻是必然的。然而，當時我們忽略了病人在手術前，膀胱容量極小，膀胱的內壓可能在進水一百毫升就會上升到四十公分水柱以上。這麼高的膀胱內壓，會使得灌流進去的蒸餾水，大量的經由靜脈流到血液循環中，而造成嚴重的併發症，這是一個嚴重的疏失。

但在手術前，我們並沒有特別加以預防。所以當麻醉科醫師發現病人有急性肺水腫，立刻插管治療的時候，王醫師和一旁的我都嚇壞了，這是我們以前從來未遇過的併發症，而且來得突然，如同青天霹靂般。我們趕緊停止手術，放上導尿管，並且在一旁協助麻醉科醫師急救，希望奇蹟能出現，讓許老先生保住生命。

麻醉科醫師迅速插管之後，立刻將支氣管裡的一些泡沫吸出來，並且用高壓灌進大量的氧氣。因為病人的心臟已經呈現微弱的收縮，而且開始出現心律不整現象。麻醉科醫師也立即從靜脈裡面施打強心針及升壓劑，希望能維持心臟的收縮，以及血壓的穩定。

在一陣手忙腳亂五分鐘後，病人的心跳終於呈現亂跳的情形，也就是所謂的「心室顫動」。這種情形出現，就意味著心臟即將停止。我們這時就必須採取心臟按摩或是電擊，於是王醫師脫掉手術衣，站到病人身邊，用盡他的力氣對準病人的心臟，開始實施體外按摩。

雖然按摩可以有效的增加心臟的輸出，但是如果心臟血流不足，時間一久仍然會停止。於是麻醉科醫師立即採取心臟電擊，在電擊過五、六次後，終於發現心臟又恢復跳動。雖然很微弱，但至少是規則的跳動，顯示這個心臟還有救。一旁的麻醉護理師也不停的根據病人的抽血狀況，注射碳酸氫鈉、氯化鈣以及腎上腺素，來維持正常的心臟肌肉傳導，減少酸中毒，並且增加心臟的強度。

我們在手術房繼續努力了大約二十分鐘，心臟跳動漸漸趨於穩定，強度也逐漸回到正常。這時候麻醉醫師檢查病人的瞳孔，對光開始有微弱的反應，顯示腦部的血液循環沒有喪失，病人終於被我們救活了。

在病人情況穩定後，我們立刻將他送到手術房旁的加護病房，並且繼續持續追蹤病人的狀況。我終止了當天所有的手術，王醫師則陪病人在加護病房內守候著，希望這個恢復的心跳不要停止。王醫師在一旁蒼白著臉，幾乎說不出話。

短短五六分鐘的併發症，就會造成遺憾

我們檢討了整個過程，認為手術前忽略了病人膀胱內壓過高，沒有進行膀胱造瘻的處置，是最大的缺憾。因為這樣的疏失，使得病人在手術後十分鐘，在沒有任何出血的狀況下發生急性肺水腫。當然在急救之後，緊接著可能會出現急性腎衰竭或其他器官功能喪失，都是可預見的。因此在未來的三到五天都是關鍵期。

這位七十五歲的老人家，身體狀況並不是很好，如果他撐不過，還是會漸漸造成多重器官衰竭而死亡。這是多麼慘痛的一件事情，任何一個外科醫師都不願意碰見，但是任何一個外科手術的併發症，都是因為手術前對病人評估的不夠仔細，對於手術過度輕忽，還有在手術中，沒有小心的偵測該有的狀況。

例如，當病人水進出差五百到一千毫升的時候，就該特別注意。不該等到水進四千毫升、出一千毫升，差距這麼嚴重才來處理，錯失了第一個先機。第二、當手術當中病人沒有出血，並不見得是好事，因為做攝護腺手術刮開組織，本來就應該流血。沒有出血的手術，意味著膀

胱內壓過高，使得動脈血都流不出來。這麼高的壓力，當然會使得灌注的蒸餾水大量進入體循環內，而產生併發症。第三、病人是半身麻醉，其實在手術不久，他就有告訴麻醉醫師，他有點喘不過氣來。這時麻醉醫師如果能立即察覺病人的血氧降低、心跳加快，就該告訴我們停止手術並進行處置。可是這一切都來得非常突然，只在短短五、六分鐘內就發生的併發症，差一點讓這位許老先生喪命。

術前評估和術中應對都過於輕忽

經尿道攝護腺手術，雖然是個很簡單的手術，大部分泌尿科醫師在第三年住院醫師的訓練中，就必須要學會；第四年住院醫師就必須要熟悉；而在主治醫師對於這種手術都是輕而易舉，不該出現任何併發症。若出現併發症，一定是來自不正確的診斷或手術前未謹慎的評估。

其實攝護腺肥大手術，並不是每一個有攝護腺肥大的人都需要做的。有些病人雖然有攝護腺肥大，但他的問題是出在膀胱逼尿肌收縮力不足，或來自尿道括約肌放鬆不良，與攝護腺肥大無關。但這些病人常常在使用攝護腺肥大藥物治療效果不好的時候，被醫師勸說接受手術。

過去研究大約有三分之一的病人，其實在接受手術時，並沒有攝護腺阻塞的問題。也就是說，他們的排尿症狀並不是因為攝護腺肥大，所以接受手術後效果也不好，仍需要繼續服用藥物治療本來的問題。

如果這些病人接受了手術而產生併發症，那就更加不應該。所以手術前使用尿路動力學評估病人的排尿問題，確定是來自攝護腺肥大阻塞，是非常必要的。

許老先生術前接受尿路動力學檢查，雖然我們已經確定有膀胱出口阻塞，但我們卻對他的膀胱反射亢進、膀胱容量縮小，導致於膀胱脹尿時內壓過高，沒有在意。總以為這麼簡單的手術，短短十分鐘就可以完成，不至於產生什麼問題。

所以當外科醫師在談笑風生中進行手術的時候，其實非常危險。每個外科手術都該戰戰兢兢，在手術前仔細評估病人的身體狀況，規畫手術的進行步驟，並且告誡住院醫師，手術中應該注意什麼事情。使用的蒸餾水灌流高度不能太高，否則膀胱內壓很快會超過靜脈壓力，而讓輸液流進全身血液循環而產生「急性經尿道手術併發症」。

醫療行為要求極高，稍有疏失就被認定「過失」

我記得念大學時候，有一門課叫《醫事法》。那時教我們課的一位李姓律師，開宗明義就告訴我們，這個學期這門課，你們可以什麼都不記得，但一定要記得以下這句話：**「醫師是一個維護病人健康的行業，因此法律對於醫師的要求也特別高。這個要求，不只是在法律層次，而且是在道德層次。」**

所以當病人發生併發症，甚至死亡的時候，法官只會問醫師執行醫療行為的過程有沒有

「過失」。在《醫事法》規定，醫師執業的「過失」是「應注意、能注意，而不注意」。應該注意病人的狀況，應該要如何處置，這些都應該按照實證醫學來處理。所以每一個醫師在執業的時候，都應該要與時俱進、吸收新知，因為很多醫療的診斷跟處置，是不斷更新的。

如果你忽略了現在應該有的診斷和治療，那就是「能注意而不注意」。所以你不能在醫療行為產生併發症或死亡的時候說：「我不是故意的，我怎麼可能會故意呢？」但是當你「應注意、能注意，而不注意」的時候，在《醫事法》上就會判定你為「過失」。所以說醫師這個行業是一個相當辛苦的行業，必須要戰戰兢兢，隨時為病人的健康著想。稍有疏失，就會被認定為「過失」，甚至會被當作「故意」。

我們非常高興，許老先生在外科加護病房待了三天之後，身體逐漸穩定下來。心跳、血壓都恢復正常，沒有再惡化。開始二十四小時同時併發的急性腎衰竭，也在心臟血壓恢復正常之後，慢慢恢復。雖然身體還有些虛弱，但是在手術後第七天，也終於可以拔掉尿管，正常的排尿。

許老先生不太記得手術中發生什麼事，但事後我們跟他說明手術中發生了急性肺水腫的併發症時，他搔搔頭笑著說：「難怪，那時候我一直覺得胸口很悶，好像一口氣喘不上來，我好像有試著告訴麻醉醫師說，給我多一點氧氣，我好像不能呼吸。可是話沒有說出來，人就昏迷了，等我醒來的時候已經在這裡。」

「王醫師一直陪著我，我早上醒來看到他，下午醒來也看到他，好像晚上他也會來看我，真是個好醫師，相信他未來一定可以救更多的人。」聽到許老先生這一番話，我們在一旁都覺得很不好意思。

因為一位醫師的疏忽，差一點讓許老先生沒辦法醒過來。這是發生在三十三年前的一件往事，到現在，只要是年輕醫師要學習經尿道攝護腺手術，我都會再說一遍這個故事，並告訴他們，千萬不要以為這是一個簡單的手術。

而在手術全程，我也會在旁邊緊盯著他們的手術進行、水的進出量計算。我們已經要求巡迴護理師改為每一千毫升報一次，只要進出少三百毫升，便會立刻暫停手術，把膀胱裡的水引出來，重新計算後再繼續。

而膀胱造瘻更是必要的處置，只要刮除的攝護腺估計超過二十毫克，或是病人年老，心肺功能不佳，我都會要求手術前必須要插上膀胱造瘻。小心的預防，才能避免任何可能的併發症發生。

三十多年來，幸好從未在經尿道手術中再發生過一次急性肺水腫。雖然我們沒有辦法再複製這個併發症，但是這個可能產生的經尿道切除手術症候群，卻是所有泌尿科醫師終生必須引以為戒的危險併發症。

07 流個不停的血水

「什麼時候才是回家的最佳時機？」

因為他覺得對於醫師的信賴，
是身為病人最重要的一件事情。
他是個這麼好的病人，
可是當醫師的我們，
有時卻無法提供他們最適切的服務，
這也是我們所承受的苦難。

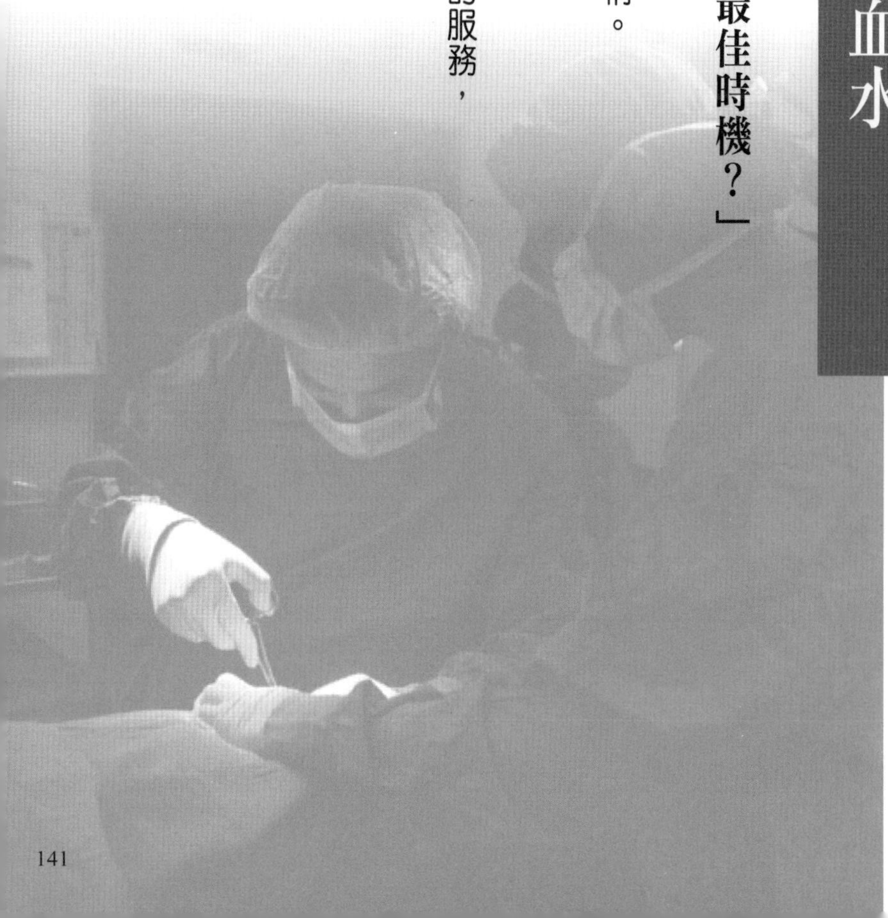

楊先生在六十五歲時，因為右邊腎臟長一顆腫瘤，在慈濟醫院接受右側腎臟全切除手術。十六年來持續在門診追蹤，倒也相安無事，沒有任何癌症復發或腫瘤轉移的跡象。不過，他從手術後就一直有排尿困難，以及頻尿、急尿的現象，有時還會尿失禁，並深受這些症狀困擾。

我在為他進行腎臟切除手術後，幫他做了檢查，發現攝護腺確實有腫大，因此造成排尿時候尿道阻力增大，因此尿流速變慢，而且膀胱容量變小。雖然他的小便還解得滿乾淨，但是這樣子的症狀確實需要治療。因此，我幫他開了一些藥物讓攝護腺縮小，尿道平滑肌放鬆，以及控制膀胱的過動症。

以膀胱過動症藥物改善，卻有副作用

他吃了這些藥後症狀改善很多，可是因為膀胱過動症的藥有一些副作用，例如大便乾燥、口乾舌燥、視力模糊，卻漸漸的凸顯出來。通常我們使用的膀胱過動症藥物叫「抗膽鹼藥物」，這些藥物可以讓不穩定的肌肉較為鬆弛，因此病人較不會有尿急及尿失禁的症狀。

但是，這個藥卻也會作用在身體上具有膽鹼受器[13]的器官，例如瞳孔、腸胃道及唾液腺，甚至腦部的神經也會受影響，這些副作用也困擾著病人；如果不吃抗膽鹼藥物就會出現頻尿、急尿及尿失禁的症狀，吃了又經常會有一些副作用。所以有時候我們必須稍微調整藥物的劑量，或改用其他種的膀胱過動症藥物，讓病人能有較好的生活品質。

從楊先生開始服用這些控制攝護腺肥大及膀胱過動症藥物後，十幾年來都一直規律的在我的門診追蹤，定期拿藥及檢查。大約吃了四、五年後，他的症狀改善了很多，雖然偶爾會有些副作用困擾，但我幫他把藥劑稍微調輕了，症狀也就減輕。因此，他的排尿非常順暢，也沒有太多的殘尿。

藥物服用差不多十年後，楊先生膀胱的收縮力愈來愈差，除了小便變慢外，尿後的殘尿量也逐漸變多。我幫他做了檢查，顯示膀胱出口阻塞已經消失，但是膀胱過動症仍然存在。因此，我便把藥物做了些調整，減少藥量，讓他的膀胱能維持穩定又不影響排尿效能。不過，藥量一減少，他的症狀又回來了，尿失禁的情形使得他夜間無法睡得安穩，晚上常常起來上廁所，白天因此覺得非常疲勞且精神不濟，工作、外出都受到影響。

我們大約從二〇〇〇年開始，進行膀胱肉毒桿菌素注射以治療膀胱過動症的研究。他很高興有這個機會，所以就參加了我的研究。我在他的膀胱壁上面注射了一百單位的肉毒桿菌素，主要是利用肉毒桿菌素進入膀胱表皮下，抑制膀胱的運動神經和感覺神經。

肉毒桿菌素是一種高單位的蛋白質，它是由臘腸桿菌分泌的毒素減毒之後，以微量的劑量作用在這些運動神經和感覺神經上。注射肉毒桿菌素之後，這個毒素會分解成一個大分子和一

註13：膽鹼受器：身體裡面的副交感神經會分泌膽鹼作為神經傳遞物質，而在一些神經所支配的組織，例如腺體、肌肉、表皮上則具有一些受器。當神經脈衝發生之後，神經末梢會將這些傳遞物質釋放出來，當它到了具有膽鹼受器的器官，膽鹼受器接受到這些神經傳遞物質便會產生作用，而產生神經興奮所發生的生理作用。例如肌肉的收縮、腺體的分泌，或是皮膚的感覺等等。

個小分子，這些分解開來的小分子會作用在神經細胞的細胞膜上，而這細胞膜上會有一個專門打開神經傳遞物質的蛋白質複合體。

破壞了這個蛋白質複合體，會讓神經脈衝發生時，由神經細胞質所產生的神經傳遞物質，沒有辦法進一步讓細胞與細胞膜結合並且釋放，造成神經傳導失效，也會減少到肌肉上膽鹼受器接受到這些神經傳遞物質的量。因此，會造成肌肉局部麻痺，收縮力自然就降低。

注射的時候，我們只會麻痺部分的膀胱肌肉，所以大部分的肌肉還是會維持收縮能力。而這個減少的收縮力，就會令病人膀胱過動的肌肉較為緩和。除了運動神經受到作用外，感覺神經也會受到影響。所以病人的膀胱收縮減弱外，也有降低急尿感的作用。

嚴重膀胱過動症的病人，便會因為這個藥物的作用而減輕症狀。當然藥物治療後大約六個月，肉毒桿菌素的毒性就會逐漸消失，因此膀胱的症狀又會慢慢回來。這時就必須要再次注射，才能繼續維持良好的藥效。

肉毒桿菌素治療神經性膀胱過動症，效果明顯

我大約在二十年前開始進行這一方面的研究，剛開始我們是把肉毒桿菌素注射在具有脊髓損傷病人的神經性膀胱。在膀胱裡打了兩百單位的肉毒桿菌素，會使逼尿肌收縮力明顯降低。因此，這些脊髓損傷病人的神經性膀胱過動症便會得到抑制，就不會再漏尿。但另一個副作

用，卻會產生大量殘尿，甚至是大量的尿液滯留在膀胱裡。

所以具有神經性膀胱過動症[14]的病人，必須要會自行導尿，每天五、六次利用導尿管自行將尿液從尿道導出來。雖然有些不方便，但總比整天漏尿必須包著尿布來得輕鬆。因此這種治療，現在也已成為具有神經性膀胱過動症病人在口服藥物治療無效的時候，最好的處理方法。

神經性膀胱過動症病人可以用肉毒桿菌素治療，雖然會有尿滯留的副作用，但這種副作用也正是他們所需要的作用。因為要治療尿失禁，又要讓病人能自行排尿，是一件相當困難的事。所以對於脊髓損傷的病人而言，他們必須要能接受完全性尿滯留，願意用自行導尿的方法來取代尿失禁的痛苦。

然而，非神經性膀胱過動症的病人平常就可以小便，只不過他們在尿脹得來不及上廁所的時候，會有急尿和尿失禁的情形。如果肉毒桿菌素注射之後，病人會發生尿滯留無法排尿時候，他們可是不願意接受這種結果。

所以我在二十年前，開始研究如何使用小劑量的肉毒桿菌素，注射在不同種類的非神經性膀胱過動症病人，讓他們有膀胱過動症，但不影響排尿的情況下接受這種治療。剛開始的時候，情況並不容易掌握，我試著使用治療神經性膀胱過動症病人的劑量，注射在這些非神經

註14：膀胱過動症：通常可分為因為神經病變或是非神經病變所產生的膀胱不自主收縮。病人在膀胱脹尿的時候，會產生無法抑制的膀胱收縮而發生漏尿。但是因為神經受傷的人，有時候膀胱過動沒有感覺，有時膀胱產生不自主收縮的時候，尿道外括約肌也會產生不正常的收縮，因此，使得病人無法有效的排尿。而非神經性膀胱過動症的病人，在膀胱收縮的時候，尿道括約肌通常會協調性的放鬆，而產生尿失禁的情形，但病人通常仍然會有正常的排尿。

性膀胱病人的膀胱，結果發現病人的殘尿多到高達一千毫升，完全尿不出來。而且膀胱的感覺也消失了，使得病人產生嚴重的尿滯留，甚至產生後續的尿路感染，必須經過兩、三個月的時間，才能恢復正常的排尿。因此，剛開始進行臨床試驗的時候，有很多病人確實相當困擾於這種副作用。於是我們把劑量減少一百單位甚至五十單位，才解決這個問題。

對我們臨床醫師而言，遇到這種手術治療的併發症，確實傷透腦筋。還好小便這件事情並不難解決，比較虛弱的老人可能幫他留置一條經尿道的導尿管，將尿液引流出來，減少尿路感染發生的機會。等一段時間後，再測量他的膀胱收縮力，看是不是可以恢復。如果恢復了，再拔掉導尿管，讓他自行排尿。

至於活動力正常而且有正常工作生活的病人，我們就會教他使用間歇性自行導尿。手術前一定要訓練他學會自行導尿的技巧，並且告知注射肉毒桿菌素後，可能會有這樣的後遺症。他願意接受，必要時以自行導尿的方式來解決排尿困難這種暫時發生的問題，我們才幫他治療，否則我們便繼續用藥物控制膀胱過動症。

初次注射肉毒桿菌素效果佳，但五年後……

楊先生在二〇一四年第一次接受肉毒桿菌素注射之後效果相當不錯，雖然排尿仍有點困難，不過他大概可以解到膀胱容量的一半。大約在第一次治療之後一個月，就漸漸的恢復排尿的功能，膀胱裡面的殘尿，也由膀胱容量的二分之一逐漸減少到五分之一。

在肉毒桿菌素注射後三個月，楊先生就已經恢復到治療前的尿流速及極少的殘尿量，膀胱容量也由原來的一百多毫升，增加到三、四百毫升。由於頻尿、急尿及夜尿的減少，他覺得生活品質確實改善很多。出外也不用擔心經常要找廁所，或發生來不及而尿在的褲子上的窘境。所以他對那次的肉毒桿菌素注射非常滿意，印象深刻。加上我們在肉毒桿菌素藥效漸漸消失的時候，加上膀胱過動症的藥物，也讓改善的膀胱過動症症狀維持超過兩年之久。

為此，楊先生一直稱讚我用這種方法讓他生活品質改善許多。他每三個月到我的門診拿一次藥，每年做攝護腺及尿流速的檢查，不知不覺也過了五年。但是這五年來，楊先生雖然排尿都非常順暢，可是頻尿、急尿以及夜間尿失禁的症狀卻愈來愈明顯。由於他對膀胱過動症的藥物產生的副作用很大，所以我也不敢增加太多劑量，以至於他最後一次來門診的時候已經包著尿布，告訴我這樣子的生活品質真的不行，可能還是要再像以前一樣注射肉毒桿菌素，才有辦法讓自己不會尿失禁。

我幫他檢查了一下，其實楊先生的攝護腺已經很小，大概只有四十毫升[15]。尿流速解得還滿好的，有到每秒鐘十八毫升，排尿量大概二百五十毫升，但是殘尿量只有二、三十毫升。這種

註15：攝護腺的大小，每個人不一樣。一般而言，在四十歲以下的年輕人，攝護腺大概只有二十毫升的體積。隨著年紀變大，有一部分病人攝護腺會慢慢變大。一般如果超過四十毫升，便會影響到排尿。如果已經有影響排尿而且發生排尿困難的症狀，醫師便會開藥加以治療。

狀況表示他的膀胱收縮力很好、攝護腺不大、尿道阻力小。照理說，注射肉毒桿菌素應該不會有太嚴重的副作用才對。

我跟他說明了詳細的情形，楊先生也願意接受，所以他就在二〇一九年底住院治療。施打肉毒桿菌素其實非常簡單，我們只要用內視鏡在膀胱表皮下注射二十個點，將一百單位的肉毒桿菌素稀釋成十毫升的溶液，每一點打〇．五毫升就完成治療。通常這種治療並不會出血，或是有立即的風險，所以病人在麻醉退了後就可以出院回家。

一個星期後他回來門診，我問他：「症狀改善了沒有？」他搖搖頭說：「好像沒有什麼改善。」其實肉毒桿菌素注射之後，膀胱容量會增加，尿急失禁通常會有明顯的改善。如果病人說症狀沒有改善，我們第一個想到的可能是副作用出現了。因為打了肉毒桿菌素後膀胱容量雖然增加，可是排尿的效能卻減低、殘尿量增加，以致病人膀胱有大量的殘尿。因此，他的膀胱隨時都處在脹尿的狀態，每次小便量不多，而且小便的次數也會增加。有時候太脹了，也會出現尿急失禁的情形。

所以我便幫他做了檢查，赫然發現，他最大尿流速只有每秒五毫升、排尿量三十四毫升，而殘尿量卻高達四百零七毫升。這個警訊告訴我們，病人因為年紀大及攝護腺沒有刮除，所以排尿的時候尿道阻力相當大，使得肉毒桿菌素注射減低的膀胱收縮力，便無法將大部分的尿液排空，而會留在膀胱裡面。如果沒有處理，大量的殘尿可能會引發尿路感染的危險。

過了兩個星期，他服用了縮小攝護腺以及放鬆尿道的藥，但是楊先生的殘尿依然很多，而且他覺得排尿非常困難。不時覺得有尿意，但卻尿不出來。因此，我便為他安排了住院，準備接受攝護腺肥大的手術。

刮除攝護腺，以降低尿道的阻力

過去，我曾經做過一系列有關肉毒桿菌素治療膀胱過動症的臨床研究，主要是探討什麼樣的病人在注射肉毒桿菌素後容易造成排尿困難、急性尿滯留、以及尿路感染的危險。研究的結論是病人年紀較大，膀胱收縮力不足，殘尿大於一百五十毫升，以及男性病人未曾接受過攝護腺刮除手術，在注射肉毒桿菌素之後，都容易產生大量殘尿以及其他的併發症。

主要是因為男性病人有攝護腺，會增加尿道的阻力。因此，當肉毒桿菌素注射造成膀胱收縮力降低，會使得排尿時尿道阻力超過膀胱的收縮力，因此會造成殘尿增多。楊先生就是這樣的例子，他在幾個危險因子[16]中，除了殘尿多之外，都符合會產生注射後併發症的危險因子。因此，在這種狀況之下，我們第一個步驟就是要刮除攝護腺，降低尿道的阻力。即使他的膀胱收縮力一時之間沒有辦法恢復得很好，也可以使用腹壓來將大部分的尿液排空。

註16：肉毒桿菌素治療膀胱過動症，因為會造成膀胱肌肉收縮力降低，因此當病人年紀大於七十五歲、男性攝護腺未曾接受過手術、殘尿量大於一百五十毫升，或是病人有膀胱收縮力不足的時候，都容易造成注射肉毒桿菌素之後排尿困難。這幾個因子稱之為危險因子。醫師通常會注意，病人如果有這些危險因子之一，醫師便要小心的評估或是告知病人，有可能會產生排尿困難的危險。

楊先生支持我的做法，因為間歇性導尿對他來講是個很大的負擔，而長期在尿道留置導尿管又讓他生活相當不方便。因此他便在注射肉毒桿菌素之後一個月，再度住院接受經尿道攝護腺切除手術。

其實楊先生這十幾年來服用攝護腺肥大的藥，已經讓前攝護腺縮得很小。在內視鏡下，攝護腺幾乎沒有阻塞。但是為了要降低尿道的阻力，我還是幫他把攝護腺大部分的腺體從尿道中刮除掉。

除了腎臟癌及前列腺的問題外，楊先生還有心肌梗塞，曾在心臟內科裝了三支支架，為了預防支架形成血栓，持續服用抗凝血藥物。本來有服用抗凝血藥物的病人，在接受攝護腺手術前必須要停藥一週，以防止手術後持續的出血。

為了防止他心肌梗塞再度復發，而且我們評估他的攝護腺體積很小，要刮除的部分不多，只要小心止血，應該不會有太大出血的困擾。因此，在沒有停止服用抗凝血藥物的狀況之下，我們幫他做了攝護腺的刮除手術。手術當中，我們刮了只有五克的攝護腺，並且仔細將刮除的地方做了止血的動作，確定沒有任何出血後，才放了尿道導尿管回到病房。

手術後的前三天，導尿管裡的尿液十分清澈，沒有明顯的出血，我心裡想這樣應該沒有問題了。只要三天後導尿管拔掉，楊先生可以使用腹壓解小便，就可以減少殘尿。

好不容易止了血尿，又出現血塊堵住尿道

不過，在第三天我們拔掉尿管後，他竟然開始出現血尿。這種血尿並不是鮮紅而是暗紅色，看起來像是靜脈流的血，與一般攝護腺手術後出現的鮮紅色動脈出血並不相同。我心裡納悶著，應該還是抗凝血藥物的作用，使得他在傷口地方有輕微的滲血。

這種滲血不是大血管的流血，而是從整片大面積的微血管裡滲出來的血液，通常只要等待便可以止血。不過，因為他持續在服用抗凝血藥物，這種滲血恐怕一時不容易止住，所以我們幫他停了三天的抗凝血藥物，希望能夠善出血情形。

日子一天一天過，楊先生的血尿還是沒有停止。為了讓他安心，我們再度放了導尿管，並且在膀胱裡面做生理鹽水的連續沖洗，目的就是希望血液流出來之後，可以被生理鹽水沖洗出來，而不會在膀胱裡或是攝護腺的傷口上面形成血塊，阻擋了日後自然的排尿。

留置導尿管兩天，血停止了。但是拔掉尿管之後，他居然完全沒有辦法排尿，這是一件很麻煩的事情。原來他的攝護腺尿道在放置導尿管後竟然形成血塊，而這個小小的血塊堵住了攝護腺尿道，使得楊先生沒有辦法順利的排尿。

為了解決他的排尿問題，我跟楊先生商量，再進一次開刀房，我會用雷射將他的攝護腺區域做完整的止血，而為了要讓他能自我訓練排尿，我們會在他恥骨上做一個膀胱造瘻。從這個造瘻口放著導尿管，他可以關閉導尿管讓膀胱脹起來，然後再做排尿的訓練。

楊先生對我十分信任，因此對於我的建議，也全然接受。因此，在他的攝護腺手術之後一個星期，我們再度進了開刀房。我們用內視鏡仔細的觀察攝護腺區域，其實並沒有什麼血塊，只是一層附著在攝護腺刮除傷口上面的血塊。我用內視鏡輕輕的移除這些血塊，並且在傷口部分再用雷射光進行燒灼，讓一些小血管得以止血，同時在膀胱上打上一個造瘻口放置導尿管，以後他就可以經由這個導尿管來訓練排尿，也許可以早一點出院。

手術很快的完成，他也順利的回到病房再繼續觀察。第二天我們看沖洗的生理鹽水，已經變得清澈透明，雖然還有一點點淡紅色，但應該是有很好的止血效果。因此，拔掉導尿管開始讓他訓練。

然而，幾次的訓練，楊先生都沒有感覺尿脹，把膀胱造瘻管打開，裡面卻流出三、四百毫升的尿液。這時他已經開始有點憂鬱，每天坐在床沿看著導尿管流出來的尿液。我去看他的時候，他總是搖著頭說：「還是有點紅色，關起來沒有任何感覺，可能沒有辦法那麼快回去了。」

這是病人在經過排尿訓練失敗後常見的心理障礙。由於病人對於手術的期望與發生的結果不符，所以常常會開始擔心，什麼時候才能像正常人一樣的排尿。我告訴他：「這是肉毒桿菌素常見的後遺症。」因為他年紀大又有攝護腺的問題，所以打針之後，膀胱的收縮力變差。

楊先生問我：「可是以前打針的時候為什麼覺得很好，而且不會有排尿困難的情形呢？」我告訴他：「那是十年前的事。當時你還年輕、身體好，膀胱肌肉本身的能量足夠，所以縱使打了同樣劑量的肉毒桿菌素，十年前膀胱不會完全失去收縮力，但十年後的收縮力就沒那麼強，所以可能需要一段時間才能夠慢慢恢復膀胱的收縮。」

根據我過去的研究，這個等待的時間短則三個月、長則六個月，甚至有病人需要等上一年才能恢復正常收縮。然而，我告訴他，以前有幾個比你更老的病人，發生了這樣的併發症後，在經過時間等待，恢復膀胱的收縮，反而會使得原來的急尿和尿急失禁完全消失。最主要是肉毒桿菌素除了作用在膀胱的收縮力降低之外，也會影響到膀胱的感覺神經。而肉毒桿菌素對於膀胱的作用愈強，對於感覺神經的作用也會更久。因此病人現在膀胱脹尿時候沒有太多的感覺，未來尿急感也可能會逐漸的降低。或許將來可以正常排尿，就不會有尿急失禁的問題了。

由於攝護腺手術已經過了兩星期，楊先生還是沒有辦法順利回家。本來我希望他能帶著膀胱造瘻管回家休息，並且繼續在家裡做排尿訓練。可是因為有持續出血的現象，因此還是請他安心的在醫院裡面觀察，以免回家後發生狀況，要再到醫院就不方便。

血塊清除後，病人心情隨著尿液顏色起伏

楊先生住在臺東知本，幾個孩子早就離家自組家庭，家裡只有太太跟他同住。本來太太以為住院三、四天就可以回家，可是這一次他卻住了兩個星期，所以太太就把家裡打理好，帶著行李到醫院陪楊先生一起等待出院。

在我們剛把血塊清除後的前兩天，楊先生的尿顯得格外的清澈。早上我去看他的時候，尿管裡的尿液常常呈現漂亮的黃色，可是到了下午當他起身活動時，可能由於血壓增高的關係，尿液就又變成紅色。他的心情也跟著尿管裡尿液的顏色起伏不定，只要看到尿是黃橙色，他就會笑逐顏開；但是尿液如果又變成淡淡的紅色，臉色就又沉了下去。

就這樣，楊先生整個人全神貫注，眼睛一直盯著尿管。我常常去看他，就看他坐在床沿，手拿著尿管，讓尿液有一部分積在尿管裡面，看著尿液慢慢流出來。對一個八十歲的老人，這樣子的生活既無趣、單調又讓人灰心。

楊先生常常告訴我，人生走到這一步，其實覺得生活沒什麼意思。因為他沒辦法出院，尿液又經常變來變去，捉摸不定的。我告訴他：「真的不好意思。」本來以為只是個小小的治療，怎麼曉得他的身體狀況並不適合，所以打了肉毒桿菌素之後，才會變成尿滯留。

而為了要讓他自己解小便，我們幫他做了攝護腺刮除手術，手術後又出現持續出血不止的現象。雖然這個出血並不是大出血，可是卻讓他無法回臺東的家，必須留在醫院裡持續觀察。因為他的心臟並不是很好，我也不敢再給他加上任何止血的藥，或是停掉抗凝血劑。

後來我從護理人員得知，楊先生晚上經常睡不著覺。睡不著覺，就會側身躺在床沿，並且把固定在大腿外側的尿管拿到比較近的地方看，一方面喝水，一方面看著流出來的尿的顏色，常常在那邊嘆氣。

對於這個醫療過程，其實我有著相當大的愧疚。因為楊先生在我的門診追蹤了十五、六年，他是一個相當配合的病人，只要我跟他說要做檢查，他就一定會做。縱然家住在臺東知本那麼遠的地方，為了配合做一個尿流速，他可能必須多等上兩、三個小時，甚至耽擱了回家的車程，他都無所謂。因為他覺得對於醫師的信賴，是身為病人最重要的一件事情。唯有對醫師信賴，才能讓自己的健康得到保障。他是個這麼好的病人，可是當醫師的我們，有時卻無法提供他們最適切的服務，這也是我們所承受的苦難。

提議注射高濃度血小板血清，促進傷口癒合

就這樣子，楊先生又在病房裡面待了一個星期，這個星期裡尿液時好時壞。我幫他做檢查時發現，他的攝護腺區又堆了一堆血塊。這次我不敢再去清除，因為你清除掉血塊，隨之而來的可能又是另一個輪迴的小出血、血塊堆積，沒完沒了。

但是我們在思索，為什麼楊先生的攝護腺傷口一直不能好，因為他年紀大了，傷口的復原能力比較差，細胞再生、組織重建的能力，比年輕的時候差。因此，只要有傷口，就不容易恢復。再加上他使用抗凝血劑，會讓血液流出，慢慢在傷口上面形成血塊，相對的也阻隔了尿道表皮再生癒合的時間。

就在一籌莫展的時候，我突然間有個靈感。因為最近我正好在使用高濃度血小板血清治

療間質性膀胱炎及尿失禁。高濃度血小板血清是一種從自體血液抽出來的血小板，經過濃縮之後，再把它打到自己的身體組織裡，以抑制組織裡的慢性發炎，促進表皮再生以及纖維化快速形成。這種治療用在間質性膀胱炎，大約有六、七成的療效，可以讓病人不健康的膀胱表皮變得更加健康，因而減少因尿液刺激所產生的持續性慢性發炎及疼痛。

我突然想到，如果楊先生也用這種高濃度血小板血清注射在攝護腺區域，會不會有幫助？我們可以把血塊清除掉，完成止血後，迅速在表皮下注射高濃度血小板血清。或許因為高濃度血小板血清的注射可以讓他表皮長得很快，因而減少出血的量，這樣子是否就可以讓他早一點脫離導尿管的束縛，恢復健康的膀胱，不再出血了呢？

我把這個想法跟楊先生說，他很高興我能多方設想，也同意這種治療方式。因此我們就在這一次肉毒桿菌素注射後一個半月，再次進開刀房。這次進去發現，其實攝護腺區尿道已經沒有什麼血塊，膀胱的表皮也長了一些，但是還有一些表皮沒有長好，在內視鏡下並沒有任何出血。

我很快的將高濃度血小板血清注射在他的攝護腺區尿道傷口周圍，回來後讓人驚奇的是，楊先生的尿液竟然很快變成黃色，表示攝護腺區尿道已經不再出血。這種情形讓他非常高興，也一直稱讚我們的技術好，知識水平非常高。

我們對於這種經驗並不多，但是從幾個過去臨床上的試驗，我們確實看到高濃度血小板血清是可以有效促進傷口的癒合。我告訴他，或許再過兩天沒有問題，就可以回家了。就在我們高興了三天之後，有一天我去看他，又看到楊先生愁眉苦臉的坐在床沿上，告訴我：「剛剛只是去走了一些路，可是回來尿又變紅了。」我心裡想，也許一次的注射並不能有效的讓傷口完全復原，因此我提議說我們再來一次，畢竟只是抽了你的血。

這次我們不要進開刀房，直接從他的膀胱造瘻管把高濃度血小板血清灌到膀胱裡面，然後讓其浸泡在攝護腺區的尿道。因為攝護腺區尿道已經被刮開，所以任何在膀胱裡的液體，都會留在這個區域，我們這樣治療也許會有改善。因此，我便幫他進行了兩次高濃度血小板血清的灌注，灌注之後，我讓他不喝水，不要讓尿液稀釋了高濃度血小板血清，而且叫他躺在床上好好的休息。果真這樣子的治療奏效，他的尿液在治療後三天，完全變成清澈，不再有任何出血。

楊先生非常高興，開始會有說有笑，談他的家人及孩子，也談他過去的許多經歷。因為他跟我已經有十幾年的交誼，已經不是一般的醫病關係，而是類似朋友的情誼。

何時可回家？若五天內沒再出血的話

在確定不再出血後，我便要求楊先生開始做膀胱訓練。我們把膀胱造瘻管用橡皮筋綁起來，然後大量喝水，讓他自己解小便。他真的也開始可以解出一些小便，這時候已經是他注射肉毒桿菌素後兩個月。我跟他說明我過去研究的結果，一般而言，如果發生急性尿滯留，通常在注射之後一到三個月膀胱功能會逐漸恢復，排尿效能也就會增加。如果這個時候已經到了，我們可以期待，他未來應該可以好好排尿。

因為訓練的過程，楊先生必須把導尿管綁起來讓膀胱脹尿，這個脹尿也有可能會影響到攝護腺區尿道被拉開來，所以我建議他不要綁太久，如果沒有覺得想小便，時間一到也要去試試看。他按照我的指示在病房裡面訓練了幾次，排出一些尿，不過殘尿還有兩、三百毫升，暫時不能拔掉導尿管。某一次膀胱過脹，他又發現有點小出血，但是休息過後，出血就停止了。

在病房裡面，他很擔心如果回去還會出血，那怎麼辦？我告訴他，其實不用擔心，**身體的修復是需要時間的，很多傷口隨著時間會慢慢的癒合**。就像我們對一個人的思念，那種心情難過的狀態，隨著時間也會慢慢的淡忘，慢慢從我們的記憶裡消除。

但是楊先生還是很擔心，什麼時候才是回家的最佳時機？我告訴他：「我們約定一個時間好了，從我跟你談話開始五天後，也就是在下星期一，如果沒有任何再出血的現象，就是你可以回家的時候了。」

這五天其實相當難熬，因為我們很擔心一再出血的楊先生，會不會再度面臨另一個輪迴的治療。當一個醫師對於病人的病情無法如預期般順利的完成治療，其實壓力會很大。每天看到病人就會感覺到自己能力不足，或什麼地方沒有做好，使得病人的病情不能夠盡快好轉。

但是逃避不是最好的方法，對病人而言，雖然醫師不能治好他，但是如果他沒有天天看到主治醫師來關心他的病情，說明他的病情以及接下來處理的原則，其實心裡會很不安。所以，身為主治醫師，愈是遇到病人的狀況不理想，我愈是要每天多去看病人幾次。有時看個三次、五次，甚至找時間在病床邊跟病人聊天，讓他解除心裡的焦慮。

就像楊先生一樣，他住院兩個月還不能回家。雖然沒有太大的手術傷口，肢體上、身體上也沒有太多的疼痛，但是看著膀胱裡無法排出的尿液及偶爾出現淡紅色的血尿，內心的焦慮與不安不難想像。

八十歲的老先生，雖然沒有事情做，可是困在醫院裡，久了之後還是會得憂鬱症的。還好在我們經過高濃度血小板血清的治療，楊先生終於不再出血，而且也可以開始有一些尿液從尿道排出來。

醫病同行，治療過程雖冗長卻有效

在肉毒桿菌素注射後三個月，他終於可以回家了。為了讓他能夠有方便的排尿訓練，我們留著膀胱造瘻管，告訴他每三個小時放開一次，如果有尿就解出來，沒有尿的話也要打開避免膀胱過度脹尿，造成血液循環不好，而使得原來已經快要恢復的膀胱收縮力，又再次降低，也為了避免攝護腺區的尿道已經長好的表皮再度出血。

出院之後，楊先生的恢復還算不錯，大約兩個星期後，他就可以解出一半的尿液。雖然殘尿還有兩百毫升，但他解小便時，已經可以感覺到那種力道，還有膀胱脹尿和排尿後的順暢感覺。

又過了兩個星期，他終於可以解出百分之八十的尿液，殘尿不到五十毫升，因此我們便把他的膀胱造瘻管拿掉。此後在門診追蹤排尿情形，手術前的急尿和尿失禁也已經消失。雖然排尿後仍然有一些殘尿，但這是肉毒桿菌素仍然有效的一個間接證據。

從楊先生這麼冗長的治療過程，也讓我們深深感覺到，對治療疾病還是需要有耐心，並且需要經常思考用什麼新方法來改善他的病況。對病人而言，能跟醫師配合是最好的，太過於苛求醫師或是責備醫師，其實受害的還是自己。

我很高興，楊先生跟我這十幾年醫病之間的交誼，能讓他安然度過這一次治療所產生的併發症。雖然他有苦難，但是我們與他同行，也讓他的苦難和心理挫折感改善很多。而楊先生對於醫師的配合，不急著要求醫師立刻改善他的病況，其實也讓我們從他治療所產生的心理挫折感減輕了很多。

醫病關係就是需要像生命共同體一樣，彼此合作、互相配合、彼此體諒才能達到真心陪伴、細心醫治、用心關懷、潛心研究，這種最美的醫療人文的極致。

第二部——醫療現場的長期關懷

08 忘不了的那個眼神

「早知道這樣子，就不要開了。」

這是病人在手術後遇到併發症時最常說的一句話。
每個併發症的背後，都是源自醫師的不小心。
有些可以避免，但有些是怎麼樣避免，都會發生。
因為每項手術會依病人身體狀況而有不同反應，
不確定性總是存在。

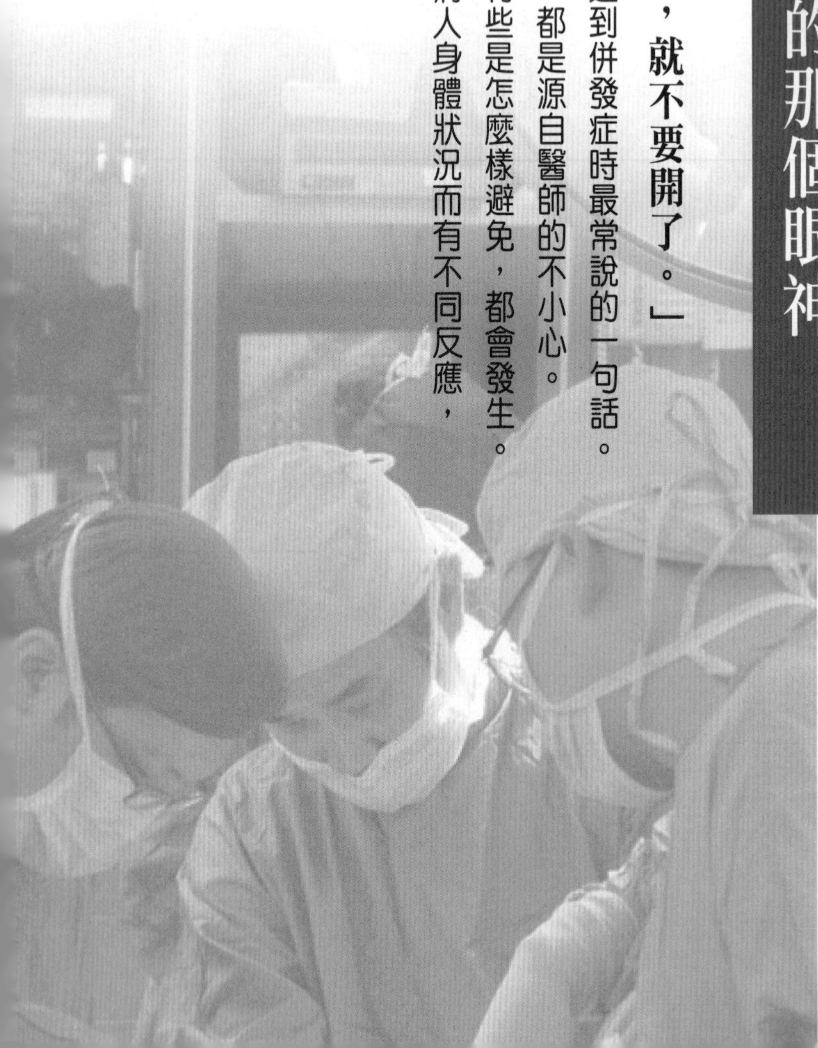

當我告訴秀蘭，明天我們可能還要再進一次開刀房，想辦法把裂開的人工膀胱重新修補。她用那個眼神足足瞪了我一分鐘，然後用微微顫抖的嘴唇，慢慢吐出：「怎麼會這樣呢？我從南部老遠到花蓮來找你，你告訴我，我的情況很樂觀，還很有信心的說，可以將我的膀胱拿掉，用腸子做成一個人工膀胱，我就不用在下腹部做一個造口把小腸拉出來，不用終身背著尿袋。我那麼信任你，希望你能解決我多年來的困擾。但現在怎麼會這樣呢？」

我看著這個驚慌的女人坐在病床上，因為煩惱過度，頭上灰白的頭髮亂成一團，臉上滿是無助的表情。我吐了一口氣，告訴秀蘭：「每個手術都有可能的併發症，當併發症發生了，我們就要面對它。我一定努力把它做好，請你放心，真的對不起。」

之後，我不敢再回想那個眼神，低下頭離開了秀蘭的病房。這是發生在三年前農曆春節前一個月的故事。

喝含砷化物地下水導致的膀胱癌

秀蘭住在屏東東港，她在來花蓮的半年前，因為血尿在南部的一家醫院做檢查，發現膀胱裡長了癌症。膀胱癌是臺灣南部特有的疾病。

過去，因為水質的關係，沿海地帶缺乏自來水，所以居民飲用地下水。不料，這些地下水裡含有許多砷化物。這些化學物質進到人體後，漸漸造成小動脈硬化，進而引發局部泌尿道上皮細胞的變性。因此，在臺灣南部，很多小時候飲用地下水，長大之後進入中年、老年時便漸漸的長出膀胱癌。

膀胱癌分成很多種，最嚴重的是鱗狀上皮細胞癌以及腺狀癌。這種癌症侵襲性很高，經常產生快速的膀胱外轉移及遠處器官轉移，若沒有早期發現，存活率都不高。比較常見的是尿路上皮細胞癌[17]，這種因為尿液中含有有毒化學物質的刺激，使得只要是有尿路上皮的部位，由腎盞、腎盂、輸尿管到膀胱，都可能會長出像海草狀的癌細胞。

早期的癌細胞不會侵犯肌肉層，所以只要發現得早用內視鏡刮除掉，再加上膀胱內灌注卡介苗或化學藥物，就可以控制病情，甚至治癒。但當膀胱癌侵入到肌肉層或是跑到膀胱外面，就要趕快把膀胱拿掉，以免發生淋巴腺轉移或是遠處的臟器或骨骼轉移。

她不想終生背著尿袋像傷殘人士

秀蘭的膀胱癌屬於侵襲性的膀胱癌，經過切片證實膀胱癌已經侵犯到肌肉層，且位置靠近膀胱頸的部位，所以需要拿掉膀胱和尿道。拿掉膀胱後，兩邊的腎臟尿液必須要改流。

傳統都會用一段小腸，上面接著兩邊的輸尿管，小腸的外端則拉到下腹部，形成一個小腸造口，稱之為「小腸通道尿改流」。手術後貼上一個人工造口袋銜接尿液，再接上尿袋，每天就只能看著尿液汩汩的從造口流出來，定時將尿袋裡的尿倒掉。許多罹患膀胱癌必須切除膀胱的人，就必須與人工造口終其一生，生活品質很不好，而且外觀上會有傷殘的感覺。因為醫師跟秀蘭建議進行這種手術，令她非常害怕，希望能找到讓她做尿改流手術的醫師。

秀蘭認識一位慈濟功德會的師姊，她得知秀蘭有泌尿系統問題後，便告訴她：「在我們花蓮慈濟醫院有位泌尿科醫師，人很不錯，手術技巧也很好，你不妨去找他看看，有沒有其他的治療方式，可以解決你的問題。」

所以秀蘭便到了我的門診。我看了她的電腦斷層及膀胱鏡的檢查報告，確認膀胱腫瘤應該是深入肌肉層，但是並沒有骨盆腔的淋巴腺腫大或是遠處轉移。因此，便幫秀蘭安排進一步的膀胱腫瘤切除手術。

我告訴她，如果腫瘤侵犯的位置不會太深，我們可以考慮把膀胱及尿道全部切除後，用小腸做成一個人工膀胱。但是我要做的這個人工膀胱跟一般小腸通道不一樣，我會用小腸的末端做一個腸套疊，讓尿液不會從尿袋流出來，但是你還是需要每天定時用導尿管從小腸造口將尿液導出來。其他時間只要在小腸造口上蓋一塊紗布，就可以正常生活、外出，即使洗澡都不會有問題。

秀蘭雖然不太了解這種手術是要怎麼做，但她很相信我說的話，因此便在花蓮慈濟醫院住

註17：尿路上皮細胞癌：泌尿系統從腎盂、輸尿管、膀胱到後段尿道上面的表皮細胞，稱之為尿路上皮細胞。這些尿路上皮細胞可能會發生變性產生癌症，稱之為尿路上皮細胞癌。尿路上皮細胞癌可以分成低惡性度及高惡性度，低惡性的癌症較不會有侵犯肌肉層或是發生遠處轉移，但高惡性度的癌症則很容易產生遠處轉移，必須要更積極地加以處理。

了下來。

繁複的「寇克式囊」，對病人是更好選擇

秀蘭住院後第二天，我便安排了經尿道膀胱腫瘤切除手術。這種手術非常簡單，先用內視鏡進去觀察膀胱內部的病理狀態，再用一支膀胱鏡切除電刀將腫瘤連下面的肌肉刮乾淨，再用電燒將腫瘤的基部燒灼止血，便完成手術。

秀蘭手術後三天病理報告出來，確定還有殘餘的膀胱癌細胞在肌肉層內。因此，我便告訴秀蘭，應該是要再手術，因為你還不到六十歲，如果不切除膀胱，以後膀胱癌反覆再發的機會非常高，將來不只要經常接受手術，更怕癌細胞轉移到遠處，那時就算是用化學治療，效果都不會很好，所以建議還是先手術切除乾淨最好。

聽完我的話，秀蘭點點頭，她到花蓮就是希望有好的手術方法可以解決膀胱癌問題，但是又能避免長久性尿失禁的腸造口。

我所提出的手術方法，名為「寇克式囊」，是一種可禁尿式尿改流。其實在四十年前相當流行，雖然現在年輕的泌尿科醫師已經不太熟悉，但像我們這種老一輩的醫師，以前常常拿這種手術炫耀自己的技巧。因為手術過程相當繁複，需要開刀七、八個小時以上，很多醫師不願意做。單純的小腸迴腸造口，雖然病人生活品質較差，但對醫師來講相對簡單，也可以減少手

術後繁複的照顧與可能產生的併發症。但如果要做這種可禁尿式尿改流，手續就繁複得多。

手術時，我們必須要用一段四十公分的小腸，再加上兩邊各一段十七公分的小腸，將小腸縫成一個袋子，再將兩邊十七公分的小腸往袋子內拉進來做成腸套疊。為了不讓腸套疊向外脫出，必須要使用釘書針將套疊的腸子釘住，並且縫在尿袋裡面。

做成了腸套疊之後，外側必須再加上人工網膜固定以免腸子脫出。靠近身體的那一端，將切斷的兩側輸尿管縫在小腸的末端，讓尿液從這裡流進人造膀胱裡面，而在外側留下的小腸，也做成一個腸套疊。用釘書針釘好後，外面再加上人工網膜，將末端拉出體表做成造口，尿便不會失禁。

因為四十公分小腸要經過轉折切開再縫合，因此在這個人工膀胱裡面，腸子的蠕動便可以得到平衡。開始裝尿後，膀胱可以漸漸的擴張，壓力不會太高，較低的膀胱壓力可以避免尿液往上逆流到腎臟，也可以預防尿液外漏。同樣的，這種人工膀胱也必須將出口端由身體的右下腹拉出來，做成腸造口。這種腸造口不會做得很大，外觀上只像個小肚臍一般。

當膀胱尿脹時，因為是用小腸做的人工膀胱，所以會有脹尿感，大約四、五個小時，病人再用較粗的導尿管自己導尿，將裡面的尿液導出來，然後用衛生紙擦一下腸造口，便可以用紗布蓋住，像一般人正常的過生活。

手術中產生的裂縫，縫合就好

手術當天，秀蘭有些緊張，在麻醉前她緊緊握著我的手說：「郭醫師，應該沒有問題吧！」我拍拍她的手：「你放心！我會把手術做好的。」其實這個手術我從三十年前就開始做，對我來說並不是很難。剛開始，確實有些不熟悉的步驟要花較多時間，但做久了，在女性身上，通常五、六個小時就可以完成手術。因為今天的手術要把膀胱和尿道一起切除，所以我們擺了一個截石手術姿勢，陰道也做了消毒，我用手術刀從秀蘭的下腹正中線劃了下去，便開始手術。其實手術非常順利，也沒有流太多血，先清除了骨盆腔兩側的淋巴腺，再將膀胱與骨盆壁的連結韌帶及血管一一切開。

我們將膀胱分離出來後，再往下把尿道與骨盆底肌肉做分離。這個時候因為止血鉗夾得比較深，所以當尿道切掉後，赫然發現陰道的前壁裂了一條縫，這沒什麼關係，因為手術前已經做了陰道消毒，於是便用縫線將陰道傷口做連續性的縫合。

手術繼續進行，我們拿掉膀胱和尿道後，便將兩側的輸尿管分離出來，並且開始截取腸子做人工膀胱。人工膀胱的製作有點複雜，必須要做三、四百針的縫合，並且做兩側輸尿管抗逆流的裝置。不過手術還算順利，兩條輸尿管分別縫在人工膀胱的入口處，再將人工膀胱的出口縫在下腹部的造口，便完成了手術。前後大約六小時，沒有什麼流血。手術後因為沒有特殊狀況，我們讓秀蘭在恢復室休息兩個小時後，確定血壓穩定，便送回病房。

秀蘭的先生已經在手術室外焦急的等待，一看到秀蘭出來，馬上跑來問我：「手術怎麼樣？」我拍拍他的肩膀：「沒有問題。」

秀蘭的先生是個很老實的商人，做點小生意，講話很客氣，因為信任慈濟醫院，所以他把工作暫時擱在一旁，大老遠從屏東來陪秀蘭度過手術後的恢復期。

手術當天下班前，我習慣性的又回到病房去看看今天手術的病人和住院病人。秀蘭已經清醒，可以講話。因為我們取的小腸是末段迴腸，因此按照往例並沒有放鼻胃管，也比較舒服。她躺在床上，因為麻醉藥剛退掉，臉色有點蒼白，但是精神還不錯。

我問她：「傷口會痛嗎？」她點點頭，但是輕輕的說：「還好，可以忍受。」我建議她如果很痛的話，可以在睡前打一支止痛針，讓自己舒服一點；而且止痛針並不會影響傷口癒合，請她放心。

手術第二天，病人就排氣了

因為手術當中沒有大量出血，所以我們也沒有幫秀蘭輸血，只是連續性的輸液，由她頸靜脈的中心靜脈導管輸進去。因為手術有取一段腸子，暫時不能進食，為了補充營養，我們通常會在頸靜脈扎一支中央靜脈導管，由這個導管可以做高濃度的輸液，來補充營養和糖分。因為這個導管放在頸部側邊，所以頭部擺動會有點困難。

秀蘭歪著頭用眼睛餘光注視著我：「我大概要住多久？」我跟她說：「一般而言，這種手術至少要住兩個星期，讓小腸做的人工膀胱能夠縫合得好，同時也讓輸尿管接合處長好，我們才能陸續拔掉管子，所以可能需要三個星期。」

因為秀蘭手術時候已經是十二月初，她估計應該隔年元月就可以回家。我告訴她，應該沒有問題。秀蘭點點頭，閉上眼睛安心的休息。

手術後第一天，秀蘭沒有發燒，體溫、血壓、心跳都十分穩定。早上查房的時候，我看了她腹部的兩條引流管，一條放在腹腔部位，為的是怕小腸縫合的地方會有癒合不良，這是比較嚴重的問題。另外一條放在骨盆腔底部，是防止人工膀胱因為傷口癒合或是發炎而產生漏尿。如果有這些引流管漏出來的尿或小腸液，便可以有效的將外漏的體液引流出來而不會造成腹膜炎，這是一般手術必要的引流。

因為引流管插在肚子的兩邊，傷口會有點疼痛，換藥時我們特別小心的輕輕移開敷料，塗上優碘藥水，再換上新的敷料。昨天引流管出來的不多，兩邊只有三十毫升和五十毫升，有點血水的腹水，這是手術後的正常現象。因為手術會造成傷口內部的炎症反應，所以腹膜受刺激也會增加分泌物。

我告訴秀蘭，暫時還不能吃東西，可能要三天後，等腸子通暢才能進食。由於手術後情況穩定，秀蘭臉上也逐漸露出笑容，會開始跟護理師對話，但是神色仍然非常緊張。偶爾傷口發生劇烈的疼痛，她也常常忍住不打止痛針。另外，由下腹造瘻口導尿管引流出來的尿液，其實還滿清澈，稍微有點血水，但是引流的效果非常好，每天出來的尿量大約有兩千毫升上下。顯然兩邊輸尿管引流的效果很不錯，沒有有尿液外洩的情形。

手術第二天，秀蘭就排氣了。我用聽診器聽她的肚子裡的腸蠕動聲音，發現腸蠕動聲音非常快速，拍拍她的肩膀告訴她，你的腸道通暢得很不錯，所以可能第三天就可以開始進食了。秀蘭點點頭，開始告訴我一些她在故鄉的小故事。

因為秀蘭跟我並不認識，因此藉著住院的機會，只要有我有空就會去找她，坐在床邊跟她聊聊天，一方面讓她放鬆心情，二方面也可以互相認識。其實秀蘭家庭很普通，先生做點小生意，她也在一些工廠裡面做工，生活平淡樸實，家中兩個小孩也都已經長大成人。因為秀蘭的先生陪她來，因此就叫小孩子不用來，等媽媽身體好一點，再找時間來看就行。

突然有不明尿液從引流管流出

手術後第三天，秀蘭的腸子通得很好，我建議她可以開始喝水。可是那天下午，秀蘭的引流管突然流出大量的液體，看起來不像腹腔的引流液，倒像是人工膀胱流出來的尿液般，清澈透明，夾雜些許腸黏液。

我心頭一驚，趕緊取得引流液去檢查，果真是尿液。但尿是從哪邊出來的呢？是人工膀胱還是從輸尿管的接口？

我們幫秀蘭掃了腎臟超音波，發現腎臟沒有水腫，兩邊各有一條單勾引流管將尿液從腎盂經由輸尿管的接合處引流到人工膀胱外面，照理說，不應該有尿液外漏現象。可是這尿流得太多了，過了一天，仍然沒有停止。每天出來的引流液超過八百毫升，幾乎等於人工膀胱內引流出來尿液的二分之一。

為了確定尿液的來源，我幫秀蘭安排電腦斷層檢查，發現原來秀蘭右側的輸尿管與人工膀胱的接合處有了裂縫，有些尿液從這個裂縫經由後腹腔，再由骨盆底的引流管流出來，這是一個不好的結果。

手術後第四天，輸尿管與人工膀胱吻合的地方竟然裂開，我認為應該盡快縫合裂開的地方。秀蘭聽了我的建議，臉上原本帶著的笑容，頓時收了起來。她用冷冷的眼光看著我說：「怎麼會這樣子呢？」我告訴她：「通常手術後都會很順利，唯一可能就是感染了奇怪的病菌。」

我這時候想到，在切除膀胱跟尿道的時候，陰道有破了一個小洞，會不會是一些隱藏在陰道裡的黴菌跑到人工膀胱裡，因而造成傷口感染，導致輸尿管和人工膀胱接合處發生嚴重感染而裂開。

秀蘭在百般不情願下，還是在手術後第五天再度進開刀房。因為傷口還沒有長肉，所以我們很快就重新打開傷口，檢查人工膀胱外面，果真發現原來輸尿管與膀胱吻合的地方裂開了，放在吻合處的雙勾導管[18]暴露在外面，因此右邊輸尿管的尿液，不斷的由輸尿管流到後腹腔，然後再經由骨盆底的引流管流出來，終於找到元兇了。

不過要將這條輸尿管與人工膀胱重新縫合，倒也沒那麼容易。因為人工膀胱在手術後五天，腫脹得非常厲害，所以我們必須再取一段小腸，將裂開的輸尿管接到小腸上，然後再將這段小腸與人造膀胱縫合在一起。重新打開的人工膀胱要再縫合起來，吻合的地方腫脹，縫得相當吃力。不過，我們還是慢慢的將人工膀胱一針針縫好恢復原形，確定接合處都縫合得很好，才關閉傷口，讓秀蘭回到病房。

二次術後未好轉，病人心情跟著壞

第二次的手術並沒有讓秀蘭的狀況改善很多。手術後第二天，骨盆底的引流管依然流出將近一千毫升的尿液。我們百思不得其解，究竟是什麼地方沒有縫好，怎麼會讓尿液繼續往外流？於是在手術後第三天，我們幫她做了一個膀胱攝影，從導尿管灌入顯影劑，我們在X光下

註18：雙勾導管：泌尿科醫師在進行輸尿管手術之後，例如輸尿管結石手術或是輸尿管膀胱吻合手術之後，為了讓輸尿管保持通暢，因此會置放一條兩邊都有勾起來的軟管，這條軟管每一公分會有一個小洞，讓尿液能夠從高壓的腎盂流到較低壓的膀胱，才可以讓尿液引流通暢，而且使得手術吻合的地方不會阻塞。

看到原來人工膀胱底部有一個大裂縫。

這時候在手術前送的尿液培養結果也出來了，原來是黴菌感染。這是一種白色念珠菌的感染，通常來自於陰道污染所造成。由於病人的免疫力較差，常常會很快的擴散到整個傷口，也因此導致秀蘭的人工膀胱一部分縫合處裂開，尿液便從人工膀胱的底部流了出來。

幸好骨盆底引流管的位置很好，尿液雖然外漏，但是可以完全從這條引流管流出來，不會造成嚴重的腹膜炎，因此秀蘭也並沒有腹脹或是發燒的症狀。她的腸胃道倒是恢復得很快，第二次手術後第二天就排氣，因此我們鼓勵秀蘭開始進食。

除了中心輸液補充足夠的營養外，我也建議秀蘭多吃點高營養的食物。但是她聽到我們的建議，卻冷冷的回說：「我們在花蓮，人生地不熟，我先生根本不知道要去哪裡買東西，你教我們怎麼補充營養呢？」

這句話說來簡單，但聽在我們耳裡卻非常刺耳。她似乎在控訴，為什麼你手術一次沒做好，還要讓我遭受這樣的苦痛。現在吃不下飯，你又要我們想辦法補充營養。

對於病患的不滿，我們必須忍下氣。我告訴秀蘭說：「沒有關係，外面哪裡在賣，我們會跟你先生講，你可以吃點高蛋白的魚湯或是蛋類補充營養，傷口才容易長好。」

我心裡想著：「任何人工膀胱的手術，至少也要二週到三週，我們才會將導尿管拔除。這段時間裡面雖然有尿液外漏，但是沒關係，慢慢將外漏的尿液抽吸，還是可以讓傷口在表定的時間裡癒合的。」

因此，我下定決心要好好照顧這個病人。我常常告訴秀蘭：「我真是上輩子欠你的，這輩子我必須用更多的時間來還你。所以我每天會來看你好幾次，你可不要心煩喔！」秀蘭臉上沒有笑容，當我盡量逗她開心的時候，也總是冷冷的看著我說：「希望能早一點好起來，我開始有點想家了。」這是手術後的第七天。

可是，引流管還是每天有五百、八百毫升的引流液流出來。送去檢查，依然是尿液混雜著一些腸黏液。

手術第八天後，我決定開始動用低壓力抽吸，這是用一個幫浦放在床邊，幫浦以二十到三十微米汞柱的壓力做抽吸。這樣的抽吸可以將引流液從引流管連續且穩定的吸出來，而不會留在腹腔裡。

而這種低壓的抽吸，也會促使傷口裡面的肉芽組織加速形成，漸漸的會形成一個穩定的瘻管，然後我們再將引流管慢慢的拉出來，讓瘻管逐漸封閉。對一個有大量引流液的傷口，這種抽吸通常要進行兩個星期，才能穩定傷口。

還好這兩週秀蘭開始有點進食，腸胃道也非常通暢。不過由於切掉了一大段的腸子，起初秀蘭有些腹瀉。有一次我去病房看她，看到她先生正在幫她換尿布。秀蘭紅著眼眶告訴我：「我怎麼腹瀉得這麼厲害，肛門都紅腫疼痛得不得了。」我告訴她：「這是腸道手術後常有的後遺症，等到腸子重新調整吸收能力之後，便會逐漸減少。」

一句「早知道就不開了」，刺痛醫師的心

不過秀蘭遇到這種挫折，心情總是非常低落。她會瞪我一眼說：「早知道這樣子，就不要開了。唉！」這是病人在手術後遇到併發症時最常說的一句話，「早知道就不要開了」。

其實，**行醫三十年來，類似這種手術後的併發症，我們已經經歷了很多次。雖然病人病痛在身，講的話我們不能當真，但一再聽在醫師耳裡，總是難堪，也刺痛我們的心。**

沒有錯，每個併發症的背後，都可能是源自醫師的不小心。有些可以避免，但有些是怎麼樣避免，都仍會發生。因為每項手術會依病人身體狀況而有不同反應，不確定性總是存在。

縱使我們按照一定的步驟去做，偶爾還是會發生疏失。例如這次，我們也有消毒秀蘭的陰道，但是並沒有在消毒前用消毒水多次沖洗陰道，以至於沒有完全清除陰道裡的黴菌。而當手術時，陰道不小心破裂，通常引流管還是可以有效的將一些污染的液體引流出來。

哪想到這個黴菌竟然如此兇狠，一下子就侵入人工膀胱，破壞膀胱吻合的縫合線，而造成尿液外漏。再加上第二次手術後傷口腫脹，導致傷口縫線斷裂，才會造成大量的尿液外漏，以及人工膀胱的裂縫。

面對這種手術後的併發症，我們必須要有耐心、用勤能補拙的精神，努力陪伴病人、支持病人，並且讓她得到心靈的膚慰。心情不好的病人，沒有人會吃得下飯，更不要講補充營養了。但是我們想盡辦法，也要讓她多吃一些東西。

於是，我請助理慧敏去看她，帶點水果去促進秀蘭的食慾。有一天慧敏帶著一些東西去看她，可是回來後卻非常沮喪。她告訴我：「秀蘭看到我來，說明來意後，她並沒有任何笑容。而且還毫無表情的問，『是因為你們手術做得不好，所以現在才要拿這些東西來補償我，是嗎？』」

慧敏有些尷尬，只好對她說：「不是這樣子的，郭醫師因為怕你營養不夠，才請我帶些東西，幫你補充營養。我們住在花蓮比較方便，如果你想吃什麼，我也可以幫忙帶來。」可是秀蘭依舊冷冷的回答：「不用了，我們的問題自己會處理，謝謝你的好意。」

因為這種挫折，每次我請慧敏帶東西給秀蘭的時候，她都會很緊張。走到病房前，會先倒抽一口氣，才鼓起勇氣走進病房，面對一張冰冷沒有表情的臉孔。

電腦斷層找出問題，陪病人在院過年

日子就在等待中一天一天過去，秀蘭腹部的傷口長得很好，並沒有因為人工膀胱的感染而產生癒合不良的情形。引流管也只有骨盆腔的引流流出來，另外一個腹腔內的引流管，倒是沒有什麼引流液。於是我們在第二次手術後第十四天，就拔除那條引流管，只留下骨盆腔引流管，繼續以低壓抽吸裡面外漏的尿液。

在第二次手術後三個星期，引流管的尿液有減少一些，但每天還是有兩、三百毫升流出來。我一直覺得很奇怪，明明已經抽吸了兩個星期以上，為什麼傷口還沒有癒合？

於是，我再幫她安排了電腦斷層檢查。我們赫然發現，原來這條引流管因為人工膀胱底部傷口癒合不良，竟然有一部分跑進人工膀胱裡面。因為部分的引流管暴露在人工膀胱裡面，因此尿液還是會從引流管不停的流出來，再怎麼抽吸，都不會乾。

之後的三個星期，氣溫漸漸變涼，秀蘭的腹部傷口開始癒合，腸胃道也非常通暢。她可以進食、排便，人工膀胱的導尿管也非常通暢，只是那條骨盆底的引流管，還是每天固定有尿液流出來。每天早上專師惠玲會去幫她換藥，順便沖洗她的人工膀胱，將裡面的腸道分泌物沖洗出來，以免黏液阻塞導尿管，形成後續的尿路感染。

秀蘭在換藥的時候，有時候會叫痛，但大部分時間都抿著嘴，表情很緊張。有時候她會問我們：「到底要到什麼時候才能結束這冗長的治療？」我們只能說：「再等等吧！傷口癒合要一定的時間，加上你在手術後有黴菌感染，癒合自然會慢一點。」

因為秀蘭住院久了，她先生必須回家料理一些家務事，所以請了一位看護。但是秀蘭覺得看護態度不好，後來乾脆辭掉看護。等先生一回來，她大發脾氣說：「幹什麼花這麼多錢，請那個看護在這邊也沒什麼用，我自己會吃、會走、會上廁所，不需要有人陪。」

每次我們去看她，她總是低著頭不太喜歡講話，問她：「有沒有什麼心事？」她也搖搖頭，其實我們知道，久病的人，沒有一個情緒是好的，但也只能期待傷口早日復原，能夠早點出院回家。

於是我幫秀蘭安排了一個內視鏡檢查，確實看見有一部分的引流管，埋進人工膀胱的傷口裡面。有了這個發現，事情就變得簡單多了，我們將引流管稍微往外拉，讓它脫離人工膀胱，然後再繼續抽吸，果真過了三天，引流管的引流量就從三百毫升，減少到五十毫升。再過兩天，引流管便沒有尿流出來。

而秀蘭從人工膀胱導尿管流出來的尿液也增加到每天兩千毫升以上，顯示人造膀胱的癒合已經完成。我們再做一次人造膀胱的膀胱攝影圖，確定沒有漏尿。於是我們便將引流管拔除，讓秀蘭只由導尿管將人工膀胱裡面的尿液引流出來。

耐心加用心，把苦難化為喜悅

手術後一個月，這時已經接近過年。秀蘭的傷口也接近完全癒合，我心想秀蘭會不會很想回家？於是問她：「你有沒有想回家過年，看看孩子們。」可是秀蘭卻說：「這一趟花蓮之行，我已經下定決心，要等到完全沒問題才回去，我就留在這邊過年好了。」衝著秀蘭的這一句話，我那年過年也不回南部老家掃墓。

原先我每逢過年都會和兄弟姊妹回臺南，探訪父親、母親的墓地。那年因為情況特殊，我覺得有必要留在院裡陪伴秀蘭，很怕在過年期間發生突發狀況，到時候要收拾殘局就麻煩了。

幸好過年期間，秀蘭的病況穩定，尿液引流順暢，腎臟沒有水腫、也沒有發燒。在她尿液檢查確定黴菌感染已經完全消除之後，我們就準備讓秀蘭回家。

秀蘭出院的時候，從她剛到我們門診尋求協助算起，正好足足兩個月。這兩個月裡，不只秀蘭瘦了五公斤，我也瘦了三公斤。每個併發症的發生，除了帶給病人無盡的苦痛之外，其實照顧他們的醫師們，也常常會一再的反省，到底是什麼地方沒做好？為什麼那時候沒有小心一點把它做好？伴隨著病人的苦痛是醫師，但是我們總是要打起精神，擺出笑容面對身受病痛折磨的病人。

秀蘭回屏東後，我們還保持聯繫，她常常會告訴我們發生了什麼事，導尿管不好導，我建議她就近到附近的醫院找泌尿科醫師解決。可是秀蘭老是覺得在那邊的醫師、護理師照顧不全，對她的病況也不甚了解，希望回花蓮這邊處理她的泌尿系統，還有人工膀胱。

手術後第一年內，秀蘭每三個月都會回來檢查一次。有時候我們發現她的腎臟有些水腫，也會做進一步檢查。手術後一年，我們還在秀蘭的人工膀胱上發現長了一顆石頭。原來是人工膀胱的線頭外露，因此在尿液中的鈣質沉積下形成石頭。

我幫秀蘭把結石取出來，並且教導她正確的導尿方式。因為人工膀胱並沒有太多感覺，有時候秀蘭喝的水量很多，人工膀胱脹得太過，反而會把出口堵住，導致導尿困難。這時候我們就必須要用小拇指輕輕的去擴張人工膀胱的腸造口，再用導尿管伸進去將尿液引流出來。因此適當的控制喝水量，以及固定的導尿時間，是很重要的事情。

秀蘭漸漸熟悉生活的步調和自行導尿的方法，也可以熟練的自行導尿，或者是在外出的時候，自己留置一條導尿管，帶著尿袋綁在小腿上出去遊玩。她逐漸從手術後那兩個月的苦痛中走出來，臉上也逐漸露出笑容。

此後，秀蘭一家人和我變成好朋友。她會用群組跟我討論她的病情，詢問我應該怎麼做。遇到擔心的時候，我會建議她，你就來一趟花蓮好了。與其在屏東那邊窮緊張，還不如來這邊，我幫你好好解決。因為這種人工膀胱現在做的人很少，年輕醫師通常看到這種人工膀胱就會告訴她：「你趕快去花蓮去找郭醫師，免得我搞砸了，以後郭醫師也不好處理。」

對於秀蘭這樣的病人，我已經變成她最重要的一個朋友，也是最能依賴的醫師。每次從屏東來到花蓮回診，她會準備一些當地的名產帶給我，夫妻倆開著車一起到花蓮散心。當然我也必須要陪著秀蘭一直走下去。秀蘭的健康已經變成我必須承受的一部分，但那已經不是苦難，而是一種助人的喜悅。

09 永恆的苦難與負擔

「與其冒險再做一次大手術，我寧願帶著這些管子。」

一個外科醫師要給病人最大的福祉。
有時我們覺得對病人不好的，
對他而言，不見得就不好。
有時我們覺得對他比較好的手術方式，
反而讓病人承受更多苦難。
這就是當外科醫師的難處。

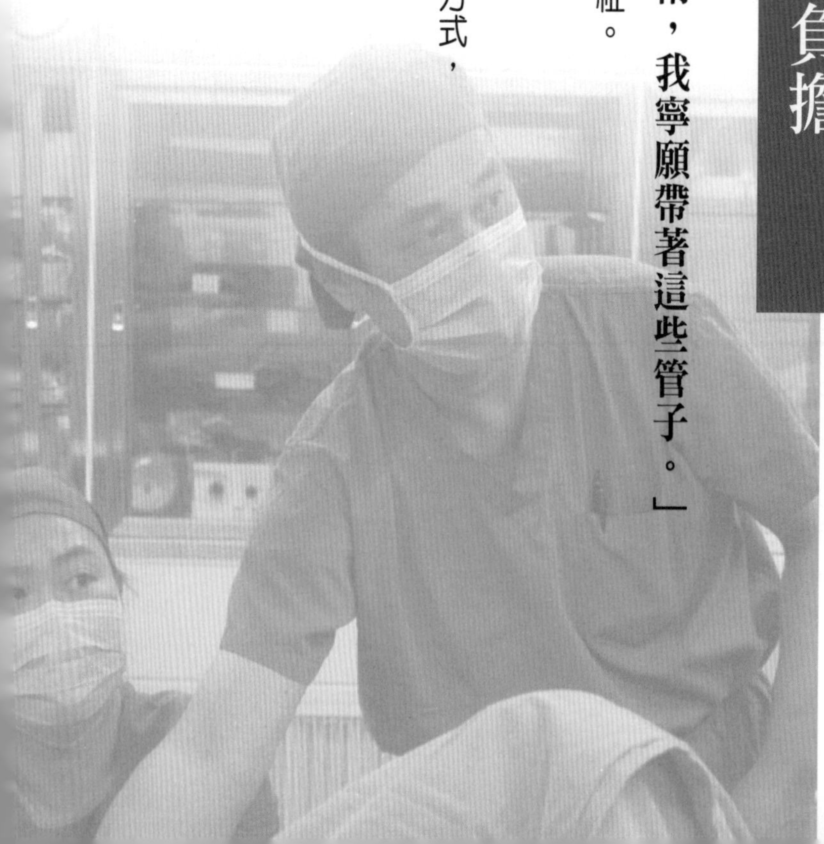

「我從劇烈的疼痛中慢慢醒來，只覺得全身鬆軟無力，喉嚨非常不舒服，想講話卻發不出聲音，眼睛睜開，這是什麼地方？」一個被簾子遮起來獨立的小房間，床邊監視器嗶嗶的聲音一直在叫著。

「我的兩隻手被綁在床沿，兩腳也無法動彈。走進來一個護理師，我想問她這是什麼地方？」還沒開口，護理師就先說了：「吳華，這裡是外科加護病房，你剛剛才醒過來，不要掙扎，我會幫你把手腳放開，我再慢慢告訴你，發生了什麼事。」

原來吳華在加護病房已經躺了七天，這七天，他由原來的敗血性休克，經過醫師搶救後逐漸穩定。為了讓他呼吸順暢，急救室的醫師幫他插了氣管內管，並且用呼吸器輔助他呼吸，讓他的血氧濃度足夠。因為插著氣管內管很不舒服，所以醫師也持續打了一些鎮定劑，讓他二十四小時都在睡眠狀態，不會覺得不舒服。因為今天準備幫他拔掉呼吸器，所以醫師停止鎮定劑的點滴，因此吳華才會逐漸甦醒過來。

三十九歲得膀胱癌，化療後切除膀胱

吳華是一位三十九歲的原住民，平常都在建築工地當板模工人，吃得多、勞力也多，所以身體壯碩、腹圍相當大。他因為血尿及血塊堵住膀胱出口，在六年前到我們醫院，檢查後發現膀胱癌，於是做了經尿道膀胱癌切除手術。

我們為吳華手術後發現，他的膀胱癌屬於肌肉侵襲性高惡性度的尿路上皮細胞癌。這種癌症好發於男性，而且是有大量抽菸或受到環境污染的人。當病理組織證實膀胱癌之後，我們為他安排了四個月的化學治療。目的是要降低膀胱癌的期數，以便在四個月後切除他的膀胱，減少癌細胞擴散，對於病人手術後的預後會有較好的結果。

手術前的化療有點辛苦，但是以他壯碩的身體應付這些化療綽綽有餘。過完年後，吳華也順利完成化學治療。我們再幫他進一步檢查，發現仍然有癌細胞存在膀胱裡面，建議還是要把膀胱整個切除下來。

其實吳華才新婚不久，小孩只有一歲，太太非常年輕，平常在家帶小孩。吳華上工的時候，太太會幫他帶飲料、便當到工地。夫妻非常恩愛，鶼鰈情深。知道吳華罹患膀胱癌，對太太而言當然是晴天霹靂，但是也只能接受。

因為吳華年紀還很輕，手術必須把膀胱及攝護腺全部切除，才能有效將癌細胞清除乾淨，避免局部復發；然而，這樣的手術很容易傷到會陰神經及支配性功能的神經。當時我們醫院已經有達文西機器手臂輔助系統，若是使用機器手臂輔助手術，可以將視野放大十倍，對位於攝護腺兩邊的神經血管，都可以很清晰的與組織分辨。

因此，在手術中我們可以有效的將這些支配尿道括約肌及陰莖海綿體的神經跟血管剝離開來，不至於受傷。順利切除膀胱和攝護腺後，再將人工膀胱接到尿道括約肌上面。在手術之後，病人可以較快恢復，尿不失禁，並維持良好的性功能，讓年輕的病人在手術後，仍有較好的性功能及生活品質。

雖然吳華是工人階級，經濟情況並不是很好，不過夫妻兩人商量後，還是願意接受這樣子的手術。因此，我們在二〇一五年三月便幫他安排達文西機器手臂輔助膀胱攝護腺全切除手術。手術時發現，吳華非常肥胖，進入後腹腔後他的腸子非常巨大，腸繫膜也充滿油脂，這麼肥厚的腸繫膜經常讓腸子蠕動較慢，而且不容易伸展開來。

傷口吻合處張力過高、癒合不良

我們雖然順利的將膀胱及攝護腺切除，但是在進行使用小腸做人工膀胱，要將它接到尿道時卻發生了困難。由於腸繫膜較粗較短，因此在縫合的時候張力很高，略顯吃力，必須一針針慢慢的縫，才有辦法將兩端銜接在一起。

即使接在一起，也感覺張力仍然非常高。外科手術在做傷口吻合時，如果張力過大，就容易產生問題，可能會造成傷口癒合不良，經過長時間，更容易造成吻合的地方纖維化，屆時容易產生狹窄。不過，因為手術已經做了，還是必須要完成，因此，我們還是勉強的將人工膀胱接到尿道上，並且放置經尿道導尿管，希望經過一段時間後，可以讓傷口慢慢癒合。

手術後，吳華恢復得很快，雖然有一段小腸被切除去做人工膀胱，他的腸蠕動恢復得很好，第三天就已經排便，便可以進食。因為他身體不錯，所以手術後兩天也開始下床走動。我看他體力恢復得很好，預期他在手術後膀胱與尿道接合的地方應該也會長得很好。

不料在手術後第十二天，吳華從床上起身時，因為導尿管被床邊的欄杆勾到，他用力一起身，這條導尿管居然掉了出來。本來我以為既然導尿管掉出來，而且手術已經過了十二天，以一個年輕人來講，傷口吻合應該沒有問題。

然而導尿管掉了之後，吳華居然無法排尿，這時我們就緊張了。同時也發現他的傷口引流管有大量的尿液流出來，顯示人工膀胱跟尿道吻合的地方還沒有癒合得很好，導尿管就已經滑脫，因此尿液會從吻合的地方流出來。這是一個危險的警訊，我們必須要趕緊重建尿道與人工膀胱吻合處，避免尿液大量外漏，造成較嚴重的併發症。

因為手術是在腹腔內進行，如果沒有將尿液充分引流，會產生化學性腹膜炎，以後更會產生腸阻塞或更麻煩的問題。於是我們隨即安排了內視鏡檢查，檢查中赫然發現，在吳華的尿道與人工膀胱接合處左側有一個很大的缺口。而這個缺口便可能是在吻合時，因張力過高所產生的癒合不良部分。而在導尿管滑脫後，這個缺口便讓尿液從人工膀胱流出來，而由腹部的引流管流出去。

手術後五天，再進開刀房縫合人工膀胱與尿道缺口

於是，我們幫吳華重建尿道。為了安全起見，也在恥骨上做了一個膀胱造瘻，以防止萬一尿道吻合處仍然癒合不良，從膀胱造瘻還可以將尿液充分引流，促進傷口癒合。然而在手術後三天，吳華腹腔內的引流管依然繼續有尿液引流出來，顯然是因尿道與人工膀胱的吻合缺口還是沒有癒合，而這個缺口就位在人造膀胱的最下方，因此尿液會從此處持續的流出來。

這時候吳華已經開始有點發燒，而且下腹開始有脹痛感，顯然尿液滲漏不只是從引流管流出，已經有散布到腹腔內造成骨盆腔內的腹膜炎。為了減少腹膜炎擴散，我們決定在膀胱造口手術後五天，再進開刀房將人工膀胱與尿道的缺口做緊密縫合。

其實第二次手術的風險很大，因為這是在達文西手術後第十七天，組織腫脹發炎的情況還很嚴重，因此手術進去為了要找到尿道與人工膀胱的吻合處，就費了好大功夫。而吳華又是個很胖的病人，光是腹壁油脂就厚達七、八公分，傷口必須要拉得很大，才有辦法將人工膀胱整個弄清楚。

手術中又發現因為尿液外漏，所以組織已經開始沾黏，剝離起來確實非常辛苦。但不管怎麼樣，我們還是慢慢的找到尿道及人工膀胱的缺口，再用縫合線將這個缺口縫好，確定不再有外漏，才放置幾條引流管關閉傷口。

我預計這次手術後，導尿管可能要留在尿道至少一個月，讓傷口充分吻合之後才能拔掉。所以吳華就帶著一條經尿道導尿管、恥骨上的膀胱造瘻管、以及腹腔裡面兩條引流管下了手術室。因為手術時間很長，過程中他的血壓有點不穩定，因此我們便讓吳華當晚留在外科加護病房觀察。麻醉科醫師為了安全起見，也讓他帶著氣管插管到加護病房，等到第二天情況穩定之後，再慢慢的拔掉氣管插管。

敗血症來勢洶洶，X光一照肺部都白了

雖然一切安排如此妥當，但是吳華從手術房到加護病房之後，卻發現血壓急遽降低、心跳非常快。原來放在膀胱裡的導尿管尿也減少許多，抽血檢查發現他的血中白血球高達二萬五千，正常為四千到七千，發炎指數C反應蛋白也超過十，正常值是小於〇．五。這些跡象顯示，吳華可能在手術前，就因為導尿管滑落、內視鏡檢查、內視鏡手術，還有這一次的手術，導致他的細菌感染開始產生擴散，而造成瀰漫性敗血症，使得周邊血管擴張、血壓降低。

發生這種狀況，我們第一時間必須給他大量的輸液及抗生素治療。幸好他的氣管插管還沒拔掉，因此我們就在加護病房裡接著呼吸器讓他繼續使用，希望在手術一、兩天後，情況穩定再慢慢的拿掉。

然而，情況並不如我們想像中順利。吳華雖然年輕、身體壯碩，但他的免疫力並不如我們

想像的好。這個敗血症來勢洶洶，不只影響他的血壓，更對他的呼吸造成嚴重影響。

在手術後第二天，例行的胸部X光發現整個肺部都變白了。這是非常危險的成人呼吸窘迫症候群，原因可能來自急性的敗血性休克，造成肺部肺泡間質嚴重的水腫，使得氧氣無法進入血液循環中，因此，會造成持續性缺氧和組織的壞死、腫脹，而使得肺部的氧氣滲透受到更大的阻礙。如果沒有立即處理，可能會造成病人死亡。因此，呼吸治療師趕緊幫吳華換了正壓呼吸器，利用較高的灌氣壓力將氧氣強力送到肺部，進入間質，也讓血中的氧氣濃度增加。

這一連串的治療，雖然即時，但並不能很快的讓吳華血中氧氣濃度恢復正常。最好的時候，血中氧氣也只能維持到百分之七、八十，距離正常的百分之九十六以上，還有一段距離。由於持續的缺氧及敗血性休克，吳華的尿液急遽減少、全身浮腫。抽血檢查尿毒也很快的上升，而且血中也充滿嚴重的酸中毒。在手術後發生這種敗血性休克，一般免疫力較差的老年人可能就拉不回來了，不過年輕的吳華在手術後還撐了三天這樣子的情況。

牧師哥哥帶著全家人和我一起祈禱

由於吳華的狀況急遽變差，我們趕快通知他太太和家人。他們一家人都是很虔誠的基督徒，有位哥哥還是教會的牧師。他們一起為吳華禱告，諒解我們對他處置所發生的一切狀況，並且祈求上帝能協助他渡過難關。

我在旁邊看到吳華的太太緊張得眼淚直流，手上還抱著才一歲多的小孩。我心裡想著，這樣年輕的一個生命，我們不能讓他就此流失。因為他的太太和孩子都需要靠他支持下去，如果不能把吳華救回來，這個家庭馬上就會破碎，這是何等不幸的事情，對醫師而言，又是何等嚴重的挫敗。

當然，任何手術都可能有併發症，發生了併發症，我們一定會在第一時間做適當處理。然而每一位病人的情況不一樣，手術當中遇到狀況，有時候並不如想像中能一一處理好。沒有人願意碰到，但是就算我們盡了全力，有時還是不能挽回病人的性命。所以在吳華家人為他禱告的同時，我也在一旁默默禱告，希望上帝能保護他，讓他繼續活下去。

也許是我們的禱告奏效，也許是吳華的身體狀況還好，或是他命不該絕。吳華居然在休克三天後，血壓回來、心跳減慢，尿液也逐漸流了出來；呼吸器承受到的肺部內壓也減低了，表示氧氣可以有效的送到肺泡裡面，這正是一個良性循環的開始。

看著吳華身體慢慢好起來，我們也非常高興，只期待不要再有惡化的現象。在加護病房住了一個星期，他的血壓終於維持穩定，呼吸器也從全部經由機器驅動，變成可以透過自行呼吸來驅動；也就是說吳華可以開始有一些呼吸動作，當呼吸的力量並不足夠的時候，呼吸器可以被驅動而將足量的氣體打入他的肺部，提供足夠的吸氣量和氧氣濃度。

在加護病房第七天，呼吸治療師決定移除吳華的呼吸器，再將他的氣管內管拔掉。也就是在那天早上，吳華才在停止鎮定劑點滴之後慢慢甦醒過來。

然而，氣管內管插在氣管內，他無法說話，只能睜著雙眼看著我們。雖然全身都很痛苦，但是他還是很能忍耐，用簽字筆在白板上寫著：「我發生了什麼事？」我們在旁邊慢慢告訴他，手術後產生敗血症，因為敗血性休克，他在加護病房裡待了七天。這七天發生的事，醫護人員和家人的陪伴，但是吳華的腦海是一片空白。

戰勝死神，終可一家團圓

這七天裡，他很勇敢的與死神搏鬥，我們也用了最好的治療，把他的身體狀況慢慢拉回來。全家人都在為他禱告，太太跟孩子們也祈禱他能早一點回家。吳華流著眼淚，點頭跟我們表示謝謝。但是他真的很不舒服，因為氣管插管插著，人又清醒著，那種苦痛的感覺只有親身體會才能知道。我告訴吳華要他認真的呼吸，只要他能自己呼吸，而且血中氧氣濃度足夠，我們便可以把他的呼吸器移除，然後就可以準備拔管。

吳華在加護病房又多待了一天，確定可以自然的呼吸空氣，不需要用呼吸器的純氧，也可以達到良好的血中濃度，我們便在手術後第八天拔除呼吸器和氧氣插管，鬆了一口氣。

之後吳華告訴我們，那時他真的非常累，全身無力。傷口的疼痛對他來講不算什麼，但是全身肌肉痠痛，那種無力感才讓他更難過。不過當他看到妻子和孩子的時候，又靦腆的笑了。

因為經過一個多星期的奮鬥，他終於可以和妻子、孩子全家團聚，這才是他感覺最幸福的事情。

手術後第九天，吳華回到病房繼續傷口的照護。這一次我不敢那麼快將他的導尿管拔除。不過，人工膀胱與輸尿管吻合之後所放置的雙勾導管，在手術後一定要早一點拔掉。由於吳華手術後有併發敗血症，所以人工膀胱裡一定有許多細菌。雙勾導管從腎臟放到膀胱裡面，雖然對於輸尿管與人工膀胱的吻合處有固定的作用，但放置太久也容易滋生細菌，恐怕又要引起另一次尿路感染危機。所以我們便在開刀房將他兩邊的雙勾導管拔掉，同時觀察尿道與人工膀胱吻合處癒合的情形。

這一次進開刀房我們沒有麻醉，尿道與人工膀胱吻合的地方長得還不錯，有一些線頭還沒掉。我們順利找到兩邊的雙勾導管將它們移除，並且再重新放一條尿道導尿管。由於傷口吻合已經良好，我們也同時把他恥骨上膀胱造瘻拿掉，讓他減少人工膀胱內的導尿管，同時也可以減少細菌的滋生。移除雙勾導管後，吳華的身體狀況恢復得很快，由於他吃得很好，營養很快就讓他的傷口長好，沒有另外橫生枝節傷口感染的問題。

我們在手術後一個月將尿道的導尿管拔掉，吳華也可以順利的使用腹壓來排尿。雖然脹尿時及晚上睡覺時會有點漏尿，不過在白天走動、咳嗽用力，都不太會有明顯的漏尿。他也很高興狀況與預期的一般。雖然手術中以及手術後有些意外的插曲，不過他常常用很善解人意的笑容來回報我們，謝謝醫護人員這一個多月來的照護。

吳華在達文西手術之後一個半月終於順利的出院，故事到這裡本應圓滿告一段落了。但他的苦難卻還沒結束。

發生膀胱頸狹窄情形，三度動刀

出院後兩個星期，吳華回門診追蹤，我們發現他兩邊的腎臟腫起來了；雖然沒有發燒，可是他覺得有點腰痛。一般進行人工膀胱手術後，輸尿管與人工膀胱的吻合處會有點腫脹，有時候要到三個月後才會消，因此，腎盂在手術後有點腫是正常現象。但是，如果太腫而且影響到腎臟功能，那就必須積極處理，免得腎臟受到傷害而產生永久性的影響。

我幫吳華抽了血，發現他的腎功能真的降低了，建議他還是要積極的治療。我們幫他在局部麻醉下又做了兩邊腎臟豬尾巴引流管引流尿液，也從這個腎臟引流管做了顯影劑照相，以確定輸尿管與人工膀胱的吻合處沒有狹窄。

幸好這次在腎臟引流之後發現問題不大，兩邊腎盂的壓力不會太高，可能還是在手術後拔除雙勾管之後，腎盂的尿路感染使得表皮落屑增多，造成阻塞。而在經皮腎引流之後，將濃濁的尿液引流出來，輸尿管與人工膀胱的吻合處就變得通暢。因此，我們便將他的兩邊腎引流管拔除掉，繼續使用抗生素在門診追蹤。

大約手術後三個月，吳華又回到門診。他告訴我們，最近排尿相當困難，必須用很大的力量才有辦法將尿液解出來。於是，我們幫他做了檢查發現，原來尿道與人工膀胱的吻合處有一個小洞，這可能與當初在手術的時候，人工膀胱因為腸繫膜太肥厚，沒有辦法很輕易的往下拉，使得人工膀胱與尿道吻合的地方有極大張力所導致。

這個較大的張力，不只讓他手術後發生吻合不良、尿液外漏，以及後續的敗血性休克，更讓他在傷口癒合後形成嚴重的疤痕組織以及纖維化，導致膀胱與尿道的接合處產生嚴重的狹窄。因為狹窄使得吳華無法順利的排尿，所以我們決定幫他做膀胱頸切開術。

膀胱頸切開術是項很簡單的手術。我們在尿道直視下看到吻合的狹窄處，放入安全導線，然後用電刀將膀胱頸做一些放射狀的切割。切開之後，順利放置導尿管，過三天拔掉，吳華就可以正常的排尿。

第一次切開膀胱頸，吳華排尿非常順利。可是過了四個星期，他又開始覺得排尿困難。於是，我們再幫他做第二次的膀胱頸切開，這次切開的時候，發現他的膀胱頸組織非常硬，只做一些切開並不足以讓膀胱頸保持通暢，所以我們便切除一些膀胱頸的結疤組織，讓膀胱頸能保持較為通暢的狀態，也希望能維持較久的時間。雖然做了這些切除組織的動作，但是過了一個月，還是發生膀胱頸狹窄的情形。因此，我們再幫他做第三次的切開手術。

第三次手術，我們用電刀在膀胱頸狹窄的地方各個方位都做了切割。手術其實並不好進行，因為疤痕組織非常硬，而且吳華的人工膀胱與尿道吻合處位置又很高，所以在手術當中，我們必須要往六點鐘的方向做一些切割，才比較容易進行。

但是人工膀胱與尿道的接合處下面緊貼著直腸，切割要非常小心，否則如果切破直腸，可能就會產生瘻管。幸好，手術中並沒有發生任何這類併發症，吳華也在手術後順利的排尿。此後他在門診，因為腎臟偶爾發生水腫和腰痛，我們也幫他陸續做了幾次腎臟引流，將腎臟裡面發炎的尿液引流出來，減少腰痛及腎盂腎炎的問題。

解決了排便問題，排尿問題還在

時間又過了兩個月。這段期間，吳華排尿還算順暢，並沒有太大困難。我們也請他買一條較大號的自行導尿管，如果遇到排尿困難的時候，不妨自己導尿，不要讓尿液積在膀胱裡，以免引起感染。

吳華學得很快，有時候排尿困難，他也會自行導尿，因此就返回先前到工地的工作。又過了三個月，吳華回到我的門診，告訴我說：「最近覺得有點奇怪，我在排尿的時候總覺得尿液裡面有很多髒髒的東西。」

我一聽，心裡就覺得不妙。所謂「髒髒的東西」，最常見就是直腸裡的大便。因為我們做過幾次直視下尿道切開手術，雖然在手術中，並沒有發現大腸被切破，但是有時候多次的手術會使得傷口纖維化及缺血，久了之後，有時候也會形成膀胱直腸瘻管。如果瘻管形成，大便會從直腸跑到膀胱裡，膀胱裡面的細菌感染就會非常嚴重，甚至產生另一波敗血症。

我馬上為他安排內視鏡檢查，並沒有辦法看到有明顯的直腸瘻管，因此建議他再觀察看看，並且使用抗生素持續治療。然而，吳華尿中的那些髒東西還是不斷排出來，因此我請他去看外科醫師，並且安排了直腸攝影。這才發現，確定從直腸灌入顯影劑可以讓顯影劑流到人工膀胱裡面，顯示這個瘻管是單方向的，從人工膀胱這邊並不能看到瘻管。因為在排便的時候，直腸裡的壓力較高，會將一些糞便的殘渣往人工膀胱這邊送。

當發生直腸膀胱的瘻管，處理上需要把上方的大腸拉出來做個造口，讓糞便能直接從人工肛門排出，而不會堆積在直腸繼續污染膀胱。外科醫師為吳華用腹腔鏡做了人工肛門，成功減少糞便繼續向人工膀胱這邊排出來。從此，吳華便在他的左腹部貼著一個便袋。然而，每天只從人工肛門排便一次，其他時間大致都可以維持沒有糞便的良好狀況。只是，雖然排便的問題解決了，排尿的問題還是繼續困擾著吳華。

引流管加便袋，再不方便也不願動刀

吳華的尿道膀胱吻合處狹窄仍然繼續進行著。我們又幫他做了兩次膀胱頸切開手術，讓他能自行排尿。然而，在追蹤的過程中，吳華的腎臟水腫卻愈來愈明顯，不只讓他覺得腰痛，有時候也會發燒。

因此，我們幫他再次做了腎臟引流，可是這一次腎臟引流結果卻顯示輸尿管與人工膀胱的吻合處有嚴重的狹窄，狹窄到從腎臟都沒有辦法將雙勾管放下去。也因為這樣，我們便將他的腎臟引流管從小型的豬尾巴導管，換成可以在門診反覆置換的永久性腎臟引流管。

做完之後，吳華變成兩邊各帶著一條腎臟引流管，左側腹部有一個人工肛門貼著便袋，而他由膀胱自己排尿的量也逐漸減少到幾乎沒有尿流出來。雖然非常不方便，但是吳華卻不以為意，他會很妥善的將他的腎臟引流管固定好，人工便袋貼好，穿著衣服，依然每天到工地去工作賺錢養家。對他而言，能跟他的妻子、孩子一起生活，是人生最大的幸福。身體上的苦難，他都可以忍受。

我們在人工肛門做完一年後再幫他檢查，確定他的瘻管還是存在。因此，我曾經跟他提議，要不要考慮請外科醫師開刀拿掉他的人工膀胱，把肛門跟膀胱的瘻管縫合起來，將來就可以關閉這個人工肛門，讓他可以從正常的肛門來排便。

而尿道的部分，因為他有反覆的膀胱頸狹窄，已沒有辦法期待他能從尿道再有正常的排尿，再加上兩邊輸尿管與人工膀胱吻合處的狹窄必須重整。何不利用一次機會，將他的人工膀胱除掉之後，改用一段小腸作為尿改流的小腸通道，接到右腹部然後貼便袋。這樣子，他就可以把兩邊腎臟引流管拔掉，生活品質也會比較好一些，也能減少日後反覆的腎盂腎炎造成的併發症。

然而對這個建議，吳華卻非常猶豫。每次我跟他提起，他總是笑一笑說：「我現在經常在睡夢中，還會被當初敗血症住在加護病房的那段經歷驚醒，我很怕再經過一次手術，會跟我的家人分離。現在雖然放著導尿管定期置換，有時還會有急性腎盂腎炎發生，但是我覺得這是值得的。與其冒險再做一次大手術，我寧願帶著這些管子，每天擁抱我的家人。」

對吳華而言，考慮再接受手術以調整現在的狀態確實很難。他經過膀胱發生傷口吻合的併發症，再進去修補後產生嚴重的細菌性敗血症，手術後再產生吻合處狹窄，經過多次內視鏡切開手術，發生直腸膀胱瘻管，讓他必須要再接受人工肛門的手術，以至於輸尿管與人工膀胱吻合處的狹窄，而必須兩側放著永久性的腎臟引流管。這一連串大大小小的手術，他所承受的種種苦難，都是我們當主治醫師難以承受之重。

我常常在想，如果當初我們只用簡單的手術將膀胱攝護腺全部切除，然後做一個尿改流的小腸通道直接接到下腹部，或許輸尿管也較不會狹窄，也不會再發生後續的敗血症、尿道狹窄，和直腸肛門瘻管。雖然開始會覺得不方便，甚至生活品質不好。但是，什麼是生活品質？

生活品質並不是外觀上的不方便，而是讓病人減少後續冗長繁複的治療。

一個外科醫師要給病人最大的福祉。有時候我們覺得對病人不好的，對他而言，不見得就不好。有時我們覺得對病人比較好的手術方式，反而讓他承受更多苦難。這就是當外科醫師的難處。

迴腸改流、人工膀胱，什麼是最好的選擇？

其實以膀胱全切除手術為例，在五十年前幾乎所有泌尿科醫師切除膀胱與攝護腺之後，都是用一段小腸上面接著兩邊的輸尿管，下面則拉到右側的腹壁上做一個小腸造口，貼著一個人工便袋，讓尿液能夠順利流出來。

這樣的手術雖然會讓身體產生一些殘缺，但是因為手術簡單，使用一段的小腸並不會影響到消化道吸收，而且輸尿管與腸道的吻合很容易進行，因為腸道有一定的蠕動方向，對腎臟也不會產生水腫或逆流。而且，因為尿液經過腸道後很快便會流出來，並不會儲留在腸道裡，所以也較不會有尿路感染的問題。對病人而言，一直到老，都可以使用這種方式順利排尿。手術後需要再進一步的處置機會，也比較少。

後來有人發明了人工膀胱，利用較長的一段小腸縫合成一個袋狀的膀胱，或者是接到腹部做一個不漏尿的裝置，或是將人工膀胱直接縫到尿道，讓病人可以從原來的尿道排尿。這些設計都是非常理想，但是手術之後的併發症卻增多了。

根據研究顯示，使用人工膀胱來作為尿引流的手術，手術後一個月內，病人因為人工膀胱問題或腸道阻塞問題，回到醫院的比例增加；病人因為尿路感染、吻合處狹窄或是其他併發症的比例也增加。

甚至有些病人在年紀變大之後，沒有辦法使用足夠的腹壓來排尿，也會導致大量的殘尿儲留在人工膀胱，發生尿路感染，甚至腎臟功能變差，都比使用小腸通道這種簡單的手術要來得多。所以，雖然五十年來有一些良好的設計，但在最近這十年來，全世界的醫師慢慢的又開始選擇回到從前，使用比較簡單的小腸通道來作為尿改流的方式。

醫師要給病人什麼幸福？恐怕病人才最明白。類似吳華在求醫過程中，遭受這麼多的苦難，雖然他一直因為信仰而忍受了下來，但作為醫師的我們在一旁陪著，看著他受苦，內心也相當不捨。吳華的泌尿系統重建，變成他永遠的苦難，也是我們身為主治醫師永遠的負擔。

10 讓她自由吧！

「你會問我個性，喜歡什麼？怎樣的治療我能接受嗎？」

生命有時還是需要轉彎，
不能像一開始那般堅持，
因為沒了生命，人就沒有未來，
縱使能享有現在的快樂時光，
但那時光畢竟是短暫的。

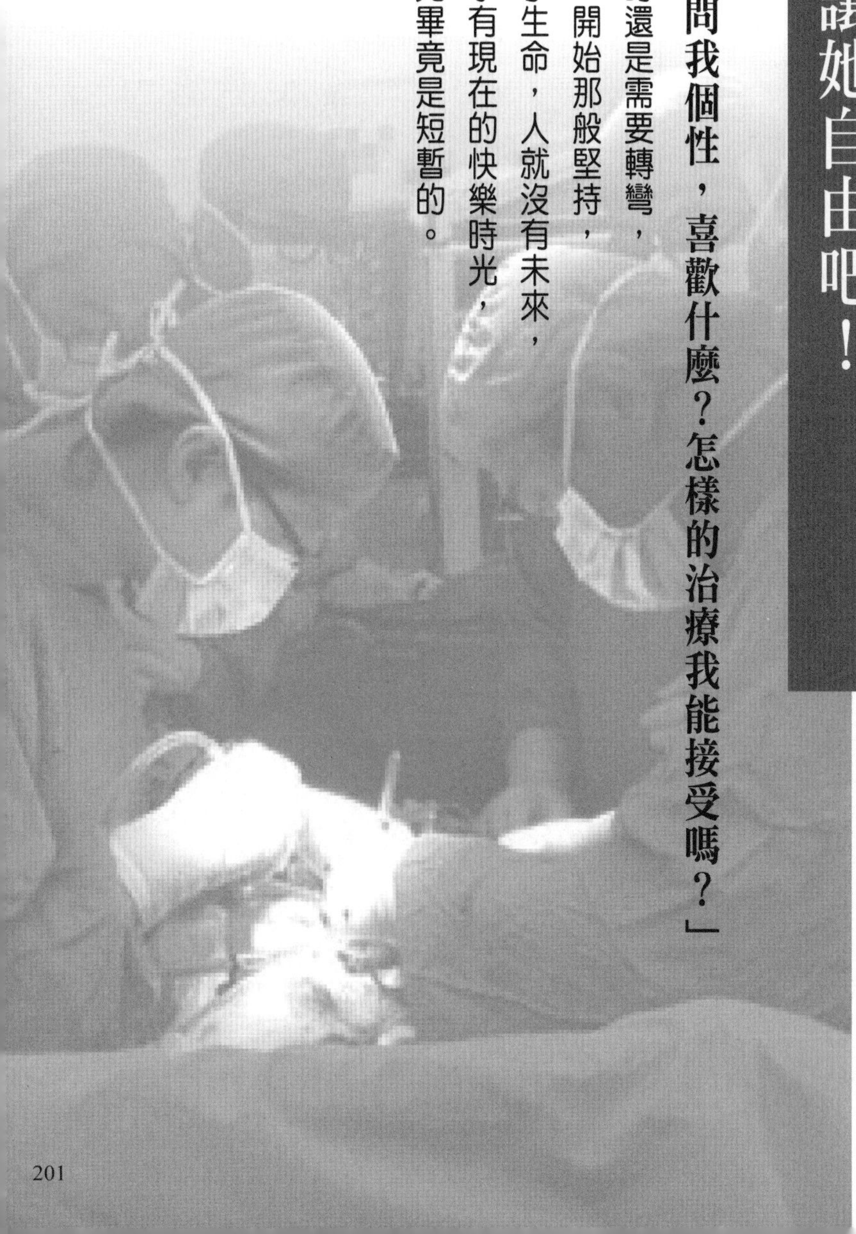

在我看來，玉苓是一個很神祕的女人。

二〇一四年她跟姊姊到我花蓮的門診，她告訴我，自己有膀胱癌，從二〇一一年起，在臺南成大醫院已經做過四次膀胱癌切除手術。由於病理報告顯示她的膀胱癌是高惡性度，而且有明顯的肌肉層侵犯，因此，醫師告訴她必須拿掉膀胱，並且用一段小腸在下腹部做個腸造口作為尿液的通道，手術後必須貼著一個尿袋，才能根治膀胱癌。但玉苓對這樣的提議搖搖頭，她不願意接受這樣的手術，幾經掙扎，她跑到花蓮來找我尋求第二意見。

我從玉苓的姊姊口中知道，玉苓曾是一位護理人員，本來在醫院上班，婚後生了兩個小孩，在家休息一段時間，也曾擔任衛生所護理師，後來身體不好，又因和先生個性不合離婚，孩子交由夫家去帶，她就一個人在外頭，有時工作、有時就休息。

我請她買一條自行導尿管，效果會比用藥好

玉苓天生浪漫，喜歡到處遊山玩水，尤其是一些林木花草更是她的最愛。可是自從得了膀胱癌後，因為小便會出血，有時會疼痛，或出現血塊，讓她不得不經常到醫院看病治療，生活步調全被打亂。

二〇一四年她到花蓮來找我，就是因為有排尿困難的現象。在成大醫院的醫師只開一些藥物，提醒她要切除膀胱，要不然膀胱癌會侵犯到淋巴腺或其他臟器，到時候生命就會不保。

對於玉芩的排尿障礙，醫師並沒有提出有效的治療方法，所以她希望請我幫忙解決這個問題。我先幫玉芩做了一些檢查，包括膀胱鏡、膀胱超音波，尿流速和腎臟超音波，發現她膀胱裡除了一些手術後的結痂組織，並沒有明顯的腫瘤。但是她的尿道很緊，在用內視鏡檢查的時候，必須要稍微擴張才能放進去。

我告訴她，尿道緊的原因，可能是因為多次的經尿道膀胱癌切除手術後，造成尿道的結疤所造成，所以必須要定期的擴張才會有效。我也請她買了一條自行導尿管，如果覺得小便很困難的時候，可以用這條導尿管自己做尿道擴張，這樣子或許對於她的排尿比較有幫助，使用藥物反而效果不好。

病人放射線治療後，並沒有按時複診，兩邊腎臟已水腫

此外，我有發現到玉芩的腎臟有輕微水腫，尤其是左邊腎臟的腎盂稍微擴張。我擔心她的膀胱癌也侵犯到輸尿管開口，因此建議她再來檢查，或回到成大醫院告訴她的主治醫師，好好的治療。

玉芩在花蓮慈濟醫院住院三天後，便回到臺南，從此她就不見了。我再看到她的時候，已經是二〇一六年年初，玉芩告訴我，她在成大醫院做了放射線治療，醫生告訴她如果不做手術，那就用電療吧！

侵襲性的膀胱癌，有時用骨盆腔放射線治療也可以有效殺死癌組織，但結果可能導致膀胱萎縮。而且如果癌症再次復發，手術時會比較困難，可能會容易流血。但是玉苓接受完放射線治療後，並沒有回去複診，還是到處玩。對她來講，能在外面像閒雲野鶴般遊山玩水，是人生最快樂的一件事！她喜歡畫畫、寫作，有時會帶著一本畫本，用鉛筆把看到的風景、花草畫下來；她也喜歡攝影，常常把一些山水和花草拍攝下來留作紀念。

二〇一六年五月玉苓又回到我的門診，這時她的臉色已經沒有過去好看。雖然臉頰還很豐腴，可是已經掩不住她的病容，看起來就像尿毒上升的樣子。果不其然，我幫她檢查了之後，發現她兩邊腎臟有明顯的水腫，膀胱超音波也顯示裡面有許多血塊，而且尿不乾淨。我問她，這樣子的情形有多久了？她說大概一個月，因為人非常難過不舒服，所以才跑來花蓮找我。

迢迢求醫路，只因醫師關心「我」不是「病」

從臺南到花蓮要五百公里，這麼遠的路程，難道她不累嗎？可是玉苓搖搖頭說：「我看了很多醫生，覺得郭醫師你講的話比較實在，我比較能跟你溝通。不像以前看過的許多醫師，他們都只把疾病掛在嘴巴，治療我就好像只在治療疾病，完全不考慮我的感受。但是跟你談話就不一樣。你會問我個性，喜歡什麼？怎樣的治療我能接受嗎？如果不能接受也可以選擇別的方式。這樣子的對談表示你有關心我這個人，而不是只注意我的病。我願意來這裡讓你好好的治療我的病。」

我擔心玉苓的膀胱癌復發，所以安排她住院檢查。同時因為她有兩側腎水腫，尿毒已經上升，所以也幫她在手術中放了兩邊的輸尿管雙勾導管來支撐，同時引流尿液。我將膀胱內的血塊清除後，發現在膀胱頸的附近已經長出相當多的腫瘤，看起來像是惡性度極高的尿路上皮癌。

一般尿路上皮癌如果是低惡性度、非侵襲性的癌症，通常長得相當規則，狀似海草，會隨著水流而飄動，而且外表規則均勻，看起來很漂亮。如果長得奇形怪狀，而且表面參差不齊，甚至有些鈣化、出血的樣子，那肯定就是高惡性度的癌症。而且癌症的底部很寬，就表示它是具高度侵襲性的尿路上皮癌。

因為癌症的範圍侵犯到膀胱頸及輸尿管的開口，所以想要從膀胱裡放置雙勾導管並不容易。我們花了一些時間切除膀胱的腫瘤，就發現輸尿管開口也在切除之後露出來。從這個地方我們可以用內視鏡進去，再放置雙勾導管，以便將腎臟的尿液引流出來。

手術後，玉苓的腎臟功能恢復得很好，尿液也都流出來。初步病理報告顯示，刮除的腫瘤居然沒有癌細胞，而是一些慢性發炎。但我還是很擔心，慢性發炎可能只是表面的變化，裡面還可能會有癌症的存在。只不過病理報告只能檢查我們切除的部分，沒有切到的部分，或是在手術當中燒灼掉的部分，應該還是有癌症。

手術後玉苓還是有排尿困難的情形，因此我們建議她應該要定時導尿。除了自己解小便外，每天多導幾次尿，有助腎臟的引流。過了兩個星期，玉苓還是有相當嚴重的排尿困難，而且導尿時感覺尿道愈來愈緊。她來到我的門診，我再度幫她做了檢查，發現她的膀胱頸及尿道變得很硬，而且管腔很小。

確定是侵襲性的尿路上皮細胞癌

我擔心是不是有癌細胞往尿道及膀胱頸侵犯，因此再幫她做了一次膀胱頸切除手術。這時我用內視鏡從膀胱頸的地方刮了一些組織，將膀胱頸刮開來，這樣也方便她排尿。刮下來的組織檢查後，確定是侵襲性的尿路上皮細胞癌。這些癌細胞極可能是從原來的膀胱頸深部往外長，一直侵犯到後段的尿道，才會讓她的尿道變成那麼硬，而且愈來愈緊。

我建議玉苓，還是要考慮早點動手術，因為癌細胞已經開始侵襲組織。雖然電腦斷層檢查並沒有看到有明顯的淋巴腺腫大，骨頭掃描也還沒有轉移，這正是手術最佳的時機。「如果你不把膀胱和尿道拿掉，那你將來可能會變成一再的排尿困難、癌症復發及出血，到時候再想要手術就來不及了！」我警告她說。

可是玉苓總是笑笑的告訴我：「你讓我考慮一下，我還有很多事情要做。」對她而言，人生並不是只有健康最重要，她還有很多其他的人生計畫想完成。

可是我問她：「你到底有什麼計畫？」她就笑一笑說：「不告訴你，我有一些想法跟你們不同，也許我不需要活那麼長的時間，但是至少我希望在我能擁有的時間裡，把我想做的事、想看的東西都看完，這樣子我就滿足了。」

這次住院時間大約三個星期，玉苓又離開了。她告訴我還會再回來，但是先要去處理一些事情。於是她身上帶著兩條雙勾導管，因為已經做過膀胱頸的切除手術，所以她現在排尿還算順暢，而且膀胱腫瘤經過切除後不再流血，所以她很滿意的先離開了花蓮。

玉苓在出院後兩個月又回來了。回到門診告訴我，她小便又變得非常困難，現在連要把導尿管放進去都不太容易，而且膀胱又開始出血。我幫她做了檢查，發現雖然放著兩邊的雙勾導管，可是腎臟還是腫的，膀胱裡面並沒有看到明顯的血塊，但是尿道上方有個腫瘤，可能是原來切開的膀胱頸部分又長了出來。從尿道做超音波更發現這個腫瘤侵犯程度非常的深，不只是往膀胱裡面長，連尿道的周圍也都布滿腫瘤。我告訴她：「再不手術就來不及了。」

年紀愈輕，膀胱腫瘤愈是兇猛易轉移

玉苓搖搖頭說：「我就是不喜歡手術做完之後，要背一個袋子在身上，這樣子的人生很痛苦。我是個喜歡自由自在的人，身上有個袋子羈絆著我，小腿上還要帶一個尿袋，這讓我怎麼過日子？如果要這樣子，我還不如死了算了。」

我告訴她：「手術的處理有很多種，如果你拿掉膀胱和尿道，當然沒辦法讓你再從尿道排尿。但是如果你不希望帶著尿袋，也可以考慮用小腸做成一個人工膀胱後，再從肚臍拉出來。利用腸套疊的原理，讓尿液不會滲出來。但是你可以從肚臍進行導尿，這樣不是很美？你也不會在下腹部有一個造瘻口，只有肚臍。而肚臍本來就是一個深邃的洞，從這裡面進行導尿就跟正常人沒有兩樣。」她還是跟我說：「讓我再想一想。」

我再度幫她切除了膀胱頸長出來的腫瘤，更換了兩邊的雙勾管，讓她能消除腎臟水腫。因為反覆的出血，常常會讓雙勾管堵住，所以沒有辦法等到三個月再換。我建議她只要覺得不舒服就趕快回來，不要拖太久。因為愈是年輕的人，膀胱腫瘤愈是高惡性度，轉移的機會很高。錯過了黃金時間，就沒辦法再手術了。

每次玉苓住院，姊姊都會來陪著。姊姊大她兩歲，從小一起長大，對這個妹妹相當了解。姊姊總是愁容滿面的告訴我：「郭醫師，你要多勸勸她。從二〇一一年，成大醫院的醫師就一直建議她趕快手術，要不然會來不及，到現在已經過了五年，雖然還沒有遠端轉移，可是我知道時間已經相當緊迫。」

我問她：「玉苓為什麼這麼堅決不想手術？」她才告訴我說：「妹妹從小就是個非常倔強的小孩，她有很多自己的想法。如果不能按照她的想法去做，就會選擇離開。就像她跟先生會離婚，就是因為對孩子的教育有不同想法。先生堅持小孩要按正規的上學校，去補習班，這樣對小孩未來比較好。可是她覺得小孩不應該這樣長大，應該更快樂的畫畫、學音樂、跳舞、到處去玩，想要請假就請假，不需要那麼正規的去學那些制式的知識，很多課外的東西對小孩子的心智成長反而更重要。」

「就是因為夫妻對孩子的教育理念不合，最後她才跟先生吵架，然後離開。離開之後，她還是很想念小孩。可是，只能身上帶著小孩的照片，沒有辦法回頭。因為她的個性跟先生差太多了，所以變成一個人在外面每天思念孩子，卻看不見他們。這對一個媽媽而言，是多麼殘忍的事情！」姊姊說。

玉苓從小就喜歡到處玩，她不是個好玩的人，她喜歡接近大自然，到山上、海邊，到森林、溪流邊。她在那裡彷彿可以看到自己的靈魂一樣，可以很輕鬆自在的，在裡面思索天地間的事情。她是個很有靈氣的人，也很浪漫，所以結交了很多朋友，有詩人、音樂家、老師，她常常去拜訪他們。有幾個朋友在鄉間有房子、有花園，她總喜歡去造訪他們，在那邊住上幾天，細細的品味花園裡的一草一木，甚至會親吻自己喜歡的花朵和樹木。

玉苓就是這麼一個可愛的孩子，可是老天作弄，卻讓她得了這種病。住院治療對她來講是一件很痛苦的事。她在醫院裡面一片空白，沒有辦法思考，沒辦法享受人生。所以她只要有機會，就想趕快出院，寧可拖著病痛的身體，也要回到自然，回到她所喜歡的空間去。

病人堅持不做手術，接受四次化學治療

這次出院後，玉苓拖了比較久才回來。她再回來時候，時序已經進入秋天，那是在二〇一六年的十一月，她又回到門診來。我問這次為什麼那麼久才回診？她只笑笑說：「因為放不下我所喜歡的大自然，所以就偷懶想在外面多留一段時間再回到醫院。」她知道，回到醫院需住院治療，所以她能拖就盡量拖，直到身體真的不行、排尿困難，而且人已經很疲倦了，才又回來花蓮。

檢查後確定，玉苓的腎臟又水腫了，而且膀胱裡也新長了一些腫瘤，於是我幫她安排住院治療。追蹤的結果，她的骨頭還沒有轉移，雖然骨盆腔裡已經有一些淋巴腺腫大，但是玉苓還是堅持不願意接受手術。我告訴她說：「如果你不手術可以，但是該做的還是要做，或許我們來試試看做化學治療。」

聽到化學治療，玉苓的眼睛瞪得很大：「我知道化學治療會很痛苦，要考慮一下，我不能那麼快接受。因為我很愛漂亮，化療後還會掉頭髮，我整個人會變得不一樣，我不曉得自己能不能接受那樣的自己。」

所以她在換過雙勾導管之後，過了一個月才回到門診，告訴我說：「好吧！就照你的意思做化學治療。」可是這次治療發現，玉苓的腎功能已經變得很差，因為長期的輸尿管阻塞、放置雙勾導管，而且又有慢性的發炎，腎功能已經降到常人的三分之一以下。這種情形下必須減

少化學藥物的劑量，對於治療的效果自然也會大打折扣。

為了讓她進行化學治療有較好的結果，這次住院我幫她再度安排了置換雙勾導管。可是很不幸的，雙勾導管拔掉之後，就再也放不回去。因為她的輸尿管開口已經完全看不清楚，而在我們換雙勾導管的時候，不小心讓這個導管滑了出來，找了很久還是找不到輸尿管開口。我只好幫她在左邊的腎臟做了一個經皮腎臟造瘻，同時將她把膀胱長出來的腫瘤刮除掉。

玉苓在花蓮接受了四次完整的化學治療，每次化學治療一個月，前三天她必須要住院打點滴及使用兩種化學藥物。出院後，每隔一週再回到門診，做補充性的化學藥物注射。休息兩個星期之後，再住院做下一輪的化學治療。

人有時不能自私的只為自己而活，也要為別人而活

在第二次化學治療之後，我就注意到玉苓戴了頭巾。一般進行化療的人戴著帽子或頭巾，表示頭髮已經掉得差不多。有些人會買頂假髮戴著，可是對玉苓來講，戴假髮這麼不真實的事情，她不願意接受，所以才戴了一條頭巾。我笑著跟她說：「你戴起頭巾來，真像個吉普賽女人，漂亮極了。」再加上她一身飄逸的衣服，看起來還真是浪漫。

不知道化學治療對玉苓的療效如何？只見她在每次化療後身體愈來愈虛弱，貧血讓她臉色蒼白，但幸好她並沒有因為白血球降低，而產生急性感染或是其他併發症。倒是血小板降低，

使得她經常會有膀胱出血，而需再住院治療。

這四個月的化療期間，她經常要回到醫院裡，注射點滴、打抗生素、置換雙勾管，甚至要輸血或輸血小板。不過，玉苓還是很堅強，咬緊牙根撐著。這次住院期間，我注意到她並不像一般病人一樣，病懨懨的躺在床上看著電視裡無聊的劇情。而是一個人坐在床邊，翻閱自己帶來的書籍，有些是翻譯小說，有些則是心靈主題的書籍。

我也送了一本十六年前寫的《涓涓人生》給玉苓，告訴她，這是我跟十八個病友的故事，裡面有他們的治病心路歷程，也有我從他們得到的感動和反省。你好好的看，也許會有幫助。

我相信玉苓認真看了這些故事，我每次查房時跟她聊天，告訴她一些醫生與病人互動的故事。我當然會尊重玉苓對於自身疾病健康與生命的看法。然而，**生命有時還是需要轉彎，不能像一開始那般堅持，因為沒了生命，人就沒有未來，縱使能享有現在的快樂時光，但那時光畢竟是短暫的。**

另外，我也責備她不能這樣自私的活著：「你覺得你跟家人分開，家人難道就不想你嗎？你以為只有你想他們。其實我相信你的孩子們一定都想看到媽媽健健康康的活著。你以為每次陪你來看病的姊姊，她開心嗎？你走了，她難道不難過嗎？人有時不能自私的只為自己而活，也要為別人而活，你的家人、你的姊妹們都很愛你。姊姊為了你的事情，有多少次私下跑來找我，流著眼淚拜託我一定要勸你接受手術。她是那麼心疼你，生怕這個病讓你沒辦法活下去。

對她而言，你是她從小一起長大的妹妹，你怎麼不替別人想一下？每次都是為了自己喜歡到處玩，耽誤了看病時間，該回診時間也不回診，讓自己身體愈來愈糟。如果你還繼續這樣任性，恐怕神仙也救不了你。」

我這樣斥責了她幾次，玉苓也懂了。她躲在被窩裡聽我講，不敢面對我的眼神，只會點點頭說：「好了，郭醫師，你講的我都懂，我會自己想一想，你再給我一些時間考慮好了。」

如果你不愛惜生命，那我以後不會幫你治療了

做完第四次的化療後，我又幫玉苓進行一次膀胱鏡檢查，刮除了一些膀胱裡類似腫瘤的組織。檢查報告回來確認，還是有惡性的腫瘤，同時有肌肉層的侵犯，顯示化學治療已經失敗。於是我告訴玉苓說：「我建議你還是手術好了。根據我的判斷，如果你不手術，可能活不到一年。但是你接受手術，我不能保證你能活多久，但至少會比現在更好。」

「這一年多，你來找我治療，其實我知道你不喜歡自己像是殘廢一般，但是我已經跟你說過，會盡量把你的手術做好，把你的人工膀胱縫到肚臍上，那就不會有一個造瘻口，也不會漏尿，這樣你還不能接受嗎？如果你真的不愛惜自己的生命，那我以後也不想再幫你治療了。」

空氣在玉苓和我之間暫時凝結了幾分鐘。我看到坐在病床上的玉苓眼淚直流，這麼任性的一個女人，自私的只為自己而活，不願意接受正規的手術。對一位醫師而言，盡了全力要救

她，卻得不到正面的回應，說實在也讓我們心灰意冷。

玉苓睜著眼睛看了我足足一分鐘之久，我拍拍她的肩膀告訴她：「你好好想一想。」正要轉身的時候，玉苓突然抱住我，居然在我的懷裡痛哭了起來。一直堅強任性的她，現在竟是那麼無助，哭聲那麼令人感傷。這麼多年來，很少流淚的玉苓，在此時把她所有的情緒都宣洩出來。從她的生病、她的家庭，她對於自己的期待，還有她對於人生的絕望，都從她的眼淚中表露無遺。

我又拍拍她的背：「別哭，這麼大的人，還哭成這樣子，應該勇敢的做決定。」她點點頭說：「郭醫師，我就把自己交給你，你怎麼做我都接受。你要救救我，真的，我還不想走。雖然嘴巴這樣說，可是我也知道姊姊為我急白了頭髮，我也知道關心我的人、我的朋友，都那麼的期待我能健康的活下去。只是，我很害怕自己手術後會變了樣，沒有辦法像以前的我過日子。郭醫師，你就救救我好了，一切就交給你。」

本來故事至此應該要有一個完美的結局，可是玉苓的故事並非如此。第二天，我們為了安排手術，幫玉苓再做一次骨頭掃描，赫然發現在她的腰椎已經出現轉移跡象，而且骨盆腔內淋巴腺也變得非常腫大。顯示在化療的過程當中，不但沒有壓制癌細胞，反而讓癌細胞有時間向外擴張。如今已經跑到骨頭和骨盆腔淋巴腺，再做手術也是徒勞無功。

癌細胞迅速轉移擴散，再做手術也是徒勞

我實在不太敢把這個不好的消息告訴玉苓，因為她前天晚上才下定決心要接受手術，我再告訴她不能手術，實在是太過於殘忍。可是該面對的總要面對，兩天後我將這個不幸的檢查結果告訴了玉苓，「因為你決定得太慢，恐怕沒有辦法做手術了。骨頭那邊有轉移，我們可以用放射線將轉移的點治療，但是沒有辦法用開刀的方式治癒，你可以繼續接受化學治療，也可以選擇其他的保守療法。」

玉苓問我：「你估計這個病還可以拖多久？」我想了一下告訴她說：「快的話一年，慢的話大概兩年。」她點點頭，低下頭去，這一回不再流眼淚。

停頓了一下，玉苓抬起頭微笑告訴我：「郭醫師，謝謝你，我想通了，謝謝你告訴我這個消息，不用手術正是我最期待的結果。本來我就是很害怕手術，但是因為看了你的書，跟你互動的時候，我覺得你是我可以信任的人。所以，雖然手術對我來講是一件非常難以接受的事情，但是我願意把自己交給你。現在你告訴我不能做手術，反而讓我非常輕鬆。我不會逃避、也不會害怕，這樣子我反而有更充裕的時間去做想做的事情，不過我還是會定期回來看診，更換雙勾導管，治療我的腎臟水腫，還有膀胱腫瘤的復發。」

就這樣，玉苓又離開了醫院，回到她的大自然。我不知道她在哪裡，但是不久之後，在我臉書的文章裡，我看到有一個叫「玉苓」的人按讚。從她的臉書進去，赫然發現就是我認識的

玉苓。此後，我經常追蹤她的臉書，看見她跑到阿里山、在溪頭、在日月潭、在不知名的小溪旁邊、在朋友的花園裡、在某一間咖啡廳，一一留下了她的足跡和美麗的身影。她的臉書沒有太多的文字，而是用一些圖像來記錄著心情。

每隔三個月，玉苓還是會回到門診讓我檢查，然後住院三天。我覺得她的氣色愈來愈好，因為沒有化療，她不再貧血，我鼓勵她多吃一些營養食品。也許是在大自然，有太多的芬多精，讓她看起來容光煥發。雖然體力不是那麼好，可是她的眼神依舊燦爛，依舊炯炯有神。

二〇一八年三月，是她最後一次回到門診來。那時我幫她檢查兩邊腎臟水腫，雖然放著雙勾管，可是腎臟依然水腫。膀胱超音波看起來裡面沒有血塊，可是腫瘤一定還是存在，才會讓雙勾管效果不好。我想要安排她住院，再來更換雙勾管和切除膀胱腫瘤，可是玉苓又告訴我說：「過幾天我再回來吧！我還有一些朋友要去拜訪，還有一些地方我還沒去，我要去走一走，我怕自己再不去就來不及了。」

雖然我擔心她的腎臟功能愈來愈差，可能會讓她的身體支撐不住，不過我還是放她去，因為再多的醫療處置，雖然能夠延長她的生命，可是並不能給她健康的人生。我心裡想著，如果不要換雙勾管就讓它堵住，讓她自然的腎功能衰竭，也許是最沒有痛苦的結果。

我告訴玉苓，如果你不回來看病，至少要在附近的醫院拿些藥治療，因為癌症轉移骨頭是很痛的。我開了一些止痛藥給她帶著，開了一些抗生素和退燒藥，讓她在身體不舒服的時候可以服用，也給了她一些祝福的話。目送著玉苓離開診間，我看見這一個謎樣的女人，飄逸的長裙，還有一個自然而不羈的生命力，緩緩的離開我的診間。

原先預約的回診日，她從我的門診消失了

二〇一八年三月，我在玉苓的臉書上，看到她PO出一張自己編輯的自拍照，依然是有著飄逸的長髮和微笑的臉龐，但是笑容底下有著一絲憂鬱和不安。我心裡想，現在的玉苓應該是病痛纏身，不知道還能不能到處去玩，去看她喜歡的山水、草木。

在玉苓最後一次的門診後，我就沒有再看到她。倒是在一個月後的門診，我看到上個月我幫她預約的名字。那一天門診我一直期待能看到玉苓出現，但是我的期待落空，她從我的門診消失了。

六個月後，我有一天在門診的病人名單中，赫然又看到玉苓的名字，讓我心裡又驚又喜。過了這麼久，難不成她還活著，不知道現在過得可好？可是護理師叫人的時候，進來的不是她本人，而是她的姊姊。姊姊告訴我：「玉苓在一個月前往生了。」姊姊是來幫玉苓拿一些診斷書和病歷摘要，為了申請保險使用。

姊姊告訴我，玉苓走的時候很平靜，可能是因為尿毒愈來愈高，在最後一、兩個月，她幾乎沒有辦法活動。有時候還是會請姊姊帶她到郊外走走，去看看她所喜歡的小溪和山水。可是

她再也不能像以前那樣在山坡上跳動、在溪邊玩水。玉苓會一個人靜靜的看著遠方，但是她沒有流下眼淚。姊姊知道，玉苓的生命屬於大自然，她選擇了一條自己覺得值得走的路。最後一刻玉苓昏迷，姊姊幫她送到醫院時已經沒有了生命跡象。

玉苓的姊姊今天是來感謝我過去兩年多的照顧，讓妹妹在最後的時間裡，感受到醫護人員帶來的溫暖。雖然最後下定決心想要好好治療，可是已經太慢。不過玉苓也很高興，我能夠讓她自由。

我想這是來自一位癌末病人最真摯的心裡話。身為醫療人員的我們，對於每一個癌末的病人，應該還是要以病人的意願為依歸，讓她的意志能夠自由的飛翔。

11 令人心酸的笑容

「我的身體為什麼會這樣子？我不知道這樣的日子還能過多久……」

一個醫師和病人的約定：每天去看她。
如果我用一分鐘的時間走過去，
能夠讓她開心，
讓她能過上一天美好的日子，
那這一分鐘真的是很值得。

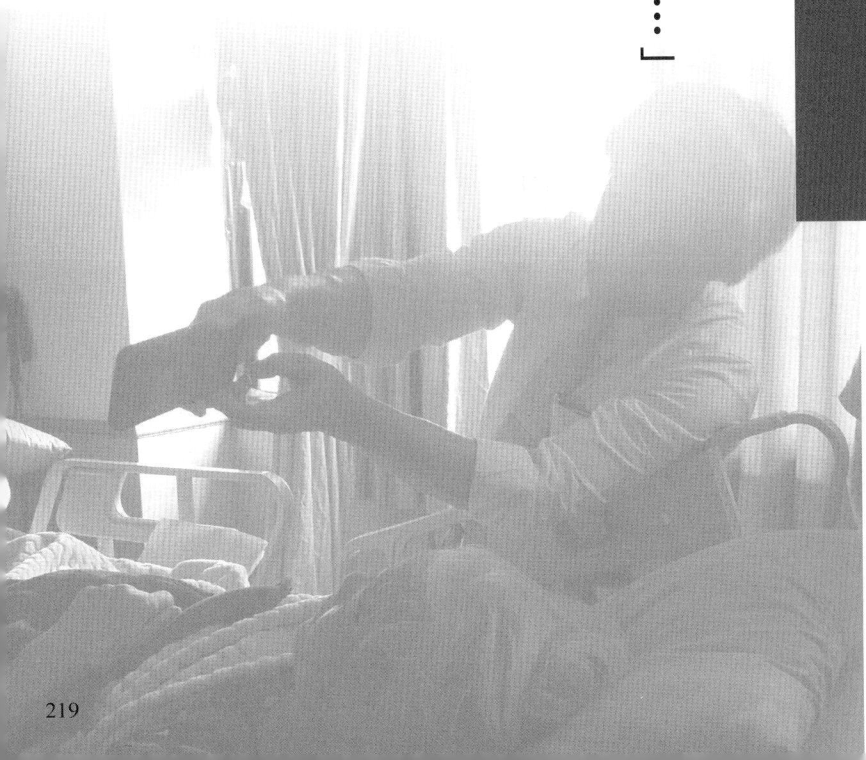

靜樺在二〇一七年十月到我的門診時，臉色很蒼白。她原本就很消瘦，身材又比較高，所以看起來弱不禁風。不過靜樺很注意自己的外表打扮，雖然生病，絕不讓自己看起來像個病人。她會塗上口紅、搽上腮紅、整理好頭髮，穿上一件合身的洋裝。她到我的門診告訴我，排尿困難，老是覺得解不乾淨。我翻閱了她的病歷才知道，這其實不是我跟她的第一次見面。

二〇一五年八月，靜樺因為做子宮頸抹片檢查時發現有子宮頸腺癌，經過手術切除部分的子宮頸，發現這個腺癌已經侵犯到黏膜下面，因此當年九月就在婦產科進行根除性子宮切除手術以及骨盆腔淋巴腺摘除。

子宮切除及骨盆腔淋巴腺摘除留隱患

當時，主治醫師擔心清除淋巴腺時會傷到輸尿管，所以拜託我在手術前用內視鏡在輸尿管內放置兩條雙勾導管，以便在手術中可以輕鬆的辨認輸尿管，避免傷害。

手術是在腹腔鏡手術下進行，因此主治醫師幫她把子宮和兩邊的卵巢及輸卵管全部清除，同時清除她的兩側骨盆腔淋巴腺。這一清除的結果，雖然把癌細胞全部清除掉，但也讓她的膀胱神經從此受到影響。手術的結果很好，她的癌症屬於第二期，並沒有淋巴腺轉移，所以手術後復原不錯。但是靜樺注意到手術後變成排尿有些困難，她需要用腹壓來解小便。膀胱脹尿的感覺，也不像手術前那麼靈敏，晚上睡覺有時膀胱過脹，還會有點滲尿。她來門診找我，希望我能幫她解決排尿困難及滲尿的問題。

我幫靜樺安排了一個錄影尿動力學檢查，發現其實她的膀胱還有收縮力，並不像一般子宮頸癌手術後，變成一個低適應、沒有收縮力的膀胱。但是她在排尿的時候，尿道外括約肌較為緊張，而且在用力咳嗽時，尿道會有點閉鎖不全，這些情形可能是跟她在手術中，骨盆腔淋巴腺摘除之後，對骨盆內神經造成傷害所引起的變化。

因為靜樺的膀胱還有感覺和收縮力，所以常常會有頻尿、急尿的現象。也因為她的骨盆底肌肉放鬆不好，所以還沒有解完小便就常常停止。我根據她的錄影尿動力學檢查結果，開了一些藥，希望她繼續治療。同時也安排骨盆底肌肉運動訓練，希望藉由強化骨盆底肌肉，讓她改善夜間漏尿的情形。

由於靜樺子宮腺癌手術之後，發現癌細胞侵犯程度較深，雖然沒有淋巴腺轉移，但主治醫師還是幫她安排骨盆腔的放射線治療和化療。這樣的治療方式使得靜樺的膀胱功能變得更差，而且膀胱表皮修復能力也變弱，使得她在手術後經常會有膀胱細菌感染，因此經常回到我的門診治療。

慢慢的，靜樺變成了我的常客，大約一、兩個月就會回到門診定期檢查。我幫她做了腎臟功能檢查發現，兩邊腎臟都還很好，也沒有腎功能受損的情形。所以，靜樺就在門診使用藥物治療她的頻尿、急尿、排尿困難以及漏尿。

因尿道阻塞及神經性病變，導致膀胱萎縮

到了二〇一八年初，靜樺的排尿困難愈來嚴重，尿路感染也愈來愈頻繁。我幫她做了檢查，發現尿流速真的很低，而且殘尿量也漸漸增加。根據她的排尿圖形看來，她的排尿困難很可能來自於尿道阻塞，與先前錄影尿動力學顯示的「功能障礙型排尿」不太一樣，我擔心會有膀胱出口阻塞的問題。

隨後的檢查也發現，靜樺的兩邊腎臟已出現中度水腫，而且膀胱壁變得非常厚，很可能她的排尿問題是來自於膀胱收縮力變差，而膀胱的內壓變高，才會導致兩邊腎臟水腫。

我又幫她安排了一次錄影尿動力學檢查，這次檢查確定她的膀胱頸在排尿時打開得不好，因此膀胱在脹尿的時候壓力很高。因為這樣子的高壓力，使得兩邊腎臟尿液無法流到膀胱裡，而產生水腫。阻塞性尿路病變會造成腎功能變差，這是需要處理的。於是我在二〇一八年三月，幫她做了經尿道膀胱頸切開手術。

這個手術其實很簡單，是利用內視鏡在她的膀胱頸五點與七點的方位各做一個切口，讓膀胱頸能形成漏斗狀，排尿的時候縱使膀胱沒有收縮力，也可以使用腹壓，用力的排尿將尿解乾淨以降低膀胱的內壓，也能逐漸改善兩邊腎水腫狀況。

手術之後，靜樺還是解尿解得不好，而且膀胱容量愈來愈小，兩邊的腎水腫並沒有完全消

除。因此，我再幫她做了一個腎臟引流手術。利用這個腎臟引流管，我們可以進行尿路動力學檢查，確定是否為輸尿管阻塞。

果不其然，手術後的尿路動力學檢查顯示，左邊的輸尿管具有明顯的阻塞。這個阻塞究竟是來自膀胱壓力過高，導致輸尿管開口阻塞，還是來自膀胱外面的阻塞，不太確定。但可以確定的是，靜樺的膀胱因為長期的尿道阻塞以及神經性的病變，已經萎縮得相當厲害。只要脹尿到五十毫升左右（一般人膀胱在五百毫升時，內壓仍會維持很低），壓力就會非常高，因此腎功能很快的就會惡化。

做膀胱擴大整型術，但膀胱神經未得恢復

為了這個問題，我建議靜樺考慮從尿道放一條留置導尿管，將尿液充分的引流，這樣才能改善腎水腫，否則就要考慮膀胱擴大整型手術。在靜樺沒有其他選擇下，我在她的尿道裡放了一條導尿管。但是，這條導尿管讓靜樺非常的痛苦。因為尿道裡面插著一根導管，行動非常不方便，且稍微走動就會使陰部非常疼痛，有時甚至會出血。靜樺覺得這樣的日子非常難受，便決定接受膀胱擴大整型手術。

手術的時候發現，靜樺的膀胱萎縮得非常厲害。不過手術倒還順利。我們取了一段四十公分的小腸，摺成一個M字型，將它仔細縫合後，再做左側輸尿管重建的手術。將輸尿管縫在人

工膀胱上面的騎縫上，再將這個擴大的小腸部分縫到萎縮的膀胱上面，就這樣完成了手術。

手術之後，靜樺的體力恢復得不錯，左邊的腎臟水腫也在術後消失，因此她的腎功能也進步許多。然而，在兩個星期拔掉導尿管，開始訓練靜樺排尿時，她卻沒有辦法排出尿來。因為做了膀胱擴大整型手術之後，膀胱的神經並沒有因此得到恢復，病人還是需要使用腹壓來排尿。雖然膀胱內壓減低了，可是沒有辦法自己收縮。

由於靜樺沒有辦法有效的使用腹壓來排尿，所以必須使用間歇性導尿，每天四到五次利用導尿管將尿液導出來。對於這個自行導尿的動作，她一直沒辦法接受。因為導尿管會造成尿道疼痛，對她而言，自行導尿是件非常辛苦的事。

我建議她先生也要學習導尿，每天幫靜樺導尿四到五次，大部分時間靜樺就可以不用背著導尿管和尿袋過日子，她也可以有一些日常的作息，甚至外出。靜樺的孩子都在臺北，只有她和先生兩個人在花蓮。先生退休後就在家裡陪靜樺，這幾年來一直陪著出入醫院，住院、門診。靜樺因為身體不舒服，幾乎不曾外出，更無法像以前一樣經常到臺北與女兒們團聚。

排尿問題大困擾，病人宅在家

兩個女兒年紀已大，還沒有結婚，雖然都有男朋友且論及婚嫁，可是因為媽媽的身體不好，她們都暫時把終身大事放下，希望等媽媽身體好了之後，再舉行婚禮。

靜樺在膀胱擴大整型手術之後，腎臟功能是有進步了一些，可是膀胱容量大概只能增加到三百毫升。原來的膀胱雖然萎縮，可是還有感覺，所以膀胱容量無法像沒有感覺的病人，在擴大手術後增加得那麼快。有時候她會覺得想尿，可是腹部沒有力量尿得出來。

我幫她檢查發現，靜樺的尿道依然很緊，也嘗試幫她做了尿道括約肌肉毒桿菌素的注射，希望藉著肉毒桿菌素放鬆尿道的肌肉，讓她可以有效的解出小便。可是效果還是不好，所以靜樺就必須繼續在家裡，用自行導尿的方法，由自己或是先生幫忙，定時將尿液導出來。因為在外面導尿不方便，因此，她更加不想外出。

我建議靜樺還是要出去走走，如果要出去時就放著留置導尿管，帶著一個小腿尿袋，並沒有什麼不方便，也可以盡情的喝水或是出外用餐，不要整天待在家裡，這樣子會把自己悶壞。

在膀胱擴大整型手術後三個月，靜樺的膀胱疼痛愈來愈厲害。經過檢查，還是使用小腸做人工膀胱所產生的壓力較高所致。因為膀胱疼痛，讓她難過得經常跑醫院急診，再加上她在過去神經受傷後有嚴重的便秘，所以腸胃道的問題讓她更加不舒服。也因為膀胱經常有痙攣性疼痛，她有時候會拜託我幫她放個導尿管，讓她膀胱不要脹尿。因為脹尿所產生的疼痛，會讓她整個人覺得下腹好像要裂開般。

我幫她放了導尿管，但是用小腸做的人工膀胱分泌的腸黏液，又容易阻塞導尿管，一樣會讓她造成尿液不通、排尿困難而產生膀胱疼痛。為了這些腸黏液阻塞的問題，我們就教她先生學著利用注射器用生理鹽水幫她沖洗膀胱，只要導尿管阻塞，他就可以用生理鹽水將這些腸黏液沖走，維持導尿管的暢通，也可以讓靜樺的尿液順利流出來。

排尿的問題真的造成靜樺和她先生相當大困擾。因為兩個人在家，有時並不如在醫院裡那麼方便可以隨時沖洗膀胱。先生又不是醫療的專業，所以做起事來笨手笨腳，靜樺膀胱一痛就會發脾氣，讓她先生也很無奈。

先生常常告訴我：「我陪她真的是好累，白天、晚上只要她膀胱一痛，就要叫我檢查是不是尿管不通。只要稍微沒有尿流出來，我們就要開始準備沖洗膀胱。這樣一天要做好幾次的沖洗動作，真的是受不了。」他問我：「有沒有什麼好的方法可以改變？」可是已經走到這個階段，人工膀胱都已經接上去了，如果說要做任何改變，恐怕是更加困難。

還好靜樺的家住在醫院附近，先生帶她來醫院就醫很方便。所以我就建議她每個星期來門診，由我們幫她沖洗膀胱，甚至更換導尿管，都沒有關係。只要能讓她比較舒服一點，多跑幾次醫院都沒有問題。

尿道周圍組織變硬？檢查發現……

靜樺到醫院更換導尿管時，我開始注意到她的尿道周圍組織變得非常硬，這種變硬的情況不同於過去慢性發炎或骨盆底肌肉緊張，很令人擔心是不是有癌症轉移。不過她過去子宮的腺癌手術後，再加上電療和化療，已經沒有任何癌症復發的跡象。

如果有癌症，會不會是其他的癌症？我幫她做了膀胱鏡檢查，確定膀胱頸及尿道有相當硬的組織，因此做了切片。切片檢查結果發現，還是一個腺癌。這種腺癌，除了子宮之外，另外一個可能就是她的直腸。

就在幫她做進一步電腦斷層檢查的時候，靜樺開始出現肛門出血的現象。這個出血來勢洶洶，原本以為是痔瘡流血，後來腸胃科醫師檢查確定，她的直腸裡長出了癌症，病理檢查也確定是直腸的腺癌。由於腺癌已經長得相當大，不只侵犯到直腸，同時也在骨盆腔裡形成一個很大的腫塊。這個腫塊往前面造成膀胱底部及尿道的侵犯，因此才會讓她一直覺得骨盆底非常疼痛，而且在導尿時會出血。

發現直腸又長癌這件事，對靜樺而言是青天霹靂。過去，她因為子宮頸癌手術，已經開始對人生絕望。現在直腸裡又跑出另一個癌，再加上她有排尿困難及反覆感染、腎臟水腫這些問題，壓得她喘不過氣來。

她每次到門診都一臉愁容，非常的疲倦，問我說：「我的身體為什麼會這樣子？一下子這邊生病、一下子那邊又長癌。」完全跟她年輕時候喜歡運動、喜歡戶外活動不一樣。她現在只能一個人整天躲在家裡面，想著再過幾天就要到醫院去看哪一個科？做什麼檢查？或是什麼時候還要再住院一次。這種日子，她過得很累、很累。

我也只能鼓勵她面對事情，我們一一克服。小便的問題，可以用間歇性導尿解決。導尿累了，我們就放個導尿管，讓它流出來，平時可以盡情吃飯、喝水、外出，都沒有關係。直腸長癌的部分，我就建議她可能要考慮做癌症的切除手術。

但是靜樺告訴我，她不想再做手術了。因為之前的子宮手術後產生的後遺症，讓她無法接受。到現在腎臟還是水腫，而且反覆發炎，經常發燒，必須要住院治療。如果現在再去做直腸癌的手術，除非確定能把癌症全部清除掉，否則手術後不知道又有多少麻煩的事情跑出來。她覺得身心俱疲，不想再接受任何手術了。

病人徹底崩潰，想要放棄治療

可是靜樺不想接受手術也不行，因為她直腸裡的癌細胞愈來愈多，完全阻塞了直腸，讓她無法排便。在一次嚴重的腸阻塞造成腹痛，她被送到急診。急診的直腸科醫師立即幫她做了大腸造口，糞便從大腸造口出來，解決腸道不通的問題。但是靜樺從此就必須背著大腸造口的袋子過日子。

之後三個月內，靜樺的直腸癌愈來愈大，不只是肛門裡經常會流血，在導尿管裡也經常出現血尿。因為她不想面對這個問題，所以出現血尿，她只吃一些止血的藥或是抗生素。有一回血尿很嚴重，甚至形成血塊堵住導尿管，我必須安排她住院。在手術房裡面幫她沖洗膀胱，赫然發現原來她的直腸癌已經往前侵犯到膀胱頸、尿道，已經形成會出血的腫塊。

我幫她做了膀胱腫瘤的刮除手術，病理檢查也顯示，確實是來自直腸的腺癌。這下子可麻煩了，因為膀胱擴大整型手術時，我們只做左邊的輸尿管重建，右邊的輸尿管開口還在原來膀胱頸上面。所以當直腸癌侵犯到膀胱底部時，右邊的輸尿管開口也同樣被壓迫而形成右側的腎水腫。所以此時，我們必須幫她在右側腎臟再做一個腎臟造瘻[19]，才能讓她的尿液引流出來，而不致造成腎水腫及後續的急性腎盂腎炎。

遭受這一連串身體的病變，靜樺徹底崩潰了。她全身無力、吃不下東西、非常的瘦，臉色也非常蒼白。因為腎臟功能變差，貧血很厲害，尿毒也逐漸上升。她告訴我：「我常常在講話的時候，聞到我身體尿毒上升的味道，我真恨死了這個味道。因為它一直告訴我，我的身體好像一直在腐爛中。不只是我的腎臟功能不好，我的直腸裡的癌症也似乎愈來愈大，每天經常從肛門流出黏黏的血液，我的導尿管裡面也看得見鮮紅的血水。現在我的右邊腎臟又插著一根腎臟引流管，我不知道這樣子的日子我還能過多久，我真的很想死了算了。」面對這樣一個無助的病人，我只能盡量的陪伴她、鼓勵她。

註19：腎臟造瘻：當病人的輸尿管發生阻塞，無法用手術的方式讓它維持暢通。為了要讓腎臟的尿液能夠流出來，我們可以從腎臟外的體表，在超音波指引下，做一個腎臟插管的手術，稱之為腎臟造瘻。腎臟造瘻口做完必須要留置一條導尿管在腎盂內，每個月更換一條新管，以避免尿路感染或是導尿管的阻塞，稱之為腎臟造瘻管。

其實靜樺的身體逐漸變差，尿毒也不知不覺中上升許多。因為尿毒上升，她的胃口也變得很不好，體力不濟，有時候坐著都會暈倒。她的腎臟功能不好，因此也會出現貧血，有時還要住院輸血。因為直腸癌侵犯到直腸，當腫瘤大到一個程度就會壞死，因此從肛門裡流出黏黏的血便，更是經常發生的事情。

從二〇一八年五月到二〇一九年初，靜樺就在門診持續的更換導尿管、沖洗膀胱、更換腎臟造瘻管。可是她的導尿管並不好放，因為她的直腸癌已經大到壓迫到血管和淋巴，所以靜樺的外陰部腫脹得非常厲害。因為外陰唇很腫，所以導尿管要放進尿道口有點困難，常常需要立刻拔掉，馬上換新的，只要稍一遲延，有時候就放不進去。

有一回我在門診正在幫病人做治療，由住院醫師幫她換導尿管。住院醫師一個不小心，就把導尿管放到陰道裡面，造成她極大的痛苦。後來還是由我用膀胱鏡找到尿道口，把導尿管放進去。此後，靜樺每次到門診來換導尿管，一定要我親自動手。對她來講，她這一生已經不要求健康，只求不要有太多的病痛，任何能讓她減少疼痛，她都願意等待。

後續檢查也發現，靜樺的骨頭已經出現癌症的轉移。這個轉移的病灶，讓她經常在夜裡疼痛到無法入眠。我偷偷在她的藥裡面加了一些嗎啡，讓她能在夜裡睡得好一點。不過嗎啡用多了，她又開始出現嘔吐的症狀，生活上非常的不舒服。

一個醫師和安寧病人的約定

有一天我告訴靜樺和她先生，也許我們該面對她的疾病，不要再選擇一些讓她會疼痛的治療，以後改走支持性療法、安寧療法。如果有需要，也許可以讓靜樺住到家庭醫學科的安寧病房，在那邊有專門的護理人員還有醫師，可以幫她調整藥物，讓她止痛。而且有專門的志工可以陪伴，讓她的生命在最後一程，得以安穩平靜。

靜樺答應我，如果真的在家裡忍受不了，她會去住院。不過她告訴我：「郭醫師，我現在只信任你一個人，我真的希望你能陪我走最後一程。我如果到安寧病房去住院，你能在上班的時候，每天都來看我一次嗎？」

我點點頭說：**「我都照顧了你這麼多年，每天去看你一次，有什麼問題？反正我每天都要看我的病人，你永遠是我的病人。我不只一天看你一次，還可以看你兩次或三次。」**當然這個約定我一直照著做。

靜樺從二〇一九年六月轉到安寧病房住院，我每天早上查完房就會走到病房去看她。她每次看到我，臉上就會出現非常燦爛的笑容，非常可愛。陪伴她的先生和女兒都告訴我：「媽媽只有在看到郭醫師、或是我們談到您的時候才會笑。其他時候總是板著一張臉，跟她講話，也不太愛理人。有空，請您過來看看她，鼓勵她多吃點東西。畢竟她還是需要營養，否則瘦成這個樣子，恐怕撐不了多久。」

對於家屬的要求，我一概都會答應。後來我去看靜樺的時候，偶爾會帶一些小東西，像是病人送給我的葡萄、餅乾、糖果，我就會帶過去給她，告訴她說：「這是病人送給我的，我吃不了這麼多，你幫我多吃一些，讓自己有精神一點。」靜樺很高興，她會一邊吃著我帶給她的大顆葡萄，告訴我：「郭醫師送來的葡萄比我們市場買的還要好吃，還要甜。」我笑著跟她說：「當然，因為這是愛心葡萄啊！外面買不到的，只有郭醫師才能帶給你。」

每天要去看她，走進安寧病房前，我心裡就要先想好，今天要講什麼鼓勵的話？有時候我去看她，因為止痛藥的關係她還在昏睡，我叫不醒她，就會改個時間再過去。

常常在我去看她的時候，她就會很生氣的說：「今天早上你沒有叫醒我，我醒過來的時候，護理師告訴我說，你已經來過了。郭醫師，下次一定要把我叫醒，沒有看到你，我今天都會很難過。」這樣子的要求，我能不感動嗎？如果我用一分鐘的時間走過去，能夠讓靜樺開心，讓她能過上一天美好的日子，那這一分鐘真的是很值得。所以我答應她：「好，下次我來看你，一定會把你叫醒，不管你睡得多熟，我都要把你叫起來。」

就這樣子一個病人和醫師的約定，默默的在安寧病房中進行著。一個星期、兩個星期、一個月、兩個月，漸漸的，我去看她的時候，她燦爛笑容不再那樣誇張，她的眼神開始有點渙散。有時候我叫她時，她也只是迷迷糊糊的回應了一聲：「早，郭醫師早。」靜樺的先生跟孩子陪伴她的時間愈來愈多，小孩就輪班請假回家來陪媽媽，因為她們知道媽媽的時間不多了，再不陪她，恐怕就沒有太多機會，讓媽媽看到自己的孩子。

給癌末病人幸福的時刻

我還是依約，每天去看她一次、兩次，有時候中午有空，我也會走過去看她一眼。不過，大部分的時間靜樺都在睡覺，不太會疼痛。其實，漸漸的昏睡，對於一個癌末的病人，一個全身疼痛的病人，沒有什麼比這時更幸福了。

在靜樺住進安寧病房三個月後，剛好我必須到歐洲去參加泌尿科醫學會，有一個星期的時間不在醫院裡。但是我不敢告訴靜樺，因為我怕她傷心。出發前一天的下班前，我去看她，她很高興，我今天有時間多陪她。我問她：「你的背還會痛嗎？你的膀胱還會不舒服嗎？」她都搖搖頭告訴我：「現在整個人感覺好多了。」

她最近也經常跟家人聊著小孩長大的過程，談到小孩的婚事，和她們的未來。她很高興在最近的一年內，家人經常陪著她，女兒也常常回來，總覺得好像回到以前，一家人團聚的美好時光。

講著講著，她的眼淚又流了下來。我幫她拿了衛生紙擦擦眼淚，靜樺終於哭了出來，告訴我說：「我好想要好起來，我真的不想走，我會珍惜跟先生和孩子相處的時光。郭醫師你能幫我嗎？能幫我達到我的要求嗎？」我只能點點頭說：「會啊！只要你有這個心願，也許就會實現，加油！」這是我最後一次和靜樺聊天，也是最後一次聽到她從內心深處講出她對於幸福家庭的渴望。當然，這些都只是她的奢望，也是永遠沒有辦法達成的希望。

第二天我便前往荷蘭阿姆斯特丹參加歐洲泌尿科醫學會。這一趟七天的旅程裡，我經常會想到，今天靜樺眼睛睜開看不到郭醫師，不曉得會怎麼難過？一直到下班，她看不到郭醫師來看她，心裡不曉得會怎麼想？雖然我在出國前就已經請專師每天代替我去看她，可是我相信她一定相當難過。當然很多事情沒有辦法一一如願，但是，在這一趟歐洲的旅行裡，對她的掛念依然永遠跟著我。

我回國後第一件事，便是回到醫院，打開電腦醫囑系統查看靜樺的狀況。但是在安寧病房的病人名單裡，我已經找不到她的名字，很顯然，在我離開臺灣的這一週裡，靜樺終於走了。專師告訴我，靜樺在我出國後兩天就走了。她走得很平靜，在強大的止痛藥作用下，她的呼吸漸漸變得非常弱，慢慢的缺氧，也讓她不再疼痛，並在家人陪伴下，走完人生最後一程。

回顧她最後這五年，真的是有太多太多的苦難。子宮開刀、電療、化療、排尿困難、腎臟水腫、第二個直腸癌的發生、肛門出血、膀胱出血、導尿疼痛、反覆性的膀胱發炎、輸尿管阻塞、腎臟造瘻，一直到後來的骨頭轉移。這五年來她忍受了許多病痛的啃噬，真的是受盡了折磨。最後她能平靜的走完，安詳的離開，誰說不是人生最大的幸福呢！

12 手術後的一場惡夢

「會好嗎？你說會好嗎？」

你能接受可能的失敗，
我可不願意做這種事情。
對外科醫師而言，
不能因為你的壓力，
就改變該有的治療法則。
而是要等待時間就該等待，
絕不能急躁。
這樣子做，只會讓傷口愈弄愈糟，
到時候你一定會後悔。

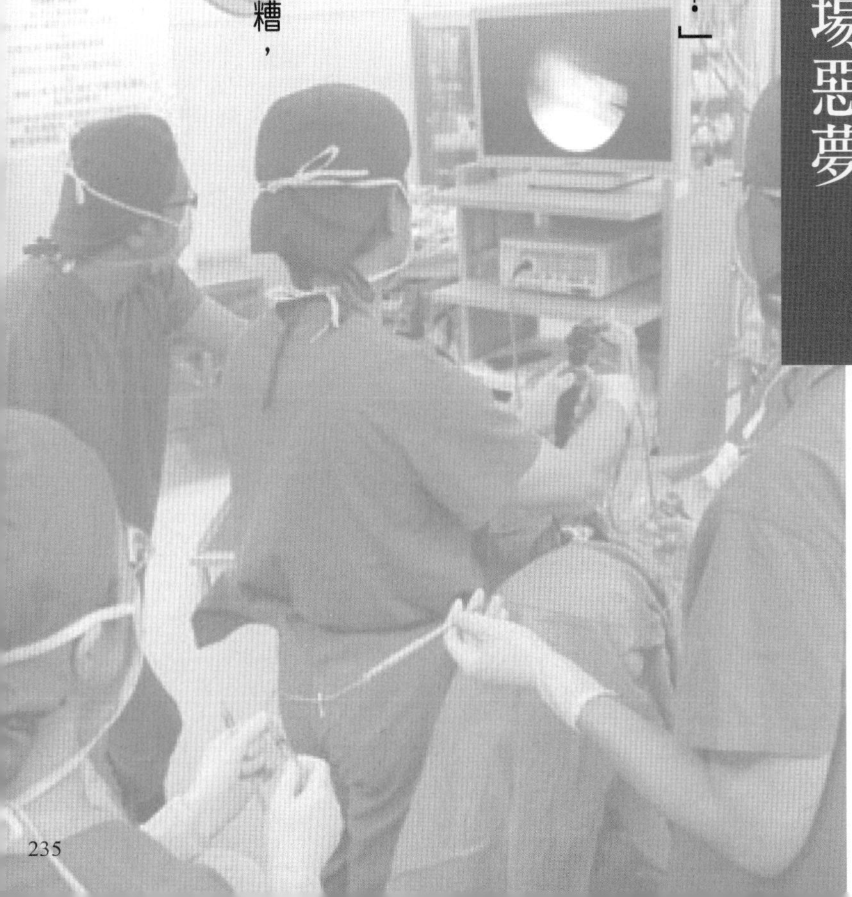

就在出院前一夜，秀秀做了一個夢。她夢見先生帶著兩個孩子來醫院接她，一家四口高高興興的走出醫院大門。只是秀秀不小心踩到大門口的一窪水，結果竟然整個人掉了進去，愈掉愈深，連先生的手都碰不到。就這樣，她被捲入了一窪痛苦的水坑裡。

在一身冷汗中，秀秀醒了過來，赫然發現她的床單真的濕了一大片。她摸一摸，居然連褲子都濕了，怎麼會尿床呢？已經有多久沒有感受到尿床的不舒服，現在發生了什麼事？

秀秀在最近兩年一直覺得下腹脹痛，原本已經停經的她，又開始有了非常混亂的經期。有時候一個月來兩次，有時候三次，經血量有時候不多，有時卻很多。她生的兩個孩子都已經念國中跟高中。先生是個老實的公務人員，而秀秀也在一家翻譯社工作十幾年。一家雖然不富裕，但生活得非常快樂。

子宮肌瘤搞怪，醫師建議用腹腔鏡切除子宮

她找了附近的一家醫學中心檢查，婦產科醫師幫她做了內診、超音波，發現子宮長了好幾顆大小不一的肌瘤。原來是這些肌瘤在作祟，加上子宮內膜增生現象，所以才會在她經期即將結束前，出現不正常的出血以及下腹脹痛的現象。

醫師考慮到她已經四十幾歲，而且肌瘤長得又很大，因此建議她乾脆把子宮整個拿掉，省得麻煩，以後也不用擔心有子宮頸癌或是子宮內膜癌的困擾。秀秀想了想，反正年紀大了，孩

子也都長大，留著子宮恐怕將來還是夜長夢多，不如就拿掉好了。

醫師對她解釋，現在把子宮切除都是用腹腔鏡直接拿掉，拿掉的子宮可以絞碎後，再從傷口把它撈出來。腹腔鏡手術疼痛少、復原快，可以在住院五天內出院。於是她高高興興的辦理了住院，第二天便接受了腹腔鏡子宮切除手術。

秀秀的主治醫師是位年輕醫師，他從國立大學畢業後就到這家醫院擔任婦產科住院醫師。跟著老師做腹腔鏡子宮切除手術，也有好幾百臺的經驗，自己擔任主治醫師做這種手術也很有心得。他告訴秀秀說：「你人瘦瘦的，腹腔鏡手術應該很容易做，不用擔心，我會小心的把你的子宮拿乾淨。為了預防子宮頸癌的發生，我們連子宮頸也一起摘掉，這樣以後就不用擔心會有子宮頸癌的風險了。」

其實婦產科醫師從腹腔鏡切除子宮，是近十幾年的事情。過去子宮切除手術大都由下腹部開刀，從腹腔把子宮和卵巢整個分離出來，將支配的血管一一結紮後，再從膀胱的後壁把子宮頸分開來，就完成手術。陰道縫合之後，手術中也不太會有出血的現象。比較常見的併發症，就是因為子宮頸位在膀胱後方，這個地方有兩側的輸尿管進入膀胱底部，所以在手術當中，必須要小心剝離，避免傷到輸尿管。

有時候粗心的婦產科醫師，可能不小心會把輸尿管當大血管夾起來，等到發現再趕快放開，這時就需要找泌尿科醫師來協助，將輸尿管重新接好。因此，遇到比較大的子宮肌瘤手術或是子宮頸附近有沾黏的情形時，他們常會請泌尿科醫師先用輸尿管鏡放置一條雙勾管在輸尿管內，手術當中就可以摸到輸尿管而避免去傷到。

如果子宮較小，病人年紀較大，有時候也可以從陰道裡面把子宮拉出來，然後剝離組織之後拿掉，這種手術更加沒有傷口，但是只限於子宮已經萎縮的病人才能這樣做，或是子宮脫垂得很厲害，從陰道就可以很輕易的把子宮頸與組織剝離，而不會傷到附近組織。

手術深入到子宮頸時，視野不是那麼好

秀秀進行手術的時候，主治醫師用腹腔鏡一看，原來裡面的子宮肌瘤相當大顆，小的有三公分、大的有七、八公分那麼大。而因為秀秀的體型較小，骨盆腔很小，所以整個子宮加上子宮肌瘤，幾乎塞滿整個骨盆腔內。將子宮和卵巢與骨盆的血管切除倒還容易，但當手術進入到子宮頸的部分時，因為深度很深，視野就不是那麼好。

主治醫師將子宮與肌瘤往上拉，在內視鏡下可以看到前方的膀胱及膀胱後面的子宮頸，醫師請助手由陰道利用一個支撐器把陰道往上托，這個動作會讓子宮頸的位置往上提高，便於組織的剝離。主治醫師小心的剝開兩邊的輸尿管，並且細心的將一些沾黏的血管和軟組織燒掉。也許是因為秀秀的子宮前壁也有一顆大肌瘤，在這個地方血管較為豐富，當剝離到正中央的時候，竟然開始出血。

這個出血，用電刀止不住，所以主治醫師便用止血鉗夾住出血點，並且試著用針線將出血的地方做較大範圍的縫合。因為位置是在正中央，並不會傷到兩邊的輸尿管，所以主治醫師便很放心的將子宮頸切除，並且將陰道縫合起來。整個手術時間大約一小時，手術後檢查傷口也都非常乾淨。為了預防小腸掉到傷口附近，將來造成腸道阻塞，因此，他們也放了一塊防沾黏的特殊絨布在傷口上，放置了引流管後，便完成手術。

手術後秀秀帶著一條導尿管，復原得非常好。醒過來後，也不會有太大的傷口疼痛。醫師查房時候，看見秀秀手術後氣色很好，也很高興的告訴她：「明天就可以拔掉導尿管，大概三天後，腹腔內的引流管若沒有什麼血水流出來，我們就可以拔掉，再過兩天應該就可以出院，我們會把子宮和肌瘤送去做病理檢查，看看裡面有什麼不好的成分，如果沒有，這次的治療就告一段落。」

秀秀手術後，確實復原得很快，第二天就下床走路，自己可以上廁所，而且腸胃道蠕動得也很好。排便之後，就開始進食，一切似乎都在預期的病程進展中恢復。

出院前陰道湧出大量的水，弄濕大片地板

手術後三天，拔掉了腹腔引流管，傷口感覺更加舒服。秀秀也利用時間，在病房處理一些公司裡的文案，希望趕快完成住院這段時間耽誤的工作，回去之後才不會太累。

就在秀秀要出院的前一晚，她覺得下腹部有點悶悶的不舒服，而且膀胱裡有點絞痛的感覺。她告訴值班醫師，於是做了尿液檢查，發現尿液中有一些紅血球，可是沒有白血球。因此，主治醫師認為可能是手術後放置導尿管造成膀胱表皮的受傷，但是並沒有細菌感染，所以請她多喝水，觀察幾天再說。

當晚秀秀就做了那個可怕的夢，夢中她掉到水裡，先生的手她也抓不住，整個人就掉到痛苦的深水裡面。等到她醒過來發現，床墊上的床單都濕了，連褲子也濕了，而且上面還有一點點血跡。秀秀心頭一驚，發生了什麼事，我都已經長這麼大，忘記尿床這種事，怎麼現在會突然尿床呢？

當秀秀起身要去上廁所時，發現從陰道湧出大量的水，整個地板上濕了一大塊。她一面走著，卻發現水還在繼續滴出來，到廁所想要尿尿，卻沒有尿了。她用衛生紙擦了一下，發現陰道流出一點血水，趕緊請護理師來檢查。護理師也隨即通知主治醫師，等到主治醫師來的時候，秀秀早已經緊張得渾身發抖。她原來就膽小，遇到這種狀況根本不知道怎麼辦，打電話請先生趕快來醫院接她，今天是出院日，看這種情形，恐怕是沒有辦法出院了。

出血點的小疏失已補救，怎麼還有併發症？

主治醫師聽到秀秀的描述，心頭一驚，怎麼會發生這種事。手術後第五天，今天就要出院了，怎麼會出現這種併發症。他記得以前當住院醫師時，也碰過幾個老師做的手術，不過那都是因為子宮頸癌手術要廣泛的切除子宮頸以及上面三分之一段的陰道，才要廣泛性的剝離膀胱以及陰道。因為手術當中，會產生部分血管破裂，嚴重的出血，所以需要大針縫合，縫了之後發生的膀胱陰道瘻管，這個瘻管的形成，主要是因為缺血造成的組織壞死。

其實這位醫師很有自信，認為秀秀這個手術做得非常好，視野也很乾淨，沒有任何不清不楚的地方。唯一發生問題的就是在六點鐘方向的那個出血點，當時也用自動燒灼器將血止住，再用縫線縫合了幾針，這樣子小心的做，怎麼還會出現瘻管呢？

醫師趕緊請秀秀到病房的檢查臺上，使用陰道開張器，將陰道撐開之後，用紗布清了一下傷口，赫然發現真的有一個瘻管在陰道的頂端，從這個地方他看到尿液從膀胱裡面汩汩的流了出來。這個瘻管大概有半公分那麼大，周圍有一些腫脹的痕跡，顯然是因為手術當中組織的燒灼以及縫合，造成了局部的缺血，等到手術後第五天，因為缺血組織無法癒合，才會形成瘻管。

看到這個場景，主治醫師全身發麻，心裡直喊：「糟糕了，怎麼會發生這種併發症？」這是他生平第一次碰到的情況。

以前在手術的時候，老師總是再三提醒，手術中一定要小心膀胱。因為膀胱就位在子宮頸的前方，與子宮頸、陰道壁間沒有太多組織，只有一層薄薄的筋膜隔離著。但是因為兩者之間組織不盡相同，所以在分離上並不困難。手術中只要小心的將它剝離，並且將陰道壁切開，就可以把子宮頸拿掉。他都已經做了那麼多次子宮切除手術，從來沒有碰過膀胱與陰道產生瘻管，現在碰到這情形，要怎麼辦？

主治醫師幫秀秀放了一條導尿管，並且在陰道放置了兩條紗布作為引流尿液之用。他將這個情形告訴秀秀和她的先生，並且跟他們說：「發生這種併發症是每一個婦產科醫師都不願意見到的。我想應該還是在手術中，在為那個出血點止血的時候，不小心燒到一部分的膀胱壁。因為還在流血，所以我用縫線縫合，綁住了之後造成局部缺血所形成的瘻管。發生了這個瘻管，以後我們趕快把它修補好就可以，現在最重要的就是要把膀胱裡面的尿液引流乾淨，讓這個瘻管縮小看它會不會自然癒合。」

陰道漏尿嚴重，晚上得包紙尿布睡

秀秀也不知道發生這種問題該怎麼辦，但她相信主治醫師所說的，點點頭反問：「會好嗎？你說會好嗎？」主治醫師說：「我們在膀胱放著引流管把尿導出來，這樣就可以減少尿液從陰道外漏，也可以使瘻管在減少尿液外漏的情況下縮小。只要控制感染，還是有機會讓它自然癒合。因為這是一個良性的疾病，不是惡性腫瘤，也沒有做過放射線治療，所以傷口應該有足夠的復原能力可以修復好。」

就這樣，秀秀帶著她的導尿管先行回家，並且約定下週再到門診治療。然而秀秀回家後，卻發現從陰道裡面滲出來的尿液還是很多，她拿掉紗布改用衛生棉墊著，每天都要換七、八片以上的衛生棉，晚上睡覺漏得更多，必須要穿著成人紙尿褲，才能避免尿液外漏，不然會弄濕床單。秀秀開始有點擔心，「怎麼會出現這種情形？如果不會好的話，我一輩子是不是都要從陰道漏尿一直到老呢？」

隔了一週，秀秀回到婦產科門診檢查，主治醫師檢查了陰道裡面的傷口，發現傷口沒有癒合的跡象，而且變得比較大。因為瘻管的位置是在膀胱的底部正中央，因此膀胱只要有尿就會從這個瘻管流出來。雖然放著導尿管，多少可以引流一些尿液，但是從陰道裡流出來的尿還是很多。主治醫師一時也不知道怎麼辦，便告訴秀秀說：「我看導尿管可能還要再多放一段時間，等到傷口穩定沒有感染發生，我們再把傷口從陰道縫起來。」秀秀聽了也有道理，現在剛產生瘻管，周圍一定會有點發炎，等到發炎好了，也許從陰道把傷口縫起來就會好起來。

就這樣，秀秀在期待中每星期回門診檢查一次。可是過了一個月，陰道裡面的尿還是漏個不停，有時候導尿管的尿流不出來，整天由陰道裡的尿流得更多。秀秀愈來愈擔心，經常擔心到流著眼淚，工作也沒辦法做，向公司請了假，心情實在壞透了。先生在旁邊陪著她，也不知道怎麼辦，只好找醫院的人理論，希望醫院還給她一個公道。而醫院也派出公關人員向她說明病情，並且希望她能夠安心接受治療。而醫院對於這樣子產生的併發症，也願意負起責任，一直到秀秀病情完全康復為止。

婦科手術產生的泌尿系統的併發症，大部分都是因為子宮頸癌或是卵巢癌，必須做廣泛性的骨盆腔淋巴腺拆除及子宮切除之後產生的輸尿管斷裂、輸尿管阻塞、或是膀胱陰道瘻管。而膀胱陰道瘻管的形成，除了手術中不小心的切割、止血、縫到膀胱壁或是電燒止血時，過度傷害到膀胱組織產生的局部缺血、組織壞死，而形成瘻管。有時也會因為手術後進行骨盆腔電療所產生的組織壞死。

形成膀胱陰道瘻管之後，先會有組織嚴重的發炎反應，這個時候傷口可能會有細菌性感染，產生出血疼痛，必須等一段時間讓組織慢慢消腫後，才會重新建立血液循環。而這些等待的時間，少則三個月，多則要六個月之久，若太過於急躁的想要去修補瘻管，常常會失敗。

原因是瘻管的組織還沒有很健康，如果太早修補縫合組織，這個傷口仍然不會癒合，還是會形成瘻管。只不過形成的瘻管可能比原來小；但如果組織處理得不當，可能小洞會變成大洞，造成更嚴重的瘻管，以及更大量的尿液外漏。所以在修補手術前一定要經過檢查，確認瘻管周圍的組織都已經變得柔軟，而且有很好的彈性，手術才能成功。

視瘻管位置高低，決定由陰道或腹部進行修補

秀秀在一家翻譯社工作，以前與由我主編的醫學雜誌英文修改工作有合作過。秀秀把她的問題告訴了雜誌社的助理編輯慧敏。慧敏問我說：「有這種情形怎麼辦？」其實我在處理膀

胱陰道瘻管有很多經驗，從最早期的經陰道修補術，到經腹部的修補手術，我都做過。從陰道修補術是比較簡單，因為陰道比較不會有疼痛感覺，從這個地方做可以讓病人感覺較不那麼可怕。但是從陰道修補必須瘻管的位置較低，如果位置很高，又從陰道進行修補，很難正確的去切割組織，將傷口縫合得很好。

要縫合傷口必須要用很精細的器械，將陰道和膀胱組織完全分離，之後膀胱與陰道壁各自縫合。有時候做得很仔細，還是免不了在兩個縫合的傷口中間又黏在一起，形成另一個小的瘻管。如果發生這種情形，就要再經過三到六個月，才能再進一步修補，所以有時候從陰道修補後，要經過兩到三次才能完成。不過也因此，縱使沒有一次成功，病人也比較能夠接受。

有時候婦產科醫師並沒有切除陰道的上段，因此形成的膀胱陰道瘻管位置非常高。遇到這種情形，一般器械沒有辦法由陰道到達這個瘻管，勉強去做手術只會失敗收場，效果不會很好。我們便會選擇從腹部開刀進去，就可以很容易將膀胱與陰道慢慢的剝離開來，一直到很清楚的看到膀胱的洞口與陰道的洞口完全分離，再各自縫合。中間我們可以拿腹膜的網膜來做中介物質，以阻止兩個傷口再度黏在一起，而形成後續的瘻管。

由腹部開刀，通常在病人第一次開刀之後去做，所以傷口沾黏會比較嚴重。有時手術的傷口比較大，病人復原的時間也比較長。所以醫師一般會先選擇經陰道的修補術，其次再考慮從腹部修補瘻管。但是從腹部修補成功率就很高，除了少數的病例再度出現瘻管之外，大概九成以上的病例，都會在一次手術成功。

現在有了腹腔鏡手術和達文西機器手臂，更可以用內視鏡看到骨盆底最深的部分。尤其是用達文西機器手臂，因為機器手臂有很好的角度，可以做切割及縫合，所以縱然是很深的膀胱陰道瘻管，也可以在螢幕上看起來好像在很淺的地方做手術一般，成功率自然比使用腹腔鏡手術，或是用眼睛直視下的開腹手術效果來得好，病人手術後復原也較為成功。

病人唯一要做的事，就是等可以做手術的時機

我輾轉知道秀秀的狀況，也知道她的醫師告知：「如果一個月後還有瘻管，我們準備開刀進去修補這個瘻管。」基於過去的經驗，我很怕這些年輕的醫師在承受不了病人的壓力下，貿然進行手術。

因為這種時候，瘻管周圍的組織還沒有穩定，血液循環還沒有恢復，這時候進去剝離，會把瘻管周圍組織破壞得很嚴重。縱使是小心的做，也常常會因為傷口癒合修復的情形不好，又產生瘻管。因此，我建議秀秀不妨到臺北來讓我看一下，如果傷口恢復還可以，當然可以做手術，但通常是不行的。這時候，就要耐心的等待傷口穩定了再做手術。

秀秀依約到位於新店的臺北慈濟醫院門診找我。我幫她檢查，發現在陰道最高的地方，確實有個相當明顯的瘻管，在經過一個月的休息後，其實已經慢慢穩定，大約有一公分那麼大，

周圍還是有相當硬的疤痕組織。用手指頭摸，還有一些出血，顯示表皮還在腫脹發炎中，並沒有完全消散。因此，我告訴秀秀，可能還要再等三個月穩定後才能接受手術。

這對她來講，實在是很難忍受。秀秀告訴我：「我已經受苦一個月了，原先只是期待一個簡單的腹腔鏡子宮切除手術，手術完就可以恢復工作，哪想到發生瘻管，讓我尿漏個不停。我真的沒有辦法工作，根本連生活都過不下去。」她說著說著，眼淚就流了下來，旁邊的先生不停的安撫她，拍拍她的肩膀，可是秀秀還是沒有辦法，哭著一直說，「我一定要趕快好，這種日子我真的過不下去了。」

遇到這種情形，做醫師的絕對不能急，因為病人如果急，把壓力帶給醫師，而醫師也急著要擺脫這種壓力而貿然去做手術，到最後只會把這個苦難由兩個人一起來承擔而已。我語重心長的告訴秀秀：「我知道你很難過，但是你不能太激動，發生這種併發症，唯一能做的就是等待。時間到了，我們就可以把手術做好。我們可以先考慮從陰道做手術，因為由陰道做的話，不會有太大的痛苦，你不用擔心，而且成功率還是很高的。」

決定接下這個病例，幫年輕醫師渡過難關

我幫秀秀做了膀胱鏡檢查，從膀胱鏡也可以看到在六點鐘方向，在膀胱底部有個很大的瘻管，而這個瘻管用手指頭從陰道伸進去，幾乎可以伸到膀胱裡面。像這麼大的瘻管，更應該要

小心的等到傷口成熟、穩定、血液循環恢復，才能一次完成手術。而現在能做的就是持續使用抗生素治療，預防尿路感染，導尿管放著有助於減少陰道的漏尿量，也能減少傷口在尿液浸泡下所產生的發炎反應。

我跟她約了三個月後再來複診，並且請她每兩個星期就到醫院的泌尿科換導尿管，減少導尿管上的細菌附著，造成傷口後續的感染。

在這三個月當中，我也持續跟秀秀保持聯繫，了解狀況，得知秀秀的先生開始跟醫院展開談判，院方也願意接受任何後續衍生的相關醫療費用。

其實，醫療糾紛時有所聞。但是，**沒有一位醫師願意發生這種事情，一旦發生併發症，除了病人痛苦之外，執刀的主治醫師也相當痛苦。**他會自責，為什麼手術中沒有小心一點？為什麼沒有多注意一些細節，才會產生併發症？但是一旦已經發生併發症，就應該勇敢面對，不能逃避。

外科醫師執行手術而發生併發症，是一位成熟的外科醫師必經的歷程。這些併發症都是每一位外科醫師成長所需要的經驗和元素。因為發生併發症，他才能知道該如何避免，而在以後的行醫過程中，才會更小心的處理每個手術細節。只不過有時候併發症來得太突然，常常不是一位年輕醫師所能承受。因此，如果這時有位老師能從旁協助，把這個病例接過去處理，讓年輕的醫師學著怎麼做，但是不需要自己去承擔，那就是最好的教育。

因為老師經驗多，而且併發症並不是他造成，所以可以用比較輕鬆的心情，安心的處理。而年輕的醫師雖然造成這個併發症，但要讓他獨自承擔，並且處理好，是件相當辛苦的事。如果他可以完成且順利的解決，對他的外科經歷成長是有幫助的；但如果又處理不當，有時對他的打擊、挫折感是很大的。

有鑑於此，我決定接下秀秀這個病例，用我的經驗來幫她渡過難關，也讓她的主治醫師能鬆一口氣，專心去照顧其他病人。因此，我透過那家醫院的泌尿科醫師轉告主治醫師不用擔心，老師會把病例接過來，並且好好的處理。

要病人從臺北到花蓮，還要再等更是折磨

然而，要讓秀秀遠道花蓮治療，他們有點無法接受。對一般人而言，西部的醫療資源總是比東部好，要捨棄大都會的醫療設施到花蓮的醫學中心治療，大部分人都會覺得怎麼會這樣，難道都市裡那麼多的醫師，沒有人能做，一定要跑那麼遠嗎？

還好我在臺灣醫界有點知名度，大部分泌尿科醫師也都知道慈濟在花蓮三十幾年來的耕耘，以及在很多創新手術及學術研究上的成果。所以，醫師們也鼓勵秀秀只要到花蓮找老師，就一定有辦法處理好，請她放心。

秀秀就在這樣半信半疑之下，過了三個月。她告訴我，這段期間每天都以淚洗面，晚上睡不好，一直做惡夢，夢見膀胱陰道那個傷口愈來愈大、愈來愈大，直到完全沒有辦法修補，所有的尿直接從陰道流出來。

手術後三個月正好是農曆過年，於是過完年後，秀秀回到我的門診。我幫她做了檢查，發現那個瘻管還不穩定，可能是因為續發性的細菌感染，使得傷口周圍呈現糜爛的狀態。我告訴她現在還不是手術的時候，可是秀秀說她已經忍不住，非常痛苦，若能夠早一天手術，她甚至願意接受可能的失敗。

我告訴她：「你能接受可能的失敗，我可不願意做這種事情。對外科醫師而言，不能因為你的壓力，就改變該有的治療法則。而是要等待時間就該等待，絕不能急躁。這樣子做，只會讓傷口愈弄愈糟，到時候你一定會後悔。」

因為我堅持不幫秀秀馬上做手術，而要讓她再等三個月。不久，全球新冠肺炎疫情愈演愈烈，臺灣進入防疫階段，秀秀正好利用這段時間在家休息，除了定期到醫院換導尿管外，也很少外出。

而回診的日子就在等待中一天一天過去，到了子宮切除手術後七個半月，秀秀跟我們聯絡，疫情也比較穩定，她問，是不是可以進行評估手術，於是我請她到花蓮來，也告訴她只要傷口復原良好，就可以進行手術。

秀秀到了門診，我們幫她做膀胱鏡檢查，這次看到的膀胱陰道瘻管就很乾淨，膀胱的黏膜已經長得很漂亮，瘻管周圍呈現非常平滑，而且看到很明顯的血管組織。用手指頭從陰道裡面觸摸，瘻管周圍也沒有結疤組織，呈現柔軟的狀態。我告訴她，這是手術的時機到了。

可是因為這個瘻管位在陰道的頂部，從陰道口進去大約有十公分之深，所以從陰道做手術似乎有困難。與其勉強去做，不妨考慮直接從腹部以達文西機器手臂來進行手術，一次就可以成功。

達文西膀胱陰道瘻管修補術，比較複雜但不困難

我幫秀秀安排了住院，就在那個週三做手術。其實，進行達文西膀胱陰道瘻管修補術，是相當複雜的。手術前我們必須先用一條導尿管，從陰道放到膀胱裡，目的就是為了要在手術中很精準的確定瘻管位置。

但是使用達文西腹腔鏡手術必須要打氣，而手術當中，如果打開膀胱及陰道，腹腔裡面的空氣便從陰道漏出，而無法維持整個視野良好的空間。因此從陰道放了導尿管後，必須用一些紗布塞滿陰道，然後在外面使用透明的塑膠布貼好，防止腹腔內的空氣外漏。

當我們用機器手臂小心的將黏在傷口上的小腸剝離開來，還好在上次手術時，婦產科醫師有放了防止沾黏的絨布，因此小腸沾黏真的不嚴重，很輕易的就可以將腸道分開。我們順著膀

胱慢慢找到中間沾黏的部分，因為有膀胱陰道瘻管，瘻管的周圍組織一定沾黏得很厲害，這時候達文西機器手臂就發揮了作用。雖然在很深的骨盆底部，但是利用達文西的內視鏡，可以把傷口放大並且呈現在我們的面前，再者，機器手臂又有很銳利的剪刀，可以慢慢的剝離組織，從陰道裡面往上推的紗布，也讓陰道位在比較高的部位上，所以手術並不困難。

將膀胱與陰道慢慢剝離，剪開到瘻管看見導尿管。確定瘻管的位置後，我們再繼續往下分離，把膀胱的底部與陰道的前壁完全分開。確定看到膀胱的洞口及陰道的洞口完全分離後，我們先將陰道的前壁以連續性的縫線將之縫合。

縫合之後打開膀胱，先剪掉膀胱周圍一些不好的組織，再以連續性的縫線將膀胱壁做雙層的縫合。縫合好後，我們由膀胱的導尿管灌注三百毫升的生理鹽水，慢慢的灌，確定膀胱膨脹起來並不會再從這個瘻管漏出尿液，表示縫合的膀胱傷口十分緊密而且穩定。

手術至此已經接近完成，但是如果膀胱與陰道的縫合傷口又靠在一起，很可能因為發炎反應的關係，會再黏在一起。因此我們必須取一些組織來作為中介的物質。

一般來講，我們都取腸子上面的大網膜，但是因為前置手術產生的發炎反應，所以大網膜都往上縮，再也拉不下來。所以我們就取了膀胱壁上面的一片腹膜。將這片腹膜拉下來之後，剛好可以蓋在膀胱壁上面，作為膀胱與陰道之間的一個中介物質。富含幹細胞的腹膜是個很薄的組織，而這些幹細胞會形成一層新的腹膜，很快的隔絕膀胱與陰道壁，手術後就不容易再形成瘻管。

手術完成後，我們放置一條引流管在骨盆腔的最底部，膀胱的導尿管還是保留著，便完成了手術。

術後一週尿液呈暗紅，是手術中傷口太大所致，會改善的

這次手術花了大約一個半小時，沒有任何出血。秀秀醒來後，摸一摸肚皮覺得有點脹痛感，但是並不覺得有任何不舒服的地方。我們幫她打了止痛針，讓她術後第一天好好的休息。

第二天我們為秀秀移除陰道裡的紗布，裡面很乾淨，沒有血水也沒有尿液滲漏。看看導尿管裡有一點暗紅色的血水，看起來並不是很舒服，但是因為手術當中，我們已經確認膀胱與陰道都已經有充分的縫合，而且不會外漏，因此，這些血水可能是在手術當中因為傷口太大所產生的一些血塊附著在傷口上，而經過尿液的溶解，血塊會慢慢溶解，因而尿會呈現暗紅色。

我告訴秀秀這是正常現象，不用擔心，多喝水就會好。雖然她半信半疑的點頭，可是事後秀秀告訴我們，其實在手術後那一個星期，當膀胱裡的尿液還是呈現淡淡的紅色時，她心裡還是很擔心傷口是不是有問題，要不然尿應該是黃色的，怎麼會出現暗紅色呢？

雖然尿的顏色並不漂亮，但是從腹腔內的引流管引流液很少，以及陰道置放的紗布完全是乾淨的；由這些檢查看來，手術應該是成功的，而暗紅色的尿液，只要等到膀胱內的傷口完全

癒合後，自然就會改善。

因為手術後併發症，病人對人生有新體悟

我每天大概都會去看秀秀三次以上，有時候比較有時間就會跟她聊聊，告訴她一位外科醫師成長經歷的痛苦。因為我們都走過年輕的歲月，都出現過手術的併發症，也都承受過手術所產生的苦難。

其實秀秀經過這七個多月的心情沉澱，也漸漸能用同理心來看自己產生併發症這件事。像是主治醫師對她無微不至的照顧，發生併發症後，也感受到主治醫師照顧的誠意，以及她因為產生瘻管承受的身心壓力。秀秀其實在心裡已經不再怪原來的主治醫師，而是把它當作人生的一個轉折點。

這次的經歷讓秀秀體會到，人生並不是都一定順遂。但是在發生併發症的時候，如果怨天尤人、責怪別人，並沒有任何幫助。唯一的方法就是勇敢面對，然後解決事情。而在這個過程當中，她也體會到許多人性的善良面，更重要的是了解到病人與醫師所承受的許多苦難。

手術後，秀秀復原得很好，因為陰道不再有尿液漏出來，心情也好很多。雖然導尿管裡的尿還是沒有辦法變成黃色，可是她還是深信手術相當成功。與她聯絡的慧敏，不時帶來一些水果、小點心，也常常陪她聊天，談一些雜誌的進展，並且告訴她慈濟醫院泌尿科的一些感人的

醫病關係的故事。

在手術後第五天晚上，秀秀在一次起身上廁所的時候，突然左下腹發生劇烈的疼痛。那個疼痛幾乎令她無法翻身，這下子她突然緊張起來，是什麼狀況？怎麼會有這麼嚴重的疼痛？值班醫師幫她打了止痛針，也檢查了導尿管，尿已經變成黃色，陰道裡也沒有分泌物，而腹腔內的引流管也沒有太多的引流液出來，一切都顯示狀況很好，可是怎麼會痛得那麼厲害？

秀秀痛到發冷汗，那一晚根本無法入睡。直到隔天早上，也就是手術後第六天，我去看她，她肚子還是非常疼痛。我幫她做了理學檢查[20]，下腹部沒有任何壓痛感，不像是尿液外漏所造成的腹膜炎。不過陰道的紗布是乾的、導尿管的尿是黃的、引流液沒有東西出來，根本不像是腹腔內的併發症所產生的疼痛。

但是，秀秀這兩天沒有排便，倒讓我擔心，是不是因為慢性便秘造成腸道痙攣所引起的疼痛。

不論如何，我們還是要排除一些可能的手術後遺症。因此幫秀秀安排了電腦斷層檢查，掃描起來也發現，腹腔裡沒有任何液體或氣體。但是我發現，當初放置的骨盆腔的引流管放得太長，可能是在她移位的時候，引流管觸動到骨盆腔壁的一些陰部神經。因為引流管是硬的，當

註20：理學檢查：病人有一些身體上的病痛或是症狀時，醫師為了要知道這些症狀的來源，因此會幫病人做一些檢查。包括：觸診、視診、敲診或是聽診，稱之為理學檢查。例如病人會有腹痛，我們會用手指頭輕壓腹部的各個地方，看看哪裡有壓痛感？當手指頭輕壓之後放開，是否會造成疼痛加劇的反彈性腹痛，藉著這個檢查來診斷病人是否具有腹腔內的一些疾病。

它碰觸到神經的時候，就可能會造成下腹部乃至大腿內側的嚴重疼痛。

當我中午再去看她的時候，秀秀告訴我，她已經不痛了。因為她發現要去做電腦斷層檢查時，從床上移位到推車上的時候，身體一動，她的疼痛感突然間消失。這個劇烈的轉變更讓我深信，是這根引流管造成神經壓迫所產生的疼痛。因此我們在當天幫她做了膀胱攝影，確定膀胱沒有漏尿，便先將引流管往外拉出五公分，減少因為引流管過長，碰觸神經所產生的神經疼痛。

當天晚上秀秀就睡得比較安穩，因為確定膀胱沒有漏尿，而引流管的外拉又讓她疼痛減輕。明天早上拔除導尿管後，能夠正常排尿不再漏尿，便是她最大的期待了。

花蓮慈濟之行，從此改變了她的人生

手術後第七天，我們幫她把導尿管拔除掉，秀秀就開始喝水，尿脹了之後，她開始可以解小便。對她來講，能輕輕鬆鬆的解小便，而且沒有任何尿液從陰道漏出來，是她這八個月來最大最大的期盼。

我們去看她的時候，從她臉上看到她喜悅的表情。當秀秀跟我們說：「謝謝你們幫我做的這一切。」眼眶裡面含著淚水。我們可以感受到她內心的激動，而我們的內心也跟她一樣的高興。手術的成功告訴我們，耐心等候是值得的。而我們堅持一定要在最適當的時候才做手術，也是正確的選擇。

過了兩天，秀秀的狀況恢復得很好，偶爾還有點膀胱排尿後的痠痛，因為是傷口的關係。有時候會尿急，我們也給她用了一些藥物來改善膀胱的過動，加上一些軟便藥，請她排便的時候務必要輕鬆，不要用力。

手術後的第十天，秀秀終於出院了。回到她的家鄉、她的家庭，還有她熟悉的工作。她現在還跟我們保持很好的聯繫，常常與慧敏用LINE聊天，告知現在的狀況。

對於花蓮的這一趟旅程，她覺得是人生難得的經驗，如果沒有發生這個手術的併發症，她從來不會想到有一天會跑到花蓮慈濟醫院來就醫，也不會碰到這麼多善良的人在旁邊陪著她、照顧她。**她真的從這個併發症感受到人情的溫暖、人性的美好。而由自身所承受的苦難，她也能體會到一般人生病時的那種心情煎熬。**

重要的是，除了本身善良外，秀秀也決心只要有機會，願意去幫助更多的人。因此她回到原來的醫院婦產科去當志工，陪伴住院的病人，分享自身的經驗。

秀秀並沒有責怪醫師在手術中發生併發症，對她造成那段時間精神的折磨，而是選擇了接受、寬恕、同理心，並將這一份人生的苦難，當作是生命旅程的一部分。而在這趟旅程中，她結識了更多善良的人，認識了幾位好醫師，也體會到人生的苦難與無常。將來，她會更加努力的去幫助別人，讓這個社會多一份人性的溫暖。

13 最痛苦的傷痕

「有沒有什麼更好的方法？」

我們給了病人他沒辦法處理的排尿處置，
對他反而是一個沉重的負擔。
他為了要達到這個目的，
付出了相當大的代價，
結果適得其反。

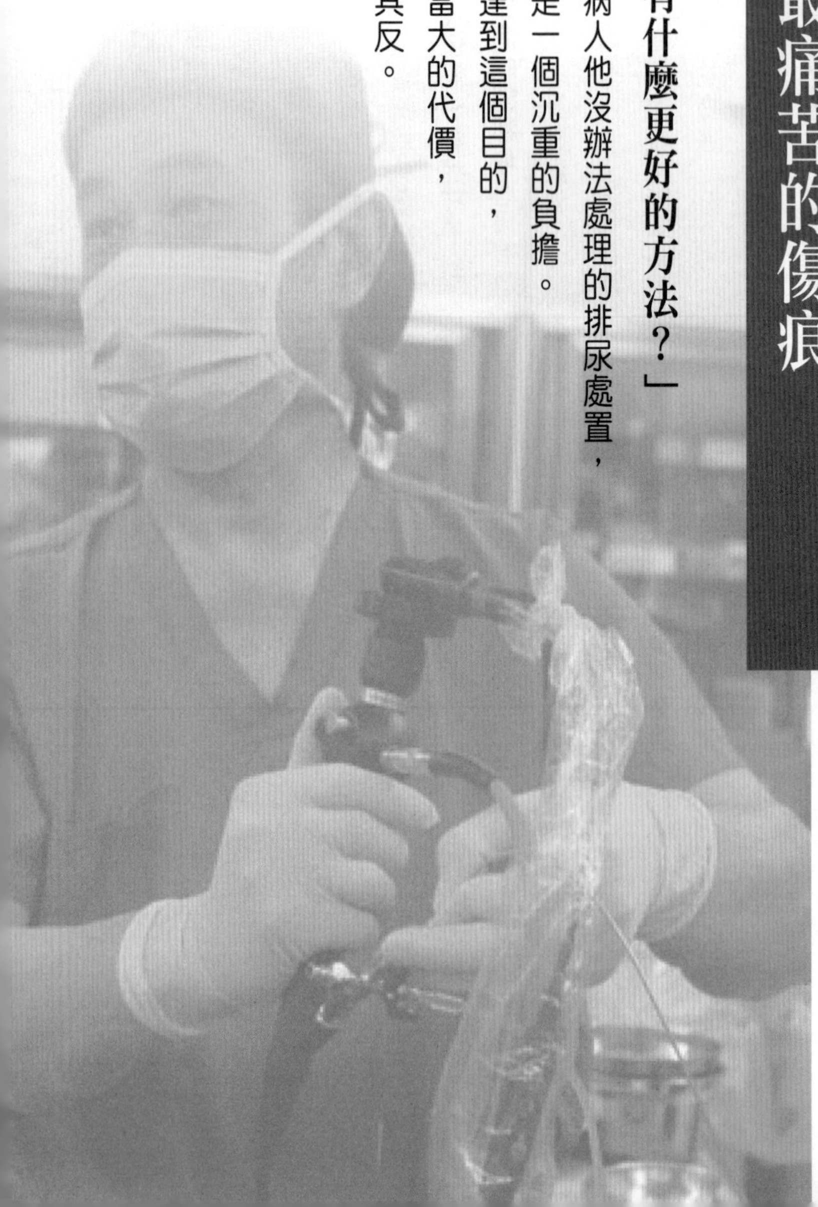

我認識阿福已經超過三十年，當年我從臺北移居花蓮在醫院任職時，他就在醫院的工務組上班。妻子也在醫院擔任行政工作，兩人當時都還很年輕，結婚後育有兩個小孩。我在醫院經常看他們出雙入對，偶爾在外遇見夫妻騎著摩托車，帶著兩小孩出遊或上街，是人人稱羨的一對夫妻。

然而，好景不長，大約二十年前，阿福在一次車禍中摔斷脊椎，因為受傷的部位是在頸髓第六節到第八節，所以從乳頭以下完全沒有知覺，並且有明顯的反射亢進現象[21]。阿福在骨科手術後，傷口穩定下來，不過排尿的問題，卻是他永遠的痛。

因車禍脊髓受傷，膀胱與尿道失調

我第一次在醫院裡被照會去看他，嚇了一跳。因為阿福在受傷後復健三個月，整個人變了樣；從以前英俊瀟灑的模樣變成非常沮喪、瘦小且眼神渙散的一個人。他躺在床上，手指不能動，只能用手臂揮動著，下肢扭曲變形，因為幾個月來無法動彈，肌肉已經明顯萎縮。我幫阿福檢查的時候，他的下肢不停抖動，偶爾還會亂踢，所以護理師們必須用約束帶將他固定在床沿。下床坐輪椅時，也必須將他固定在輪椅上，以免腳部受傷。

註21：反射亢進：一般在神經學的檢查上，當有傳入的刺激會造成肌肉的反射，如果反射的強度超過正常值，便是反射亢進。在脊髓損傷的病人中，受傷的部位會因為脊髓受傷部位以下造成反射增強的現象。因此，當受傷部位以下肢體或是臟器發生傳入神經增強現象時，便會造成肢體反射增強，稱為反射亢進。

阿福在手術之後，開始嘗試排尿，卻無法排出來，緊接著便是急性的尿路感染、發冷。雖然經過醫師們使用抗生素治療，不過尿液還是很髒。我幫阿福做了檢查，發現他的膀胱萎縮得很快，一般頸髓受傷的人，會產生膀胱逼尿肌與尿道外括約肌共濟失調的情形。也就是說，膀胱在反射性收縮的時候，尿道外括約肌沒有辦法放鬆，因此當膀胱收縮時，膀胱裡的壓力就會很高；而這麼高的膀胱壓力不但會造成腎臟的尿液不易流進膀胱，或是有尿液逆流到腎臟，也會使膀胱表皮受到破壞，容易造成細菌感染。

可是一般的脊髓損傷病人，發展成一個萎縮的膀胱，通常要三、五年的時間，但阿福卻在受傷半年後就已經有明顯的膀胱萎縮，也產生第三度以上的膀胱輸尿管尿液逆流。所以他在膀胱訓練的時候，腎臟就會腫起來，而且反覆感染。做完檢查，我們還是幫他放置導尿管，希望他能在肢體的復健穩定後，再做排尿的訓練或是排尿處置，以解決他的排尿問題。

大約在阿福受傷後六個月，他就從復健病房出院回到家裡。因為受傷的緣故，他失去了工作，現在家裡的經濟支柱就是太太和他的勞保保險金。還好他家住在醫院對面巷子裡，從家裡到醫院走路不到三分鐘，所以太太雖然在醫院上班，還是可以經常回家照料他。可是兩個孩子還很小，連傭人也請不起，只好請岳母來家裡幫忙。

只是岳母原來住在花蓮的鄉下，其實來同住有些不習慣，但是為了照顧這個家庭，只能勉強住下來。在阿福受傷一年後，我們再度幫他做檢查。因為他從尿道放置導尿管，生活上有很多不便。我告訴他：「因為你是四肢全癱，如果沒有放著導尿管，膀胱脹尿就會發炎，導致尿液逆流，腎臟功能也會變得較不好。你自己又沒辦法導尿，如果不這樣做，可能會影響到你的健康。」

但是他對這個導尿管所造成的困擾，卻相當在意。我們做檢查時，發現他的膀胱真的萎縮得很厲害，大概在三十毫升左右就會產生很強烈的反射。而在反射的時候，他的膀胱頸也沒辦法打開，尿道外括約肌更緊，出現了自主神經反射亢進，同時也明顯出現兩側腎臟逆流。

因病導致性格大轉變，家人快崩潰

我幫他做了一些藥物治療，甚至用肉毒桿菌素注射在膀胱，都無法有效改善他的萎縮性膀胱和反射亢進。

阿福問我：「有沒有什麼更好的方法？」我告訴他：「像你這種高位的脊髓損傷會形成膀胱反射亢進，而反射亢進的膀胱又會使自主神經張力更高，尿道括約肌也會很緊。如果你沒有放導尿管要改自行導尿，可能每小時就要導尿一次。再加上膀胱反射亢進，導尿時括約肌會很緊。如果不小心，甚至會造成尿道受傷，形成瘻管或是化膿。」

我們過去處理很多慢性脊髓損傷的病人，都曾碰過類似併發症。因為脊髓損傷的人下半身沒有感覺，所以導尿的時候通常不會用太多潤滑劑，只知道死命的將導尿管往內插，但是有沒有插進膀胱，往往不自知。有時因為自主神經反射亢進，使得膀胱頸變得很緊，膀胱脹尿的結果是有些尿液流到攝護腺尿道，導尿管並沒有插到膀胱裡，只有在攝護腺尿道，尿就流出來。所以他會以為導尿管已經放在膀胱裡面。

曾經有一個例子，就是病人想要留置導尿管，結果導尿管還沒有放到膀胱裡，他就把導尿管的水球打起來，令攝護腺尿道因此撐裂開，大量出血。還有個例子，就是病人的導尿管放不到膀胱裡面去，只放到尿道括約肌外面，他就把水球打起來，造成尿道瘻管，然後形成膿瘍，甚至跑到會陰部變成一個很大的瘻管。這些都是居家照護不好，慢性脊髓損傷的人常見的泌尿系統併發症。

我評估了他的狀況，告訴他，你還是乖乖的用經尿道導尿管，每個月換一次。我會開一些藥放鬆你的膀胱和尿道，主要是保護腎臟，免得膀胱持續的反射收縮，造成腎臟水腫以及反覆的腎盂腎炎。因為慢性脊髓損傷的人，最常見的後遺症就是反覆性的尿路感染，導致腎臟功能變壞，有時候甚至會變成尿毒症或發生急性腎盂腎炎，轉為細菌性敗血症而死亡。

為了照護病人的排尿障礙，有時最簡單的方法，反而是最好的方法。可是阿福的脾氣很拗，在受傷之後，整個人性格發生很大的轉變。他開始怨天尤人，覺得什麼事都不順，因為沒辦法外出，所以悶在家裡整天想東想西，甚至常常覺得人生如此不如意，不如死了算了。所以有時他在家裡也會摔東西、講髒話，讓太太和孩子們都受不了。

決定做膀胱擴大整型手術，擺脫導尿管

有一天阿福的太太跑來找我，說明因為阿福相當在意那條導尿管，「郭醫師，你有沒有辦法解決？」

我說：「如果他不想放導尿管，只有一個方法，那就要做膀胱擴大整型手術，使用小腸做膀胱，讓膀胱壓力減低。膀胱的儲尿也會因為小腸所做的人工膀胱而增大。這樣一方面可以增加膀胱容量，擺脫導尿管，二方面也可以降低膀胱的壓力，保護腎臟免於反覆性的腎盂腎炎。可是有一個條件，就是病人要能自行導尿。因為，阿福是四肢全癱，他的手只能做很粗的大動作，細微的像拿筷子、拿筆、打電話這種動作都做不來。所以做這種手術後，一定要有人隨時陪在旁邊，可以定時幫忙導尿。要不然，他的尿脹在人工膀胱裡沒辦法排出來，一樣會造成反覆的感染及腎臟受損。」

阿福的太太說：「那如果我幫他導尿，可以嗎？」我說：「當然可以啊！但是你在工作，怎麼能幫他導尿呢？」她說：「我過個馬路就到家了，一天導尿四次或五次，我只要把時間排好，該回家的時候請同事代個班，就可以回去幫他導尿，下班後到晚上，以及清晨這三次導尿，我都沒問題。只有中午和下午兩次，我再想辦法請同事代班就好了。」

我心裡覺得話雖然這樣說，可是上班總有不方便離開的時候，一旦做了手術，又不能定時導尿，那問題就麻煩了。但是阿福跟他太太商量後，還是決定做手術，因為就是這條導尿管，

阿福確脾氣變得非常不好，讓整個家庭瀰漫著一股非常不舒服的氣氛。

我幫阿福做了檢查，發現他的腎功能在最近一年來，經反覆性的尿路感染和腎水腫已經相當差，不過還是可以做手術。一般腎功能如果降低到腎絲球過濾率[22]低於百分之三十，就不適合使用腸道來做人造膀胱。

因為腸道的表皮黏膜會吸收水分，當它變為儲存尿液的容器，許多由尿中排泄的酸以及氮素都會從腸道再吸收回去。吸收回去的酸和氮素，則會從腎臟再度排出，因此使得血中的這些毒素上升，甚至會加速腎臟的傷害。

不過阿福的腎功能過濾率還有百分之六十，基本上，只要在手術後有固定的導尿時間，不要讓尿液在人工膀胱中儲存太久，就應該沒有問題。

約好時間，我便幫阿福做了手術。這個手術並不困難，我們打開阿福的肚子將他末段迴腸取一段四十公分長的腸子，摺成一個M字型，然後將迴腸切開，緊密的縫合成為一個袋狀，再將他萎縮的膀胱打開來，把這個人工膀胱開口縫到原來的膀胱上面就完成了。

手術後因為阿福並沒有感覺，所以也不會有傷口疼痛問題。原來常有的自主神經反射亢進所造成的頭痛和盜汗，在手術後也改善了很多。阿福的心情變得不錯，在病房裡有說有笑，也會跟太太談心，與受傷後的那種情緒崩壞完全不同。手術後兩個星期，我們幫阿福把尿管拔掉，讓它的膀胱開始儲尿，因為他有自主神經反射亢進以及尿道括約肌共濟失調，所以膀胱出口的阻力非常高，人工膀胱的擴張速度也很快。

在拔掉導尿管後一個星期，阿福的膀胱容量就很快增加到四、五百毫升。阿福的太太也按照我們的指示，每四個小時幫他導尿一次，一天導尿五次，每次導尿的量不要超過五百毫升，中間可能還要使用灌腸筒，將他膀胱所分泌的黏液沖洗出來，免得這些黏液在膀胱裡面沉澱成為塊狀，有時會阻塞住導尿管。

定時導尿很重要，竟成失和引爆點

使用小腸做膀胱擴大整型手術是個很方便的方法，因為小腸非常柔軟、有彈性，可以脹得很大。所以當用小腸做成一個人工膀胱接到原來萎縮的膀胱上面，便可以有效發揮它的彈性，吸收原來膀胱所產生的壓力，讓膀胱容量很快的脹大。

不過，小腸的肌肉還是具有蠕動的能力，所以當膀胱脹到一個程度，它就會開始出現明顯的蠕動，而這種蠕動會讓病人感到腹脹。不過阿福因為頸髓受傷，對於這種膀胱的感覺仍然闕如，所以很快克服了早期小腸蠕動所產生的脹尿感，反而快速的增加膀胱的容量。

註22：腎絲球過濾率：一般對於腎臟功能的測定，是以血中的尿素氮或是肌酐酸來評估，但是尿素氮及肌酐酸會受到喝水的量的影響，因此如果要準確的知道病人腎臟真正的過濾功能，必須要測定腎絲球過濾率，一般每分鐘大於一百毫升。如果腎臟功能變差，腎絲球過濾會低於百分之六十，屬於輕度的腎功能缺損。如果過濾率低於百分之三十，表示腎功能有較嚴重的受損。這時候尿液如果再經由腸道吸收，便會使得腎臟的負擔過重，而造成尿毒上升。

我警告他，雖然膀胱可以裝到四、五百毫升，但手術後三個月，小腸的蠕動壓力還是很高。如果過度脹尿，這些壓力還是會傳到腎臟，造成腎功能受損，所以定時導尿非常重要。此後，我也開給他一些放鬆小腸的藥物，讓小腸壓力不要太高，但是最重要的還是需要定時導尿。

阿福在手術後一個月順利出院，傷口長得很好，膀胱裡也沒有太多的黏液。回家後，太太按照計畫，每天幫他導尿五次。早上起床後，先幫他把昨夜的尿液導出來；上午吃中飯之前，趕快回家幫他導尿；下午請同事幫忙看一下工作，利用半小時的空檔趕回家幫她先生導尿；下班吃完飯再導一次，最後一次就是睡前。

這樣子每天五次的導尿，每次導出來大概是四、五百毫升，讓阿福覺得非常的快樂。因為他不會漏尿，也不需要裝導尿管。他開始可以坐著輪椅外出，找朋友聊天，也開始加入花蓮縣脊髓損傷協會，跟病友們一起分享受傷後的一些心路歷程和排尿處置的心得。

不過，由於阿福已經沒有工作，也不可能整天老是在外面趴趴走，所以當他回到家的時候，又是一個人很孤寂的過日子。岳母把兩個小孩帶回娘家照顧，這樣小孩子上下學有人接送也比較方便。

家裡就只剩下阿福一人，看著同樣一臺電視，整天等著太太回來幫他導尿。這種孤寂的生活，慢慢的讓阿福性格又開始轉變。有時太太回來導尿時間比較晚，阿福就會嘮叨的問她：「為什麼那麼晚回來？」太太跟他說：「我工作有時候忙不過來，要請同事臨時代班，同事也正在忙，我總是要把東西收拾好，工作告一段落才能回家啊！導尿慢一點又不會怎樣。」

阿福面對太太的回答，心裡很不滿意。他總是想，「我是個病人，你應該什麼事情以我為第一優先，萬一我膀胱脹壞了、發炎，那你怎麼辦？」也為了這種事情，跟太太有過很多次的爭執。

有一天阿福的太太晚一個小時回家，他在家裡脹尿，急得不得了，手又沒有辦法撥電話。太太回來的時候，阿福已經頭痛、冒汗、自主神經反射嚴重亢進。太太幫他把尿導出來，居然發現裡面有七百毫升那麼多的尿液，而且尿還很髒。那天晚上阿福就發燒了，送到急診檢查發現兩邊腎臟水腫得很厲害，腎功能也明顯的降低，醫師幫他放了導尿管之後住院治療。

此後，阿福更不能忍受太太不準時幫他導尿，也常常為了這件事跟太太起爭執。有次阿福的太太真的非常生氣，告訴他說：「我要工作養家，又要幫你導尿，你都不會體恤我的辛苦。你要知道我在醫院的工作，什麼雜事都要做，很多委屈也要承受，我還要定時回來幫你導尿。下班之後，還要處理你的三餐，幫你洗澡、幫你擦屁股。這麼多的事情，你叫我一個女人獨自承擔，你都不會覺得心疼，還要苛責我不按時幫你導尿，害你又尿路感染，這樣子對我公平嗎？」

阿福的太太好幾次都被他氣哭了，終於有一天，阿福的太太氣不過，講了一句狠話：「你有辦法，你就自己導尿好了。」阿福被他太太這樣一講，更加生氣，大聲吼叫：「你明知道我脊髓受傷，是個殘廢的人，還講這種話刺激我。我如果有辦法導尿，幹嘛還要你？夫妻本來就應該同心一起，又不是我喜歡生病，是為了工作才受傷。你現在可好了，一個人在外面樂得自在，我被鎖在家裡，什麼地方都不能去，還要看你臉色，等你回來導尿。我怎麼知道你在外面有沒有別的男人？也許我沒有辦法讓你高興，你在外面已經偷偷有別的男人，對不對？這樣子對我，你心裡過得去嗎？」

阿福的太太被他這麼一說，整個人真的氣炸了，哭著告訴他：「阿福，我真的沒有辦法再忍受了。你已經受傷三年了，我哪一天快樂過？每天都為了你的事情傷腦筋，頭髮都變白了。我在工作之餘，還要照料你，一個人做兩份工作。真的，我已經沒有辦法再忍受下去了，我想，我要離開你了。」

阿福聽到太太這麼一講，竟然大聲回話：「要走，你就走好了！反正我看你也不喜歡這個家，孩子你都帶走，就讓我一個人回宜蘭老家好了。」阿福的太太看了他，再也忍不住說：「好，我要走了，你去找郭醫師幫你放導尿管好了，我沒有辦法再忍受你的胡言亂語、無理取鬧，以後你要怎麼辦，就自求多福好了。」

就這樣，阿福的太太終於離開他了，她把阿福送到醫院急診處，告訴急診室醫師說：「請你幫他放導尿管，因為我沒辦法再幫他導尿了。」

太太離家後，他回老家健康急轉直下

從此，阿福的太太就離開他。沒有人幫阿福導尿，阿福只好放著一條導尿管，又回到最剛開始受傷的情形。這段時間雖然定時導尿，可是反覆的尿路感染，也使得阿福的腎功能逐漸衰退。放了導尿管後，小腸做的人工膀胱黏液分泌更多了。

因為當膀胱脹尿的時候，會使得小腸壁承受一定的壓力，分泌小腸液的腺體會逐漸的減少，肌肉慢慢變為鬆弛。可是當他的人工膀胱又放回導尿管，膀胱不再脹尿，這時候小腸壁的黏液又會開始分泌，腺體又慢慢增加起來。

每天從小腸壁分泌出來的黏液常常會阻塞導尿管，結果造成膀胱又再度脹尿，脹尿之後接下去就是感染。而且膀胱一脹尿起來，壓力過高，小腸的蠕動加劇，使得腎臟水腫又出現，然後又會有急性腎盂腎炎發生。

在阿福的太太離家後，他每個月幾乎都要跑急診，因為發燒或是導尿管阻塞，讓急診的醫師幫他沖洗膀胱，或是住院治療。阿福的太太知道他有這種狀況，也曾經來拜託我：「郭醫師，請你幫忙他，我沒有辦法再幫他導尿，因為他太讓我傷心了。」我了解了他們夫妻的情形，也曾經勸過太太，是不是回去照顧他，要不然阿福的狀況會愈來愈差。因為反覆的感染，一定會使得他的腎功能愈變愈差，將來搞不好會需要洗腎，那時候問題可就大了。

我也曾經勸過阿福：「太太都是為你好，那麼辛苦的照顧你，應該對她更好一點，你不對她好，怎麼能叫她幫你繼續導尿。」可是阿福的脾氣很拗，他沒有辦法接受我的說法。他說：「反正我就是廢人一個，也不能做什麼事情。家裡有我、沒有我都一樣，她不能照顧我，那就算了，我怎麼過、怎麼活，也沒有她的事情。哪一天我死了，她更高興。」這樣子的話當然是氣話，但是時間久了，兩個人形同陌路、愈離愈遠，更加沒有復合的可能性。

終於在受傷後的第五年，阿福決定回到宜蘭老家。因為老家有爸爸、媽媽，還有哥哥可以幫忙他。雖然他們沒有辦法幫他導尿，但至少在生活及醫療的照料上，會比他一個人留在花蓮要好一些。

阿福回到宜蘭後，有時會回來讓我檢查身體。他的腎功能愈來愈差，擴大後的膀胱因為放著導尿管也再度萎縮，黏液有時會形成結石，必須住院把結石取出來。我曾考慮將他的人工膀胱拿掉，但是阿福總是拒絕，「看看吧，如果這個膀胱真的沒有用，找一天我們再把它拿掉。」他說。

大約三個月到六個月，阿福會回來讓我檢查一次，而我也因為脊髓損傷巡迴義診的關係，每一年的年底都會到羅東去幫宜蘭縣的脊髓損傷者，進行例行的排尿處置教育演講及身體檢查，也都會碰到阿福來讓我檢查。

但我總覺得他的臉色愈來愈差，健康情形愈來愈不理想。幫他檢查也常常發現他的腎臟水腫，而且腎臟實質厚度也愈來愈薄，顯示他的腎衰竭已經慢慢進入嚴重的狀況。因為他還是放著導尿管，每個月換一次，可是導尿管經常會被小腸的黏液阻塞，反覆的感染更讓他苦不堪言。

我建議阿福：「你要不要考慮拿掉人工膀胱，我們還是放著導尿管，但是沒有人工膀胱，沒有小腸黏液的阻塞，就不會有尿路感染的問題，也可以維持住腎臟功能，不然遲早要洗腎。」阿福每次都跟我點點頭說：「好吧，找個時間再回去找你。」

受傷後第十年，還是必須洗腎了

因為阿福一直住在宜蘭，回一趟花蓮也不容易，每年我在義診的時候才會遇到他。只是他身體愈來愈虛弱，貧血得很厲害，顯然他的腎功能已經出問題。後來我才知道，其實他大概每兩、三個月都要住院一次，每次都是因為導尿管被腸黏液阻塞造成尿路感染，引發腎盂腎炎，每次住院腎功能就又掉一些。

一直到受傷後第十年，醫師建議阿福要洗腎了，因為他的腎功能已經降到百分之十以下，除了尿漸漸變少之外，嚴重的貧血、開始會喘，人全身無力、消化不良，種種的症狀顯示他的尿毒已經嚴重影響到身體機能。

阿福接受洗腎，每星期有三天時間，他必須到醫院做腹膜透析。因為他做過腹部開刀，取過一段小腸做人工膀胱，所以腹膜透析進行得非常不順利。透析的藥水進去腹腔，有時候不容易流出來。試了半年後，阿福終於改用人工血管做血液透析，這樣子讓他不用遭受腹膜透析時，藥水流不出來或是灌流不均勻，以至於洗腎效果不好的結果。

接受洗腎後的阿福，尿逐漸減少。又過了大概兩年，有一次阿福回到我的門診來，告訴我說：「最近腎盂發炎又非常厲害。」我才知道，他已經洗腎三年多。而洗腎之後尿液減少，但是他用小腸做的人工膀胱，黏液分泌卻愈來愈多。雖然他有放著導尿管，但是尿液極少，所以腸黏液經常堵住導尿管，堵住的結果又會讓他產生尿路感染及急性腎盂腎炎。

這樣子反覆的感染，讓阿福苦不堪言，腎臟科醫師也一直建議阿福要回來找我，把人工膀胱拿掉。這個導尿管留在那邊，不但不能引流任何的尿液或腸黏液，反而造成阻塞的問題。如果不把膀胱擴大整型的部分拿掉，恐怕將來會併發嚴重的敗血症。阿福的身體體質已經很不好，如果敗血症嚴重，可能就此死掉。

終於，我必須拿掉阿福十幾年前辛苦做的人工膀胱。因為這個人工膀胱已經變成他最痛苦的傷痕。我從阿福的下腹部開刀，很容易就找到那一個小腸做的膀胱，然後慢慢的把它從他萎縮的膀胱上移除掉。這個人工膀胱曾經帶給阿福幸福的感覺，但是也為了要追求這個幸福，阿福反而付出了妻離子散的代價，到最後甚至腎臟功能損壞，必須長期洗腎。

我幫阿福拿掉人工膀胱後，在病房跟他聊天，問他說：「早知如此，我們那時候就應該放著導尿管就好了，你也不會弄到現在需要長期洗腎。」

可是阿福嘆了口氣說：「這就是命吧！當初我工作時候會發生車禍，其實也就是逞一時之快，想要趕快把事情做好才會車禍。放著導尿管雖然沒有感覺，可是對我而言，一直覺得它是我的一個障礙。沒想到原來美滿的家庭，因為一場車禍變成這樣子。而我希望能擺脫導尿管，到最後卻變成需要洗腎。這十幾年來的折磨，真的是夠了。」阿福無語問蒼天，對他來講這一生的苦難，都會隨著他的脊髓損傷一直持續下去。

最理想的治療，還是沉重的負擔？

而故事還沒有結束，就在阿福拿掉人工膀胱的第二年，我又到宜蘭去做脊髓損傷巡迴義診。那時我看不到阿福，我問總幹事說：「那個阿福，今天怎麼沒有來做義診？」沒想到總幹事告訴我說：「阿福幾個月前在洗腎的時候，可能是因為電解質不平衡，突然間心跳停止，醫師急救也沒有效，就這樣走了。」

對於一個頸髓脊髓損傷的人，他從受傷後遭逢一連串生理的變故，甚至導致性格上的轉變，使得妻子、孩子都離開他，一個人孤零零的回到老家過日子。當初追求的幸福已經不在了，反而對他造成了苦難。阿福在洗腎時突然心肌麻痺，可能是他結束苦難的最好解脫。

從阿福的故事給了我很大的啟示。過去，我們總以為給病人最理想的治療，對他來講就是最好的。不要導尿管可以自行導尿，這是多麼美好的結果，可是並不是所有人都能夠接受得了。我們給了病人他沒有辦法處理的排尿處置，對他來講，反而是一個沉重的負擔。他為了要達到這個目的，付出了相當大的代價，結果適得其反。

如果當初我堅持，他只能用留置導尿管這種方法就好了。因為對他來講，有太多不確定的因素，讓他在膀胱擴大整型手術之後沒有辦法按時導尿，導致反覆的尿路感染和腎臟功能的損壞。如果我們堅持他就只能放著導尿管，要不然就是做個膀胱造瘻，甚至把尿道外括約肌切開，也都是很好的排尿處置方法。對阿福來講，才是對他的健康和生命有更長久的保障。而我們想要給他的幸福，對他來講竟是一個無法磨滅的傷口，反而成為阿福苦難的開始。

14 令人意外的結果

「在這個社會上，我覺得自己只是一個負擔。」

看到這群脊髓損傷病人的苦難，
我們要想，如果有一天是我們坐在輪椅上，
要如何面對這一切，
如何克服別人異樣的眼光，
這是一個相當困難的問題。

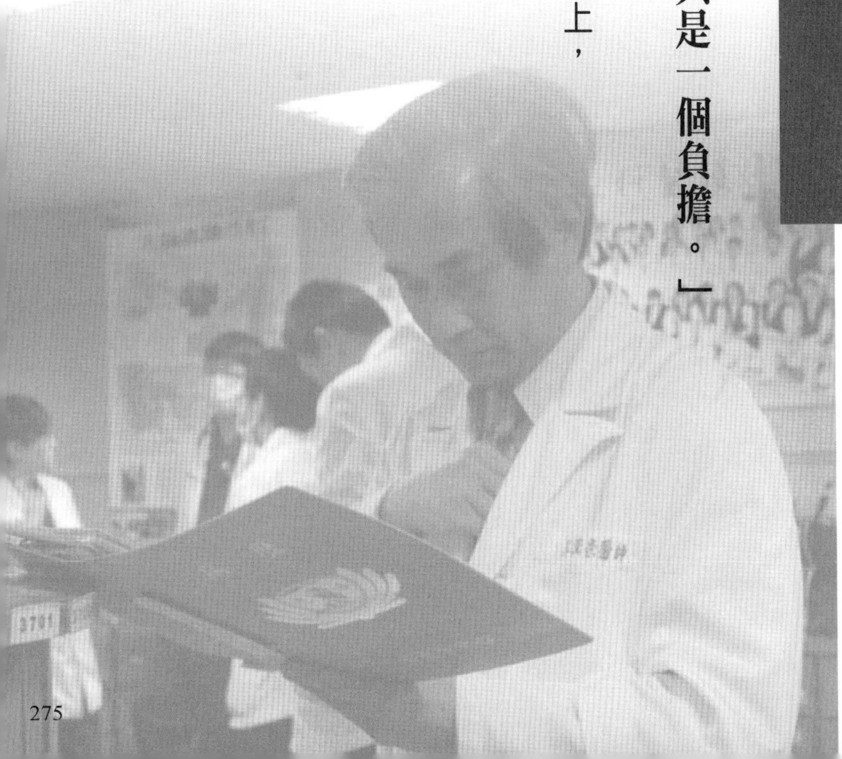

我第一次碰見國銘的時候，是在臺北市的脊髓損傷協會義診中。那時他才三十五歲，因為非常胖，所以一個人坐在電動輪椅上顯得格外突出。他的肚子很大，因為是頸椎受傷，完全性的四肢全癱，所以手腳都不能動，只能用手臂輕輕的壓著電動輪椅搖桿，前進後退、左右轉彎。

我從他的病史知道，他是在軍中服役時，因為跳傘導致頸髓骨折，也算是因公受傷，因此拿了一筆撫恤金後退役，就開始了無止境的看病生涯。也因為是因公受傷，所以他需要服務時，只要打個電話，國防部都會派人陪同去看醫師、就診，或從事任何活動。

我看到國銘的時候，只見他滿頭大汗，講話不是很清楚，他告訴我，整個人都很難過，因為二十四小時都可以感覺到膀胱一直在收縮著，而且雖然膀胱上面放一個造瘻管，但是尿還是會從尿道裡滲漏出來。因為一年大概會發生十幾次的尿路感染，每次都會發燒、腰痛，而且全身僵硬，肢體的神經反射變得非常的強，必須住院使用抗生素治療，才能逐漸緩解。

頸髓受傷的後遺症，讓他痛苦

國銘自二十幾歲受傷，至今已經快二十年了。這段期間，大部分醫師只會定期為他更換膀胱造瘻管、開抗生素，以及一些膀胱放鬆的藥物，似乎也想不出什麼方法來幫他。在那次義診時，我幫他驗了尿液，發現尿中有無數的白血球，腎臟雖然沒有水腫，但是已經呈現輕微萎縮，顯示反覆性的尿路感染已經使腎功能受到影響。

由於國銘受傷後無法動彈，變得非常胖，一個看護也無法支撐他的體重，照顧起來格外辛苦。加上他的身軀怕有一百五十公斤那麼重，也因此使得他長期壓迫的臀部及後背部，經常有一些褥瘡，需找整型外科定期清創植皮，真的是苦不堪言。

於是我幫他安排到花蓮慈濟醫院做進一步檢查。一般而言，頸髓受傷的病人會出現膀胱反射亢進及尿道括約肌共濟失調。由於他受傷的部位在第四節到第六節頸髓，所以也會有強烈的自主神經反射亢進，只要膀胱脹尿或是有尿路感染，甚至是便秘，都會讓他的自主神經張力增強。因此，隨時會有盜汗、頭痛、血壓上升、心跳減慢等徵候。而這些徵候也讓他非常痛苦，因為頭痛起來像要裂開一般，雖然血壓沒有高到讓他中風，卻必須定時服用降血壓的藥物，否則會渾身不舒服。

我在二〇一八年幫他安排錄影尿動力學檢查，當時發現他的膀胱已經萎縮，而且有第一型的逼尿肌尿道外括約肌共濟失調和自主神經反射亢進的情形。當時我已經開始使用肉毒桿菌素注射膀胱，以減輕病人的逼尿肌反射亢進。於是我幫他注射了兩百單位的肉毒桿菌素在膀胱體部以及膀胱三角區。

注射完之後，確實改善了國銘的一些症狀，但還是不夠。經常性的自主神經反射亢進，還是讓他非常不舒服，而且尿路感染也沒有因為注射肉毒桿菌素而消除。因此他還是迫切希望我能提供更好的治療方法，以解決反覆尿路感染，嚴重的自主神經反射亢進，以及尿失禁問題。

其實，面對這樣的病人，任何一位泌尿科醫師大都會選擇繼續放置導尿管，因為病人四肢全癱，無法自行導尿，生活一切都要靠家人或看護幫忙，注射肉毒桿菌素只是希望能減少他的自主神經反射亢進，但對膀胱而言，近二十年萎縮的膀胱，幾乎起不了什麼作用。當然，尿失禁可能會改善一些，但是攣縮的膀胱及反覆性的尿路感染，用肉毒桿菌素仍沒有辦法達到我們期待的目標。

如果要進一步處理，就要考慮膀胱擴大整型手術，使用一段小腸做成一個袋子接到原來的膀胱上面，把膀胱裡過度收縮的壓力吸收掉，這樣就可以減少他的尿失禁問題。但是考慮到病人無法自行導尿，即使做了手術，間歇性導尿的問題，還是要由看護幫他進行。

另外，做完手術後，大量的腸黏液阻塞問題，需要兩、三年的時間才會漸漸改善，這段時間如果處理不當，還是會發生經常性的尿路感染，而且腸液阻塞導尿管導不出來，到時候又會使得他的自主神經反射亢進更加厲害，那不是更難處理嗎？

先定期追蹤，等要手術卻擔心肥胖風險

所以從二〇〇八年到二〇一八年，這十年間，國銘幾乎每二至三週都會到我在臺北慈濟醫院的門診追蹤，這段時間他還是帶著恥骨上膀胱造瘻管。來的時候，有時候尿中出血，有時候

尿很濃濁，他有時發著燒到醫院門診，有時全身發抖……總之，他是在很不好的狀況下，度過了這十年。這些年，我們也只能定期幫他更換恥骨上的造瘻管，培養尿液中的細菌。根據培養的結果給他合適的抗生素，並且囑咐多喝水。另外就是開給他很多高血壓的藥物、膀胱放鬆的藥物，以及治療自主神經反射亢進的藥物。

根據國銘的說法，這些藥物雖然對他有幫助，但其實作用都不大。因為無時不在的自主神經反射亢進——使得他大量流汗，必須靠大量喝水，才能夠讓尿液多一點；也造成全身肌肉經常抖動收縮；雖然他從頸部以下都沒有任何知覺，但同時導致血壓上升、頭皮緊繃、發麻、大量流汗，在在都讓他非常不舒服。

我曾經告訴國銘，如果考慮到此後的治療，只有讓尿不經過膀胱，但顧及他自己處理排尿的能力，使用膀胱擴大整型手術並不是個好方法。倒是可以考慮使用一段小腸，作為尿液的改流通道，上面銜接輸尿管，下面則接在下腹部造口，然後用尿袋讓尿液從這個地方流出來；對他而言，這可能才是最好的方法。

由於國銘住在臺北北投，到花蓮一趟不方便，家裡母親年紀也很大，要到花蓮治療得花較長的時間，看護必須陪著照顧他，無法照顧到母親，恐怕就要再從長計議了。也許是他的症狀愈來愈嚴重，也許是在這十年的治療過程中，他對我有了信心，我們成為相當好的朋友。在二〇一八年的十月，國銘終於告訴我，他可以到花蓮手術了。

手術前，我看著國銘龐大的身軀，心裡想著，雖然用腸道來做尿改流是一個簡單的手術，可是他的大肚子裡，一定塞滿肥肥的小腸及肥厚的腸繫膜，手術起來會不會有問題？我其實滿擔心的。

因為非常肥胖的人，在正常狀況下，腹腔裡的腸道蠕動沒有問題。可是當手術打開後，再進行一些腸道手術後，有時候腹壁就關不起來。隨著手術後組織的腫脹，會使腹內壓力更高，而這高升的腹內壓力，常會造成腹內血液循環的壓迫，令有些手術後局部吻合的地方產生缺血，甚至壞死。這在國外肥胖的病人身上很常見，也是外科醫師的一個惡夢。

我安排國銘到花蓮慈濟醫院住院，做了腎功能檢查、腸道清洗，以及尿路動力學檢查。確定他的膀胱萎縮，雖然有逆流但腎臟功能還算不錯。手術當天，我們小心的幫他劃開肚皮，找到小腸及兩側的輸尿管。接著取了一段二十公分的小腸，連同腸繫膜和原來的腸道分離，再將腸道吻合，把兩邊的輸尿管接在他的小腸通道後端，確定縫合好了之後，再將這個小腸拉到肚皮上面。

這時問題就發生了，原來國銘的腸繫膜非常肥厚，又短又窄，所以當我們把小腸做好小腸通道，要接到肚皮上，手術過程都沒有問題，可是接好之後，卻發現這個腸繫膜上面的血液循環還有狀況，因為小腸的通道在腹壁上的造口縫好後，形成一個很大的張力。這個張力對一般人沒有問題，可是當國銘還有其他小腸要同時關進肚皮裡的時候，就可能會對這個小腸通道的血液循環形成嚴重的壓迫。雖然如此，我們還是樂觀以對，因為肚子大、壓力也大，但是空間也比較大，或許不會有太大的問題。

盤算是否進行二度縫合

因為腸道在經過四個小時手術後，已經開始出現腫脹，所以要將腹壁整個關閉起來，確實有難度。我們試了很久，還是沒有辦法讓腹壁完全關閉。這時，我想使用人工腹膜放在腹壁上，暫時讓它縫合，等到腸道消腫後，再做二度縫合。這是在很多嚴重的腹部外傷手術，或是非常肥胖病人手術後，關閉腹壁的一種方法。

因為直接關閉腹壁，會造成腹內壓太高，對於裡面的手術腸道的血液循環，會產生嚴重壓迫，所以暫時不把腹壁全部關閉，而用人工腹膜代替腹壁，傷口暫時開放，等到一個星期腹內壓逐漸消散之後，再做第二次的縫合。

心裡雖然這樣想，但是又擔心增加一次手術風險，所以最後我並沒有這樣做，仍然慢慢的一針一針將整個腹壁關閉起來，使用束腹帶在外面保護，讓腹壓不會因為手術後拔管，或是用力咳嗽而產生太大的張力，造成腹壁裂開的併發症。

手術結束後，國銘回到病房，因為他的頸部以下沒有知覺，所以對他而言，這個手術傷口並沒有任何疼痛的感覺。他只知道手術後血壓有點上升、心跳有點加快，但是並沒有以前自主神經反射亢進那麼的難受。

手術後，我們在他的兩邊輸尿管各裝了一條單勾導管，一邊接在腎盂裡面，一邊則拉到輸尿管與小腸通道的吻合處，然後拉到外面，將尿液引流出來。這樣的手術目的，除了確保輸尿管與小腸通道吻合處不會有漏尿的情形外，也可以讓腎臟裡的尿液順暢的流出來，不會積在小腸通道裡面，造成尿液外漏的問題。

國銘的腸道倒是相當通暢，手術後第一天就已經排氣，而且有些糞便排出來。他急著想要喝點水，因為平常這麼大的身軀，流汗流得很多，需要大量水分，否則會口乾非常不舒服。我勸他暫時不要太急，一般喝水還是要等第二天確定腸道都沒有問題之後再喝，否則喝了水在腸道裡面形成阻塞，也會讓他很不舒服。不過我把點滴的量增加，讓他比較不會覺得口渴。

病人忍不住喝水，腹脹引發新危機

手術之後，我們觀察國銘小腸通道在腹壁上的造口，因為這個造口的顏色，關係著裡面小腸通道血液循環的好壞。手術後第一天，小腸造口黏膜的顏色還是粉紅色，相當的不錯。我們在裡面也有放一條導尿管，從這導尿管裡面也有尿液流出來，每天流出來的尿量大概有三千毫升那麼多。

那天晚上國銘還是忍不住口渴，因此喝了一些水。到了第二天早上他的肚子脹起來。因為其實手術後雖然有排氣、排便，但是小腸吻合的地方，腸蠕動還沒有很好，所以喝下去的水到小腸吻合處常常會造成阻塞。這一阻塞就會反射性的使得整個腸道腫起來，而形成腸阻塞的景象。除了讓他產生非常強烈的自主神經反射亢進、頭痛、血壓高之外，他的肚子也明顯更加脹大。

這個脹大對於手術後的人是個很大的危機。因為我們擔心小腸通道造瘻的血液循環，會受到腹內壓力過高的影響。而這手術後的腹脹，更會使得這個原本微弱的血液循環雪上加霜。果不其然，那一天我們就觀察到他的腸造口黏膜顏色，從粉紅色變成紫紅色，暗示著腹腔裡面的壓力已經增加，而使得血液循環變差。這種情形如果沒有改善，將會使得腸造口的黏膜以及肌肉因為缺血而壞死。到時候就可能產生造口的狹窄，以及後續的併發症。

面對這種問題，醫師們一定會趕快使用藥物促進腸道的蠕動，以減輕腹內的壓力。雖然我們也這樣做了，可是國銘的腸造口黏膜的顏色卻愈來愈暗。到了第三天已經呈現出壞死性的暗黑色，而且黏膜也有明顯的剝落以及出血。看到這裡，我們心裡實在是相當的不舒服，因為好不容易做好的一個小腸通道，如果外面這一段壞死，那裡面那一段是否還能存活，都是個未知數。不過，事到如今也只能繼續走下去，看看如何發展再做決定了。

雖然國銘的小腸通道血液循環變差，可是身體其他部分倒恢復得很好，小腸吻合的地方通暢，所以他排便繼續的進行，也開始進食補充營養，沒有發燒，也沒有其他不舒服的地方。原來困擾他的自主神經反射亢進，也因為尿液改流而消失了。這對他來講，是件快樂的事情，因為他現在可以躺在床上好好的睡覺，不用擔心頭痛、血壓上升、全身冒汗所帶來的不舒服感。

手術後第七天，我決定幫他做個膀胱鏡檢查。因為國銘的小腸通道造瘻口，黏膜幾乎都已經壞死。除了黏膜本身已經變成沒有血液循環的灰黑色，表皮下面也出現一些壞死的肌肉。我擔心這個壞死的範圍，是不是已經擴散到小腸通道裡，因此幫他做了一個膀胱鏡檢查。

在膀胱鏡裡面，我們確實看到靠近腹壁的外側血液循環幾乎都沒有，小腸壁呈現很嚴重的壞死現象。但是到了裡面三分之一的小腸通道，依然可以看到粉紅色的小腸黏膜，顯示這部分仍然有些血液循環，沒有受到手術後腹內壓上升的壓迫影響。因此我們決定將導尿管放到比較深的位置，外側的小腸通道縱使壞死，也希望讓它能夠變成一個纖維化的通道，而從裡面小腸通道的黏膜也許會慢慢的長出來，涵蓋整個的通道。這樣，也許他還是可以如我們所期待的讓尿液由這個小腸通道流出來。

告知小腸通道壞死的應變，病人看破生死

這種情形，通常發生在只有小腸通道造瘻口局部缺血產生的壞死。但是如果小腸通道壞死的部分太長，可能黏膜沒辦法長到外面來。而且這段小腸通道的肌肉，因為壞死、纖維化，也缺乏了蠕動的能力，到時候依然沒有辦法將尿液由深部的小腸通道送到造瘻口以及尿袋來。

不過，如果是這樣，我也希望將來可以在這個地方放置導尿管，放到小腸通道的最深處，一樣可以達到效果。所以對於整個治療的結果，仍然保持著樂觀的態度。

我告訴國銘他的狀況，也詳細說明未來處理的原則和可能的狀況。他點點頭告訴我：「郭醫師，我真的很謝謝你，不知道該怎麼感謝你這十幾年來的照顧。其實我早就把生死看得很開，從我跳傘掉下去的那一瞬間，我本來就不預期自己可以活下來。現在僥倖可以活下來，雖然你們幫我照顧得這麼好，但是對我而言，我覺得在這個社會上我只是一個負擔。如果發生了什麼狀況，能救就救，不能救，你就讓我走了，這樣子也讓我的家人可以鬆一口氣。我這樣子拜託你，希望你能放心，你為我所做的任何事情，我只有感恩。」

其實國銘真的生活得相當辛苦，一個脊髓損傷、四肢全癱的人，只剩下一個嘴巴可以動、吃東西，其他都需要靠人家照料，真是生不如死的感受。

以前我在進行脊髓損傷巡迴義診的時候，就經常與很多脊髓損傷、四肢全癱的人討論。他們經常想到要自殺，但是我都勸他們：「天生我材必有用。就像你們脊髓損傷有這些排尿障礙的問題，我從你身上學到非常多的東西。我了解了泌尿系統的病理生理學，也了解了如何幫助你們處理排尿障礙。而處理排尿障礙的過程中，遇到任何的挫折跟失敗，我們也都可以想辦法解決。這一些從你們身上學到的知識跟技術，我們都可以用到其他脊髓損傷或是非脊髓損傷病人的身上。對其他病人而言，我能在他們身上做正確的診斷跟治療，就是因為有你們這些脊髓損傷的人給我的教育，所以你們在醫學上算是我的老師。」

我經常用這樣的話來鼓勵、陪伴他們，讓他們覺得在醫療方面有我陪著，所以大家就會變成非常知心的好朋友。

國銘繼續在我的病房住著，我們也觀察到他的腸道愈來愈爛，甚至有時候換藥，我可以用紗布放到小腸通道裡面，然後捲出一大條的壞死黏膜。雖然如此，放在小腸通道深部的引流管，引流出來的尿液倒是還不少。

此外，小腸通道雖然壞死，他也沒有尿液會外漏到腹腔裡面，所以腹腔裡面的引流管也沒有什麼尿液出來。我幫他做了檢查，確定小腸通道並沒有尿液外漏。因為壞死的小腸通道，它的肌肉層外面還有一層漿膜層和腹膜。這些腹膜使得這條小腸通道變成一個被隔離的通道，所以尿液能經由它流出來，並不會跑到腹腔。

我們確定沒有尿液漏出，便把腹腔內的引流管拔掉，同時也拔掉放在兩邊腎盂的單勾導管。不料過了兩天，國銘就發燒起來，原來單勾導管拔掉後，輸尿管與小腸通道的吻合處腫脹並沒有消，所以兩邊腎臟便腫起來。加上手術後因為導尿管沖洗的關係，有許多細菌可能會存留在腎盂裡面，拔掉單勾導管後，這些細菌就會引發急性腎盂腎炎。

我幫國銘檢查了腎臟，發現兩邊腎盂有擴張的現象。為了解決這個問題，我們便幫他放了兩側的豬尾巴腎盂引流管，將腎盂裡面的尿引流出來。這個動作很快就讓他的急性腎盂腎炎消失。之後，我們再從豬尾巴導管進行尿路動力學檢查，結果發現兩邊輸尿管通暢性非常好，並沒有明顯的阻塞。但是為了方便照顧，我們還是把兩邊的腎盂引流管留著。一方面可以減少後續腎盂發炎的機會，再者也可以觀察已經壞死一部分的小腸通道，是否還有機會慢慢長好。

導尿管常滑出來，改放永久性的腎臟引流管

就這樣國銘又在我的病房裡多住了兩個星期，我們每天幫他換藥、沖洗部分壞死的小腸通道，原來爛爛的小腸通道造瘻管，也因為發炎改善，慢慢的恢復正常，形成一個小洞。而由這個小洞，我們可以順利的放入一條二十號的腎臟引流管到小腸通道的底部。在這個地方，可以讓尿液引流出來。

我們從這個地方做了攝影，發現小腸通道的底部仍然有良好的黏膜，而從腎盂的引流管注射了顯影劑，也可以順利的流到小腸通道這裡。總之，到現在的狀況是，國銘的小腸通道只剩下最裡面的三分之一，但在這個地方有兩邊輸尿管的尿液流下來，所以只要我們把導尿管放在這個位置，他的尿液就可以順利的引流。於是我便把他的兩邊腎臟引流管拔掉，確定其他狀況良好，讓國銘回到臺北。

回臺北之後，他繼續在臺北慈濟醫院追蹤，每兩個星期便到門診來更換一次導尿管。不過，在更換的過程中，我們也發現他的導尿管常常會滑到外面來，因此當導尿管往外拉的時

候，小腸通道裡面的尿液便會積在裡面引流不好，不過在後續的檢查，他的腎臟並沒有水腫，顯示輸尿管與小腸通道的吻合處還是相當好的。

在後續追蹤的內視鏡也顯示，小腸通道裡面空間雖然很小，但是仍然有良好的黏膜，並沒有因為外側的組織壞死、纖維化，而影響裡面。國銘帶著導尿管引流尿液，並且定時在臺北慈濟門診更換導尿管。

日子過得很快，轉眼又過了半年。這段期間也有幾次他因為發燒到附近的臺北榮民總醫院就醫。榮總醫師也發現，當他導尿管往外滑出來的時候，腎臟就會腫起來，顯示當尿液引流不順，腎臟就會承受到小腸通道裡面的內壓而造成腎水腫，並且續發急性腎盂腎炎。

我告訴國銘，不管你到哪個醫院急診，都要跟醫師說明，主治醫師是我。而且你肚子裡面的狀況非常不穩定，千萬不要隨便說要開刀進去，要不然可能會發生很嚴重的併發症。他也謹記在心，一有問題就跟我們聯絡，了解怎麼處理，再回到門診。

時間過了半年，每次他到門診來檢查更換導尿管，我們都會注意他腎臟的情況。果不其然，半年後我逐漸發現國銘的腎臟開始出現水腫，顯示他沒有壞死部分的小腸通道，也逐漸受到纖維化的影響而產生攣縮。攣縮的結果，會使得小腸通道內壓增加，只要導尿管向外滑出，沒有辦法完全引流小腸通道裡面的尿液，腎臟水腫就會出現，然後他就會發燒。

這種情形在後續的幾次檢查愈來愈嚴重，國銘也注意到他的尿液從以前每天三千毫升，減少到一天大約二千毫升。他很擔心腎功能會受損，因此希望我再幫他處理。我們檢查了之後，發現他的腎功能確實有明顯的下降，而且持續腎水腫。雖然有尿液流出來，但顯示他的輸尿管與小腸通道的吻合處，已經承受較高的壓力。所以我就建議他，還是需要徹底解決。

這一次他回到花蓮慈濟醫院，我們不只幫他安排腎臟引流，而且是改放了永久性的腎臟引流管。因為我們預期，如果這個小腸通道繼續纖維化、萎縮，很可能將來就會閉合。這時候如果沒有讓腎臟有充分的引流，可能他就會產生尿毒上升、腎功能衰退，進而反覆的尿路感染。

上帝的慈悲，小腸通道黏合成纖維化組織

兩側的永久性腎臟引流管做好之後，國銘的小腸通道引流管的尿就變得很少。我們幫他從腎臟做了尿路動力學檢查，也發現原來通暢的輸尿管與小腸通道吻合處變得比較狹窄，腎盂在灌水的時候，壓力會上升，而這種上升會讓他覺得不舒服。因此，我便建議他還是帶著三條導尿管回家，兩邊的腎臟引流管之外，腹部裡面的導尿管還是要留著。直到哪一天輸尿管與小腸通道吻合處通暢，我們就可以拔掉那一邊的腎臟引流管。

如果尿液不從小腸通道跑出來，到時候我便把小腸通道的導尿管拔掉，讓尿液完全從兩側的腎臟引流管出來。總之，接著會怎麼發展，就要看他自己身體的變化再說。

國銘回到臺北，身上帶著三條導尿管，雖然很不舒服，不過因為他四肢全癱，只要其他部分能平安無事，也就心滿意足。每兩個星期他會到門診讓我換導尿管。門診的技術員不敢幫他換，很怕弄砸了後賠不起。我也必須在百忙之中，抽空幫他把這三條導尿管放到定位，並且打上一定量的水球，讓它們能夠固定在位置上，不至於鬆脫。

然而，時間還是會慢慢改變一切，兩邊的腎臟引流管雖然都平安無事，但是他的看護告訴我，國銘的腹部導尿管經常會慢慢的滑出來。從原來最深的二十公分，慢慢的滑到十公分，而且引流尿液也愈來愈少。這顯示他腹腔裡面的壓力，還是會慢慢的把導尿管往外推。而這每一次的往外推，就會讓他更深部的小腸通道產生攣縮、纖維化更加厲害。

雖然我們有幫他做了一些擴張，並且在每次更換導尿管的時候，將管子往內放到較深的地方。但是每到下次換藥的時候，導尿管又滑出來只剩下十公分。有一天國銘回門診，身上少了一條導尿管。

我問他的看護：「導尿管呢？」他說：「上星期睡覺的時候，突然間掉出來，水球已經消了，可是肚子表面乾乾的，也沒有任何尿液從這邊流出來。」

我心裡一驚，**莫非上帝疼惜他，怕他受苦，所以提早把他的小腸通道關閉了。我試著要用內視鏡從小腸通道的開口進去看，但是這個通道已經整個閉合，沒有辦法再走進裡面。**

於是我幫國銘安排了一個電腦斷層檢查，看看他的小腸通道現在狀況如何，結果令人出乎意料，他的整個小腸通道已經全部黏合成為一個纖維化的組織，也沒有積在腹腔裡面形成一個瘻管，或是有任何發炎的反應。我告訴國銘，可能是你的上帝疼惜你，希望你早日脫離苦難，所以利用他的神力將你的導尿管拉出來，而且讓小腸通道裡面壞死的組織黏合在一起。

我想故事到這裡就結束吧！因為國銘的兩邊腎臟引流管功能很好，只要我們好好的顧著他，他就不用再經歷尿液經由膀胱產生自主神經反射亢進的痛苦。國銘依然懂事的點點頭，看著我說：「謝謝你，郭醫師，不管我們這個過程是如何的驚心動魄，我都還是非常感激你。沒有你的幫忙，我這幾年的日子真的很難過。如果可以的話，我真的很想一了百了，結束自己的生命。但是現在你幫我做了這麼多事情，我不會有流汗、頭痛的問題，又可以出去參加協會的活動，看看其他脊髓損傷人，怎麼為他們的人生在奮鬥。」

每次門診，我會幫國銘放好腎臟引流管固定在十公分深的位置上，並將導尿管固定的水球打上兩毫升的生理鹽水，確定位置很好，並且囑咐他半小時之後喝水，有尿流出來再回去。他一樣配合著我的囑咐，半小時之後到診間告訴我：「尿有流出來，我要回去了，郭醫師，下個月再見。」

我看著國銘的電動輪椅慢慢的駛出診間，他的看護在旁邊陪著他，禁不住想著，這麼辛苦的人生，國銘能以這麼樂觀的態度面對，真是難得。

如果有一天是我們坐在輪椅上，要怎麼面對

脊髓損傷的人在面對自身苦難，都要經過一段很長時間的適應期。有些人根本熬不過去，就會輕生。但是他們的苦難，其實經常是來自於社會對他們的歧視跟不公。如果我們能給他們多一點關懷跟愛心，讓他們感覺活在這個世界上，有那麼多人的陪伴、關心，他們自然就會勇敢面對自己的人生。

多年前，我曾經與一群脊髓損傷的朋友對話，聽聽他們對於這個社會的一些看法。很多人其實對這個社會給予脊髓損傷這種殘障人士的待遇和不友善的環境，頗有同感。其中一位朋友曾告訴我一個故事。

二十幾年前當臺灣還沒有無障礙空間的時候，他們要到市公所去辦事，沒有辦法上階梯，必須在門口頂著烈日，等到有人走過去，再請對方到裡面跟行政人員或是警衛，拜託出來協助他將輪椅扛上階梯，他才能到市公所去辦一些補助的事情。

這對他們來講都是非常辛苦的事情。因為也許他拜託了路人，但路人進去之後不一定處理，然後就必須在外面頂著大太陽、流著汗，花很長時間才能再遇見一位好心的人，幫他扛輪椅，或是找個木板當階梯，讓他能越過門口的階梯。

還有位病友有一次要到臺北開會，火車進站了，卻找不到人幫他把輪椅扛上車廂。這時候站長來了，告訴他：「我們的火車，不是為了殘障人士而設計的，車廂門這麼小，而且車廂與

月臺之間，又有這麼高的差距，你這種電動輪椅根本不可能進車廂。要嘛就要換可以折疊的輪椅，我們才能幫你扛上去，並且將折疊輪椅送到你的車廂旁邊。但是現在我只能把你這種電動輪椅，放到連結在火車上的貨車車廂裡。」因為這位病友急著到臺北開會，也只能照做。所以站長就請人把他扛到連結在莒光號車廂後面的貨車車廂。

那個車廂門是拉開式的，他們把他扛上去之後，這一路三個多小時就跟旁邊的雞、鴨，還有貨物為伍。他哭著說：「我一樣是買票坐火車，為什麼我要像畜生一樣被放在貨車裡一路到臺北，才有人來幫我扛下去。裡面又沒有冷氣，臭氣薰天，我覺得殘障人士就好像這些畜生一樣，被社會大眾看不起。」出自脊髓損傷人口中的辛酸言語，格外令人難過。

當然這些都是二、三十年前的往事，這些年來，經由全國脊髓損傷協會的奔走以及社會的重視，各地的無障礙空間也都建立起來。對於脊髓損傷人應有的人權，以及在社會上行走的無障礙空間，我們也都有逐漸改善。

看到這群脊髓損傷病人的苦難，我們要想，如果有一天是我們坐在輪椅上，要如何面對這一切，如何克服別人異樣的眼光，這是一個相當困難的問題。最好的解決方法是我們要用包容心跟愛心，更加愛護、善待這一群人，讓他們覺得人間真的還有愛，他們並不孤單。他們的人生是苦難，但是有更多的人會陪著他們走過苦難。

15 兒子的腸阻塞

「如果可能，讓我來承受吧！」

身為一位醫師，當自己面對病痛折磨時，
才能了解原來病人的苦是多苦，
在自己面臨抉擇時才了解，
病患接受了我們的治療，
我們該如何親切的讓他們了解
病程經過和可能的結果。

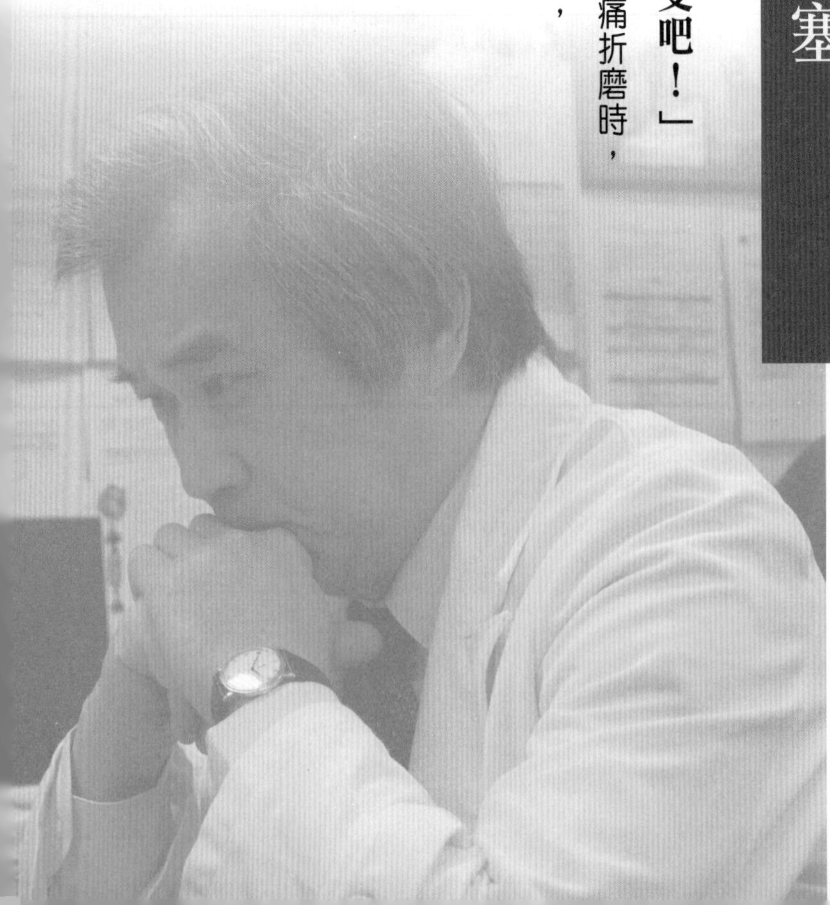

二〇〇七年六月的一個星期五晚上，當我和太太看完電視夜間新聞準備要睡覺的時候，突然電話響了起來。

電話那頭是陽明大學的教官，他告訴我們，我們的兒子家穎因為在校外發生車禍被送到榮民總醫院的急診室。校方收到醫院通知後，教官馬上到現場了解狀況。除了知道家穎有骨折的現象，同時也有腹脹不舒服的情況。教官安慰我們說：「老師們都已經到了急診室關心他的情況，並且聯絡醫師處理，應該不會有事。不過，如果要開刀，你們可能要上臺北來一趟。」

隨後我們打電話問家穎的妹妹姿廷，目前哥哥的情況如何？

妹妹比家穎小一歲，兩個人先後考上陽明大學醫學系；家穎已經要升六年級，過了暑假就要到醫院當實習醫師，妹妹則小他一屆，還在學校念書。

妹妹告訴我們說：「我到急診室看了哥哥，目前右腳不能動，可能大腿有骨折，X光看起來骨盆也有碎裂的現象，不過沒有太大的外傷，但是哥哥的肚子有點脹氣，急診室醫師幫他做了電腦斷層檢查，懷疑有一部分小腸因為強力的撞擊而有一點問題，不過目前還不確定，可能需要再觀察一下。」

我問妹妹：「哥哥的頭部、脊椎有沒有受傷？」妹妹告訴我：「我剛才去看他的時候，他的神智清楚、手腳都可以動，應該沒有頭部和脊髓的受傷。」

兒子發生車禍受傷，連夜飆車北上

我鬆了一口氣，沒有發生最擔心的事，就比較安心。因為很多車禍受創，最嚴重的就是脊髓骨折或是頭部外傷，這種外傷會產生很嚴重的後遺症。除此之外，其他問題都可以用外科手術加以矯正。

雖然已經快十二點了，我和太太在床上躺了五分鐘，不約而同爬了起來說：「走吧！」於是我們趕緊收拾簡單行囊，鎖好家裡的門窗，便連夜開車北上。那天夜裡，蘇花公路的車子很少，我們一路狂飆，車窗外的風景飛也似的掠過，更顧不得是否有違規測速照相，總希望能夠早點到醫院看看兒子，一方面讓他安心，另一方面是我們自己也才能夠放心。

車子開到礁溪附近的收費站，前方一位警察攔下車子，我以為發生什麼事，心裡想著是不是剛剛超速被監測到或臨檢，交通警察這才告訴我說：「你的遠光燈不能一直開著，這樣會影響對面來車的安全。」我這才想到，因為剛才的山路蜿蜒黑暗，我一直開著遠光燈，夫妻倆因為掛念兒子的安全，一路上也沒說什麼話，直到被交通警察攔了下來，才知道遠光燈沒調成近光燈，一路上緊繃的心情，也才因此緩和下來。

過了雪山隧道轉進國道三號，從南港交流道下去再轉堤頂大道，這時天色已經漸亮。到了榮民總醫院才不過凌晨三點多。我把車子停在榮總裡的停車場，三步併作兩步飛快的走到急診室，看到家穎正躺在急診室的病床上。他的主治醫師是一般外科的黃主任，也是我嘉義中學的學弟，他一看見我來，連忙告訴我目前的狀況。

原來家穎預計要熬夜讀國考的科目，晚上十一點多出門想就在學校附近買些豆漿當宵夜。當他在十字路口看到綠燈正要通過的時候，被右方一輛逆向超速闖紅燈的休旅車從側面撞擊，人跟機車當場向左前方飛了出去，那輛休旅車沒有停下來，立刻駕車逃逸，還將機車拖行了三十公尺遠。當時路上的目擊者立刻叫救護車，家穎就被送到附近榮總急診室。

小腸破裂無法自行修復，一定要開刀

經過檢查，發現家穎有骨盆碎裂、右大腿骨骨折的現象。不過黃醫師告訴我們，這些都不重要，因為在撞擊的時候，家穎的下腹部可能受到嚴重撞擊，這個撞擊力將小腸往內壓，重重的壓到薦骨突出的部位，因此有部分的小腸腫了起來。

黃醫師也注意到，家穎的橫膈膜下面有一點點輕微的空氣，推測可能是小腸破裂。他說，雖然電腦斷層上看不出來，但可能是小腸破裂導致裡面的氣體往腹腔內跑出來，才會形成橫膈下的空氣。

黃醫師主張要立刻開刀進去，不然小腸液向外漏出來，可能會造成化學性腹膜炎[23]或是更

註23：一般小腸液是鹼性，由於小腸液不會跑到腹腔來。如果發生腸壞死，少數的小腸液可能會流到腹腔內，刺激到腹腔內的間皮細胞而產生發炎，稱之為化學性腹膜炎。病人會有瀰漫性的腹痛以及明顯的壓痛感，如果病人發生這種化學性腹膜炎，必須要立刻加以開刀引流，或是將病變的部位進行手術修復。

嚴重的小腸壞死。我過去看了一下家穎，摸摸他的肚子，確實有一點點壓痛感，但並不是很厲害，腹脹也不嚴重。因此，我建議是不是再觀察一下，如果他的腹脹出現或是腹部壓痛更加劇烈，那再趕緊開刀。畢竟小腸破裂無法自行修復，一定要靠開刀修補。

天亮前，我們一直在家穎的病床邊陪著，因為嚴重的骨折造成的疼痛，急診醫師幫家穎打了止痛藥讓他休息幾小時，但又怕他的腹痛會被止痛藥壓制而不明顯，因此家穎還是在半呻吟疼痛的狀態下，繼續等待腸道的變化。

這時，妹妹也再次過來看哥哥，看著哥哥在病床上痛苦的樣子，她也很不忍的在一旁安慰。媽媽焦急的用濕毛巾幫家穎擦掉身上的污穢、砂石，心裡也默默為他禱告，希望孩子不會有太大問題。我在急診室待了一會兒便走到戶外，看見天空已經逐漸亮起來。家穎從小到大的一些往事，也一一浮現在我的腦海裡。

兒子三歲才說出第一句話：麥當勞

我在臺大醫院泌尿科當第一年住院醫師的時候結婚，婚後兩年，長子家穎就出生。這個小孩生下來很不好帶，餵他喝奶他也不喝，半夜也經常哭鬧。除此之外，倒也沒有其他什麼病痛，他的奶媽還因此偷偷拿他衣服去收驚，好像這才讓家穎安定了下來。

嬰兒時期的家穎，說話學得很慢，一般小孩一歲多就會爸爸、媽媽叫個不停，他三歲前就只會講單一個字。倒是帶他去吃麥當勞的時候，特別感興趣，經常在店裡的座椅上、桌底下鑽個不停。有天夜裡，他睡在我跟太太中間，突然間喃喃念出：「麥、當、勞」三個字，這就是他會講的第一句話，讓我們嚇了一跳。

原來我們一直擔心家穎會不會有學習障礙，但此後的家穎，非常活潑，近乎過動。兩歲的時候，因為我參加中山醫療團到沙烏地阿拉伯霍阜醫院任職一年，他也跟著我們一起去。在宿舍裡家穎非常調皮，也常挨罵挨打。有一次他竟然拿著鐵絲往牆腳下的插座插進去，被二百二十伏特的電壓電了還不怕，趁我們不注意的時候，又拿鐵絲插進插座再被電了一次。

家穎五歲的時候，又跟著我們住到花蓮慈濟醫院的宿舍，度過了快樂的童年。記得在小學的時候，為了參加一個有關環保的演講比賽，我幫他擬了一份講稿，他非常認真，背了又背、背了又背。有天晚上甚至在做夢的時候，還大喊著「地球是大家的、地球是大家的」。

其實，家穎並不是一個極度聰明的孩子，但是做事情都很認真，對自己的要求也很高，但卻很喜歡捉弄妹妹，常常惹妹妹生氣，鬧得她哇哇大叫，也因此他小時候也挨了不少的排頭。

從小學、國中一直到高中，家穎都在老師稱讚下順利學習，也推甄上了陽明大學醫學系。上大學之後，更開始熱中於社團活動，尤其是對社會議題他最有興趣，開始付諸行動關懷社會弱勢，並且參與許多聲援樂生療養院院民的活動。雖然熱中各種社會議題與社團活動，家穎在五年的醫學系學習生涯裡，並沒有疏忽功課，該完成的課業還是限時完成。眼看著就要進入實習生的生涯，竟然發生車禍。我們一直擔心，會不會影響到他的課業，甚至延長畢業的時間。

天亮了，在醫院上班的人也漸漸走進來，榮民總醫院又開始忙碌的一天。我回到急診室，黃醫師再去檢查家穎的身體狀況，告訴我們應該是要開刀，否則情況可能會更嚴重。由於我對家穎是否要開刀還是有點保留，希望對方能再謹慎一點，以確定開刀的必要性。

於是黃醫師便將家穎先轉送到外科加護病房，觀察他的腹部情況。我當天則先返回花蓮，並將家穎的狀況告知當時的花蓮慈濟醫院陳英和院長，請他提供建議。陳院長看了家穎的片子，告訴我們說：「應該先把腸子處理好，骨盆的問題以後再回花蓮或是請榮總的醫師來處理。但是應該要先將右腳進行牽引，固定大腿骨的骨折。」

榮總的醫療團隊決定開刀，先處理小腸問題

家穎在加護病房觀察了一天，肚子的狀況愈來愈嚴重，而且開始出現輕微發燒和血壓不穩定的狀況。顯示腸子被撞到的地方應該已經出現壞死，而因為壞死所產生的全身性發炎也更加明顯。我在星期天趕回花蓮，本來準備安排讓家穎狀況穩定時，轉回花蓮慈濟醫院繼續治療。但是榮總的醫師覺得不妥，認為應該立即開刀，避免產生不可收拾的後遺症。

因為家穎的狀況，榮總組成一個醫療團隊進行狀況評估，成員包括外科副院長、骨科醫師、一般外科醫師、還有醫學系的老師們，他們都非常關心家穎的身體狀況。因此在星期一上

午，他們評估了家穎的狀況後，認為應該是要開刀的時候了。

下午醫療團隊緊急請我太太過去，說明家穎預計要進行的手術及處置，並請她簽了手術同意書。大約五點左右，家穎就被送進開刀房。作為一位外科醫師的父親，一點都不擔心黃醫師手術的技術，因為小腸很長，如果需要切掉一段，對於將來的消化吸收並不會有太大的影響。我倒是很擔心他的骨盆破裂，如果固定不好、癒合不良，將來可能會影響到走路或是運動。

手術進行了一個多小時，外科主刀醫師請我到開刀房外的協談室，因為他們發現家穎的末段迴腸確實有一部分被重力壓擠，出現一個小裂縫。同時因為血管被壓而產生血栓，造成血流不良，部分腸子已經開始呈現壞死的現象。他把三十公分的小腸切掉，再把兩端小腸縫在一起，基本上是沒有問題，手術後應該三、四天就可以進食。

為了減少家穎手術後的疼痛，醫師為他加了強力的止痛藥，並且暫時不拔管，把家穎移到外科加護病房先觀察幾天，等到骨折的部分處理完畢，再一併轉回病房。手術後一天，醫師持續幫家穎用低劑量的止痛藥點滴，讓他處在昏睡的狀態下，較不會疼痛。家穎的老師和同學們也都陸續前來探視，但我們都只能在加護病房外面，等到會客時間才能進去陪他。

手術後第三天，骨科陳醫師來看家穎，他告訴我們：「因為家穎的骨盆裂開，裡面可能會有血腫，不適合立即動手術，可能要等到腸子手術後兩個星期，血腫消失了，再來做手術會比較穩定。」還好家穎的骨盆碎裂並不厲害，只要稍做固定，應該可以讓骨盆穩定而不會有後遺症。

倒是他的大腿骨折需要牽引，而為了有效的讓大腿骨折牽引並且癒合，陳醫師必須在床邊局部麻醉之下，幫家穎骨頭裂開的地方上下鑽洞，才能順利的將骨折兩端牽引在一起，對接下來骨折的癒合會比較好。

我們當然會接受醫師的建議，此時家穎的麻醉藥已經逐漸減少，開始無法忍受傷口的疼痛，一天至少要打好幾次的止痛藥，才能減輕傷口疼痛帶來的不適。我們本以為骨科陳醫師要再讓家穎進開刀房做骨骼牽引，但是陳醫師說：「不用，我只要在床邊做就好了。」於是陳醫師便在家穎骨折上下兩個地方，在局部麻醉之下，利用電鑽將釘子鑽進骨頭斷裂的兩端。雖然表皮有局部麻醉，但當電鑽鑽進骨頭的時候，依然會產生嚴重的劇痛。

只見堅強的家穎緊閉眼睛和雙唇，在電鑽鑽入骨頭的時候，掙扎了一下，雙手緊握著床沿。在旁邊陪伴著他的我們，可以感覺到那錐心蝕骨的疼痛。可憐的孩子，他從小就很怕痛，稍微被釘子刺到都要痛上好幾天，一直要父母親「呼呼」，他才會停止哭泣。

現在用電鑽鑽進骨頭那種劇痛，他居然能忍受，看得媽媽在旁邊都流下眼淚，緊抓著我的手。母子連心，她彷彿感覺到來自家穎身上所承受的疼痛。還好陳醫師動作很快，一下子就完成手術。他問家穎說：「還好嗎？」家穎點點頭，擦掉眼角的淚水跟他說：「可以，我可以忍受，謝謝。」

遵照醫囑處置，順利出院完成人生大事

榮總為了讓我們方便照顧家穎，特別撥出一間原本給實習醫師住的宿舍。所以媽媽在榮總外致德樓旁的宿舍租了一間套房，那是院方特別提供給住院醫師、實習醫師，或特殊病人家屬的小套房，以便就近照顧，我們也都有長期抗戰的準備。

家穎在加護病房完成骨骼牽引後，就轉到普通病房。媽媽開始過著每天陪病的日子，一大早就帶著稀飯、營養品到醫院去，餵食、梳洗，陪伴著家穎。中午再去買一些家穎愛吃的東西，晚上家穎打了止痛針後睡著，媽媽才回到宿舍休息。我則因為工作的關係，每天下班後有時搭飛機，有時坐火車到臺北，再趕到醫院一起陪家穎吃晚飯，晚上回到租賃的套房休息，隔天一早再搭第一班飛機回花蓮上班。

還好家穎的腸胃恢復得很好，並沒有任何腹脹或是不通的情形，身體的復原也很正常。受傷之後兩個星期，骨科陳醫師再將家穎送進開刀房，把他右側骨盆斷裂的地方利用幾根鋼釘釘好，大腿骨斷裂的地方則持續牽引著。

因為骨科開刀的關係，家穎不太能移動身體，雖然有進食，可是大腿肌肉也變得非常瘦小，還好媽媽每天從早到晚陪著他，讓他安心不少。在母親仔細的照顧下，家穎終於漸漸康復。受傷後四個星期，醫師幫家穎拆掉線，宣布他可以出院了，於是我們帶著家穎搭機回到花蓮照顧。

在這一個月裡，臺北、花蓮兩地奔波期間，其實並不覺得累，但是眼尖的妹妹注意到爸爸的頭髮本來是烏黑的，現在卻斑白了不少；原來內心壓力真的會讓人一夜白頭。母親也因為不眠不休的照顧家穎，消瘦了不少。

家穎回家後，我們先讓他住在一樓臨時改的房間，並且帶他到醫院復健科學習走路，增加大腿的支撐力。家穎的身體也在那一年的暑假過後，逐漸復原。慢慢的他可以走路、快走而跑步。在那一年的九月順利的進入醫院，開始參加實習學生的課程。

大病初癒後的家穎回到學校，依然熱中於參與社會運動，積極關心樂生療養院的院民，還利用時間和他未來的妻子馨頤一起編撰了《樂生——頂坡角一四五號的人們》一書，記錄院民人生的口述歷史。此後，家穎順利畢業了，並且被臺大醫院錄取到精神科當住院醫師。完成訓練後，取得精神科專科醫師資格，與馨頤結婚，在中和一家精神科診所任職。

車禍後九年，因為吃芭樂意外腸阻塞

很快的九年過去了，在二〇一六年五月的一個週四，馨頤打電話給我們說：「家穎前天因為吃了芭樂，肚子脹痛得很不舒服，已經就近到新店的臺北慈濟醫院急診，醫師檢查認為有腸阻塞的可能，當天趕緊轉到曾為家穎治療過的臺北榮民總醫院就醫。」

加上這些年，妹妹姿廷已經成為榮民總醫院外科住院醫師。在妹妹的照顧與安排下，外科主任幫家穎診斷後，認為腸阻塞還滿嚴重的，可能要緊急開刀，避免小腸長時間的阻塞，造成血液循環更不好，而讓腸阻塞更加嚴重。

那個星期六我和太太原本計畫好到日本伊豆半島參加同學會，因為家穎發生狀況，我們便提前在星期四到臺北。一路上，妹妹打電話說：「已經排好開刀的時間，要立刻進開刀房。」我囑咐他們趕快做，我們馬上就到。

到醫院的時候，家穎已經在開刀房裡面，妹妹在裡面跟刀，並且觀察開刀的狀況向我們回報。手術進行了很久，我在外面等的時候，直覺應該有點問題。果不其然，晚上七點多妹妹從手術房走出來，告訴我們說：「開進去發現小腸阻塞得非常厲害，而且腫脹得很嚴重。」因為九年前家穎的小腸破裂開刀後，造成部分迴腸的沾黏，而現在大顆的芭樂籽把腸子又堵住了，使得散布的腸子沾黏得更厲害。

醫師們把一些腸子沾黏的地方放鬆之後並沒有重接小腸，檢查了一下也沒有嚴重的缺血，所以就把傷口關了起來。手術後回到病房，家穎鼻子插著一條鼻胃管，腹部有一條引流管，膀胱則用導尿管引流尿液，上下三條管子，讓他非常不舒服，卻也強忍著身體的疼痛跟我們打招呼，媽媽和我以及馨頤則輪流在旁邊照顧他。

手術後第二天，家穎的腹脹稍微減輕，但是鼻胃管流出來的胃液相當的多，顯示小腸的通暢性還沒有建立。我建議外科醫師把家穎的導尿管拔除，至少讓他舒服一點。

我們看兒子病況好轉才赴日，不料又翻轉

手術後第三天，因為家穎的狀況改善不少，所以我和太太也就按照行程，先前往日本接上同學會的旅程。離開前，還以為家穎的狀況會持續的改善，提醒他如果可以吃東西，不要吃太多，甚至吃慢一點，才能避免腸阻塞。

然而事與願違，原本以為會慢慢改善的腸阻塞，居然在我們離開臺灣後又脹了起來。每天從鼻胃管流出來的引流胃液超過二千毫升，而且是墨綠色的，顯示他的十二指腸完全不通。家穎的腹部又脹了起來，尿液也變少了。因為妹妹就在外科擔任總醫師，有她照顧，我們也安心一些。況且，家穎的主治醫師又是榮總最好的腸胃科肝膽專科醫師，其實我們是不用擔心的。

可是在日本兩天，我們聯絡妹妹詢問家穎的病情，知道他腹脹難受，腸子又不通，其實我們已經無心再玩下去。於是立即訂好機票從大阪趕忙飛回臺北，隨即趕往榮總病房。家穎看到我們時，表情相當激動，但仍難掩腹脹之苦。主治醫師囑咐家穎要起來走動，因此我就經常陪著家穎推著點滴架，吊著點滴以及鼻胃管引流袋，在榮總病房中央區的走廊走動，一直到他累了才回病房休息。

由於家穎的腸子阻塞依然沒有改善，電腦斷層檢查發現腸子嚴重的擴張，而且阻塞的部分

在比較下端。我還特地請好友臺大腸胃科翁教授到病房來看他，也幫他做小腸的按摩推拿。翁教授說：「很多人這樣做都會有效，不管怎樣，總是值得一試。」然而試了一下，好像小腸有比較好，但第二天又脹了起來。

妹妹與主治醫師商量，認為小腸不能過脹。因為過脹的結果一定會造成腸子的血液循環變差，血液循環變差又會使得小腸蠕動能力更不好，這樣的惡性循環，會讓阻塞的部位開始嚴重缺血、纖維化，以後要再通就有點困難。

所以，他們建議把家穎的鼻胃管換成較硬的那一種。因為原來的鼻胃管比較柔軟，放在鼻腔內比較舒服，但是如果要從鼻胃管抽吸胃液跟小腸液，非得要用較硬的鼻胃管才行，否則抽吸的力量會被軟的管壁所化掉，抽吸的減壓作用也就較差，妹妹把這個處置告訴我們。家穎眼見自己的腹脹愈來愈厲害，終於跟妹妹說：「來吧！我們忍痛來換鼻胃管吧！」

從小怕痛的小孩，面臨換較硬鼻胃管的痛苦

我們都是醫師，知道換鼻胃管的痛苦。當管子從鼻腔要進入食道的時候是非常的痛苦，必須要不斷的吞嚥，才能讓食道張開，使得鼻胃管能夠順利放到胃裡面，而要放這種硬的鼻胃管更加難受。我們看了妹妹把軟式的鼻胃管拉掉，拉出一條又粗又大的硬式鼻胃管，開始準備進行插管的動作。家穎閉著眼睛一口一口的吞口水，媽媽在旁邊早已忍不住轉過頭去，不敢正視

這個動作。

鼻胃管插管插到一半，家穎忍不住請妹妹暫停，這時他眼角流出了淚水，狀極痛苦。我在旁邊握著他的手說：「來吧！趕快把事情做完，就讓痛苦趕快過去。」於是倒了一杯水給家穎喝，他一吞下去，妹妹快速的把鼻胃管往下滑，家穎喊了一聲，鼻胃管就已經滑到定位了，這真是痛苦的一個動作。

看到家穎承受這些苦難，我不禁想起他小時候曾經因為調皮不喜歡穿拖鞋，我告訴他說：「如果下次再被我發現你不穿拖鞋就到處亂跑，我會拿釘子刺你。」有次家穎因為玩瘋了，沒有穿拖鞋就到處跑，我警告他，叫他過來，並且拿出一支大頭針說：「你要刺哪裡？」家穎說：「你真的要刺嗎？」我說：「真的啊！你答應的事情不能不做。」

家穎看著我要把針刺下去的那一刻，終於哭了出來：「我不知道爸爸真的要刺我，我會很痛，爸爸知道嗎？」這麼一個怕痛的小孩，如今得要承受鼻胃管插進去，看得我實在心疼。我握著他一直顫抖的手，心裡吶喊著：「天哪！為什麼要讓家穎承受這樣子的苦難，如果可能，讓我來承受吧！」可是畢竟這是一種內心的許願，真正的苦難還是得要家穎自己來承受。

此後三天，家穎的鼻胃管在強力的抽吸下，每天抽出來的量很多，他的腹脹也減輕不少。因為有鼻胃管的抽吸，家穎可以從嘴裡喝一些水，減少口腔的乾澀感，但還是不能進食，希望鼻胃管的抽吸能有助於改善他的腹脹及小腸阻塞。

第二次手術未成，每天換藥痛不欲生

手術後第七天，主治醫師幫家穎做了小腸檢查，結果發現小腸阻塞的地方還是沒有通，而且末段的小腸還是腫脹得很厲害，顯然鼻胃管的抽吸還是沒辦法把小腸液完全吸出來。所以那些小腸液積在末段的腸子裡，依然會造成阻塞加劇。於是主治醫師建議，可能還要再進開刀房，徹底的把阻塞的地方、沾黏的地方放鬆，讓家穎的腸胃道早日恢復正常。

這當然是一個必要的選擇，家穎也同意，所以他就進了開刀房。可惜的是，第二次的手術並不能有效的將家穎小腸沾黏處解開。因為一個星期的腫脹，小腸的蠕動已經很差，加上缺血的影響，小腸壁變得非常厚。

這種反射性的腸阻塞已經變得麻痺，所以開進去之後竟然發現嚴重的沾黏，主治醫師不敢再繼續做下去，生怕過度的剝離會讓小腸破裂，所以便將傷口關了起來。第二次的手術宣告失敗，家穎還是回到病房，必須繼續接受鼻胃管抽吸腸液。

然而手術後第五天，家穎開始有點發燒，看著傷口換藥的情形，感覺裡面好像癒合不良，甚至可能會有感染的可能性。於是主治醫師便在床邊把傷口打開，將裡面的膿瘍抽取出來，然後用鹽水紗布放在傷口上面，這是處理傷口嚴重感染必要的手段，才能避免傷口繼續惡化，導致完全的裂開。只不過這樣子，必須每天三到四次的換藥，讓家穎痛不欲生！

每次換藥的時候，一定要用棉棒將傷口表面的化膿清乾淨，再塞上濕的水紗布。治療前都要打上一支止痛藥，就這樣，家穎又挨了五天辛苦的換藥的日子，一直到第一次手術後兩週，傷口看起來相對的乾淨，於是主治醫師便向我們提議，想要再進去把傷口做清創。

但同時因為小腸嚴重的阻塞、蠕動不好，他希望能把小腸拉出來做一個小腸造瘻。從這個地方可以讓小腸液流出來，也可以有效的減少小腸的腫脹，快速恢復小腸蠕動的能力。也許這樣子的處置方式，可以讓家穎的腸道早日恢復通暢，就可以進食，甚至可以出院。

第三次開刀前，兒子忍不住大哭

這些話出自醫師嘴裡講起來很簡單，但聽在病患及家屬耳中，卻是異常難受。家穎又要進開刀房，要做第三次手術。但是這次手術將會是決定家穎是否能夠拔掉鼻胃管、恢復小腸通暢決定性的手術。

我身為一位外科醫師，知道任何手術都可能產生併發症，我也相當擔心，家穎這兩個星期以來小腸嚴重的阻塞及缺血，會不會造成嚴重沾黏？而未來小腸的造口，會不會變成家穎需要永久攜帶的一個造瘻口。

想到這裡，我不禁打了一個寒顫！萬一開進去的時候發現腸阻塞很厲害，必須大量切除小腸，將來他可能會面臨營養不良的後遺症，這些都是不可知的未來。但是我們也無法迴避，必須要面對這個事實。

手術當天早上，家穎七點就被送進開刀房。臨行前，他從病床上換到推床、打上點滴，等著輸送人員送到開刀房。他躺在床上把眼鏡拿給我，我緊緊握了他的手說：「家穎，你要加油！我們都一直跟你在一起。」

家穎終於忍不住大哭。他自二〇〇七年受傷，到這次兩個星期前的手術之後，我只看到家穎因為疼痛而流出眼淚，但從來沒有看過他如此嚎啕大哭，他不停的啜泣著，我跟媽媽分別握著他的兩隻手，看著自己的孩子如此痛苦，要再度被送進開刀房，沒有一個父母不會傷心難過。媽媽早已別過頭去，一直擦眼淚，我則強忍住淚水陪著走到電梯，送他進開刀房。心裡暗自禱告著：「孩子，加油，你會沒事的！」

我做了最壞打算，太太拚命為兒子刮痧

不論如何，我心裡已經做了最壞打算，手術再不順利，我都可以把家穎接回花蓮，在我熟悉的醫院裡，由熟悉的醫師來幫他處理。

那天的手術其實很快，因為把小腸拉出來再把傷口清乾淨，縫合起來並不困難，大約一個小時就完成。術後家穎的小腸造口貼著一個人工便袋，鼻胃管還是留著，但是不再抽吸，讓小腸液可以經由小腸造口流出來。如果家穎的小腸還是不通，未來可以從這個小腸造口灌食，讓家穎的營養好一點。

媽媽在病房裡面陪著家穎，心想有什麼辦法可以幫他。由於前一陣子媽媽身體有多發性筋膜發炎，經常需要用刮痧來解除疼痛。她心裡一想，不是有小腸經嗎？何不利用一些靜脈的刮痧或許會有幫助。於是我們上網去查了小腸經，原來位置是在手臂上。媽媽拿出了湯匙以及精油，開始在病床邊用力的幫家穎刮痧。說也奇怪，這一刮還刮出很多紫色的斑點，好像是這些經絡裡面的瘀血，全部被用力的刮痧刮了出來。

我在旁邊看著太太幫家穎仔細的一直刮、一直刮，都沒有休息。我曾經幫太太刮過背部的痧，只有五分鐘時間，就覺得手指非常酸痛。可是她現在為兒子刮痧的時候，一點都不覺得累，刮了二十分鐘、三十分鐘，還是繼續在做。這時我看到一個慈母，為了孩子的病痛，用盡她的全力，希望孩子的病能趕快好起來。雖然是民俗療法缺乏科學證據，但是身為媽媽的愛心永遠是最有效的治療。

說也奇怪，腹脹難過的情形經過媽媽即時展開絕活強力刮痧治療，第二天早上真的傳來喜訊，家穎排氣了，而且腹脹的情形也改善不少，看來應該有機會可以拔除鼻胃管。

漸漸的家穎的腹脹消除了，他也輕鬆了許多，可以在不打止痛藥下睡著。我跟太太輪流在病床邊陪著他，有時我會出去走走，看看榮總的周圍環境和熟悉的人打打招呼。身為一位外科醫師，每年要幫一千個病人開刀，此時才真正的體會到，身為病患家屬的無奈與無助。

當自己必須承受苦難的時候，才會感覺到如果身邊有一位可以依靠的醫師，那該有多好。

幸好榮總的醫師都非常親切，也會不厭其煩的跟我們說明家穎的病情，以及他們預期治療後的變化。我們也只能祈求上天，讓一個年輕的身體可以加速傷口的復原，讓家穎早一點回到健康的狀況。

手術後四週，帶著小腸造瘻出院

手術之後，家穎的身體恢復得很好，因為不再腹脹，他已經可以輕鬆的下床走動，而不用頂著一個肚子難過的步履蹣跚。說也奇怪，原本小腸造瘻是為了腸道不通未來可以餵食之用，但是在手術之後，家穎的阻塞部位似乎被解開了。

手術後第三天，主治醫師終於把他的鼻胃管拔掉，家穎開始可以喝水及少量的果汁。經過檢查確定小腸通暢無虞，手術後第五天家穎就可以進食一些米湯和麵食，隨後他就可以在榮總病房裡到處走動，甚至可以到樓下大廳和院外走走。

因為身體狀況改善了，家穎心情也好了很多，原來診所的業務也由同事代理。家穎的太太馨頤在上班時間不能陪他，就由媽媽照顧。一到假日，馨頤就全天陪同家穎，我們夫妻就可以回花蓮處理家裡和醫院的事情。當然妹妹在外科一有空就過來看看，也可以幫忙主治醫師修改醫囑，調整家穎的藥物和點滴。

在家穎第一次手術後四個星期，傷口終於癒合。主治醫師宣告家穎可以帶著小腸造瘻回家，再過一個月後再回到醫院將造瘻口縫合。不過在出院後，還是要避免食用過多纖維的食物，以免阻塞的部位還沒有通暢蠕動得很好，又再度阻塞。

家穎出院後在家休養，一切病程進展都如預期般的順利，一個月後小腸造瘻由妹妹幫他執刀縫合，電腦斷層攝影也確定小腸通暢無虞。家穎排便順暢，不再有腹脹的情形，他遭受的苦難，終於漸漸的過去。

身為一位醫師，當自己面對病痛折磨時，才能了解原來病人的苦是多苦，在自己面臨抉擇時才了解，病患接受了我們的治療，我們該如何親切的讓他們了解病程經過和可能的結果。**而能真正能體會病人苦難的醫師，才能成為一位很好的醫師**。

家穎手術至今已經四年，他的身體狀況都還不錯，每次一起吃飯時，我們總是擔心他吃得太快、太多，生怕四年前腸阻塞的情境又再重演。至於他從小最喜歡吃的芭樂，那更是在絕對禁止之列。相信家穎在經過這兩次的苦難之後，應該可以成為一位很好的醫師。

第三部
體會當病人的痛

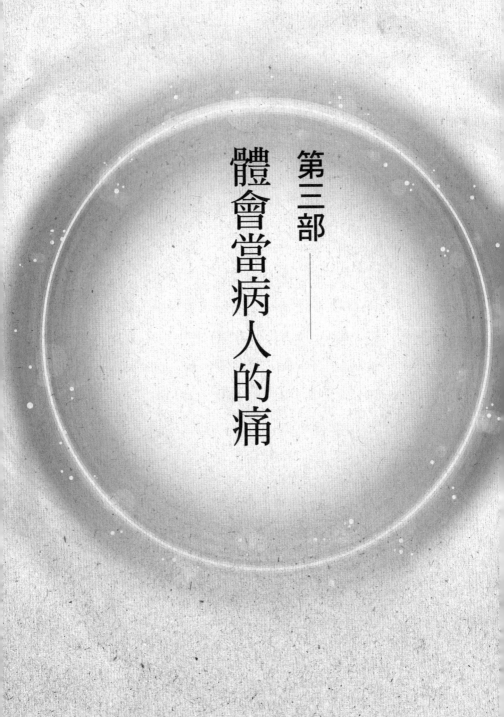

16 泌尿科醫師的生病週記

「自己身歷其境，
才真正體會到生病的苦痛。」

罹癌給我的省思，也給健康的你：
在你的人生中，
什麼事是你認為最重要，想要在此生完成的？
找到了，就盡量去達成，人生無憾。
我自己「身歷其境」，經歷了打針、住院，
進開刀房接受麻醉、切片，以及切片後痛苦的考驗，
我才真正體會到，原來生病的苦痛是多麼的痛苦。

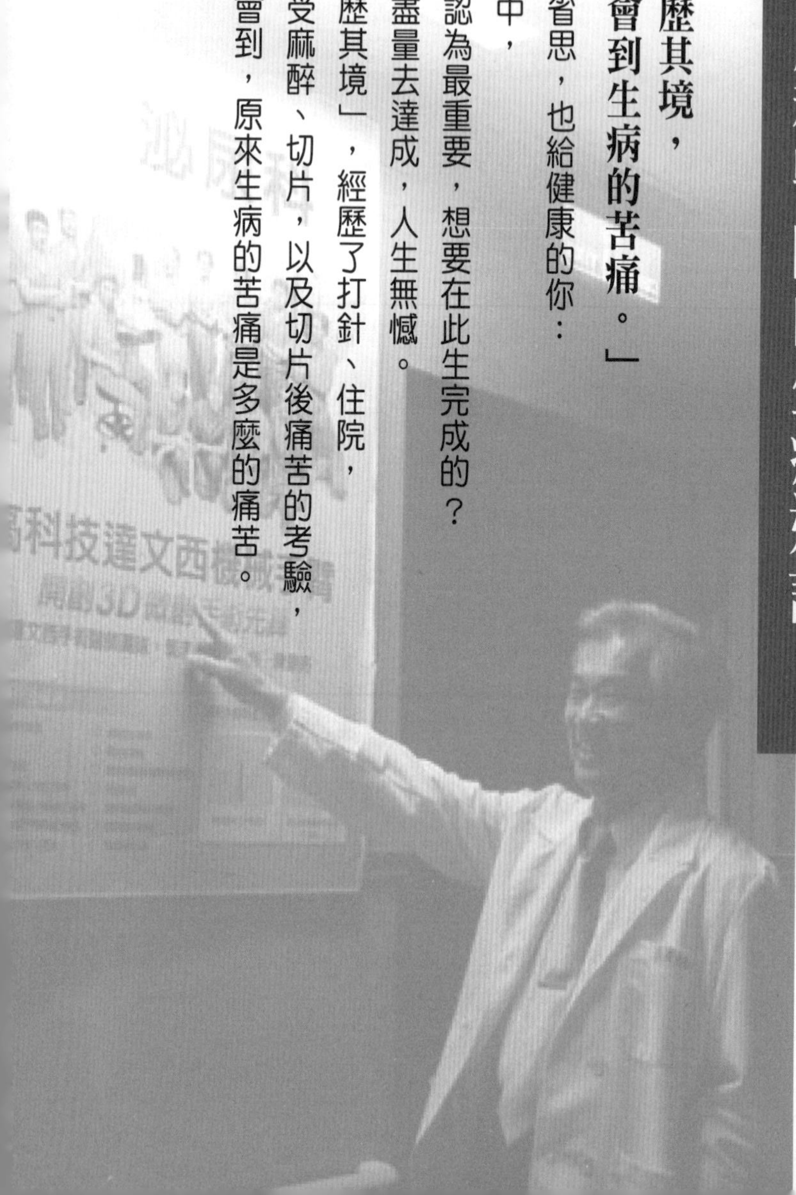

【二〇二〇年九月九日】

那一天，我成為癌症病人

二〇二〇年九月四日下午，一股低氣壓籠罩在我的研究室。電話響起，遠從慈濟大學病理科許永祥主任那頭傳來，在我的檢查報告中，攝護腺癌確診的消息。

我說了一聲：「謝謝。」掛上電話，一切似乎靜止了。

幾個月來，我預料中的事情終於發生，雖然心裡一直希望這個預感是錯的，但是如今確診的結果，還是把我拉回現實，正視這個問題，而且開始重整未來幾年的工作時間表。我心裡吶喊著：「終於輪到我了，我是一個癌症的患者。」

服用波斯卡治療雄性禿，已超過三十年

三十幾年來，我因為頭髮掉得很快，所以一直在服用可以縮小攝護腺肥大的波斯卡這類藥物。這得回到三十二年前說起，有一次中研院院士廖述宗來花蓮演講，我跟他坐在會議室，他問我：「你是泌尿科醫師，你們有在用一種波斯卡的藥，對嗎？」我點點頭。

他說：「這個藥是我們研究室發展出來的，過去發現它有助於縮小攝護腺腺體，最近我們也開始在使用這個藥，藉由它降低男性睪固酮轉化成雙水睪固酮，減少腺體的增生，也發現它可以抑制雄性禿，所以讓很多較年輕的禿頭患者，可以經由這個藥的治療而減少落髮，你可以

試試看。」

我在廖述宗的鼓勵下，便開始服用波斯卡。由於我沒有任何攝護腺肥大及下尿路症狀，用這個藥只是為了讓髮量增加，因此，我可以說是世界上第一個使用波斯卡治療雄性禿的試驗者。三十幾年來，我維持著每天服用一顆的劑量，頭髮也掉得不多，所以現在已經年過六十五，頭髮還是相當茂密。這些年間，我也推薦這個藥物給幾位同學，以治療他們掉髮的問題。

不過，對此我心裡一直有個陰影。

因為在三十年前，藥廠方面曾經假設：既然使用波斯卡可以抑制攝護腺肥大，或許也有機會改變攝護腺癌的發生機會。因此，便在臨床試驗中加進一個偵測攝護腺癌發生的研究。在使用波斯卡及安慰劑的兩組病人中，經過多年的追蹤，並且選擇有攝護腺特殊抗原指數升高的病人進行攝護腺切片，希望能發現使用波斯卡可以有效的減少攝護腺癌發生機會的證據。

但研究結果恰恰相反，藥廠無法證明使用波斯卡可以有效的減少攝護腺癌發生機率，反而發現使用波斯卡多年後，如果病人發生攝護腺癌，其攝護腺癌的癌細胞之惡性度竟然較高。於是藥廠也提出了警訊，說明長期服用波斯卡的人必須定期追蹤攝護腺特殊抗原指數，如果有不正常的升高，應進行攝護腺切片，以免發生高惡性度的攝護腺癌而沒有早期偵測到。

為此，我在三十多年來服藥期間，偶爾也會偵測一下攝護腺特殊抗原指數。不過，過去三十年來，因為攝護腺特殊抗原指數都非常低，所以我也不太在意，只有偶爾在做身體檢查抽血測量肝腎功能的時候，才會順便勾選一下，一併檢查攝護腺特殊抗原指數。

連續兩年所檢查的指數，讓我心生懷疑

二〇一九年八月，我在一次抽血檢查中，加上攝護腺特殊抗原指數的檢查；結果發現我的指數不知什麼時候悄悄的上升到一．八奈克。正常來說，如果是攝護腺沒有肥大的人，通常指數應小於一．五奈克，而我的攝護腺並沒有任何肥大的跡象，但這個一．八的指數，讓我覺得有點問題。不過因為自己是泌尿科醫師，總覺得應該不會那麼巧，在長期服用波斯卡之後，發生攝護腺癌吧？

隔年（二〇二〇年）五月，我因為職業安全抽血檢查，勾選了一項攝護腺特殊抗原指數。為了要知道是否有罹患癌症的可能，我更勾選了一項游離攝護腺特殊抗原檢查。一般而言，游離攝護腺特殊抗原應該占所有攝護腺特殊抗原指數百分之二十五以上，如果低於百分之十五，在攝護腺特殊抗原指數上升的狀況之下，攝護腺癌的機會將會高於百分之五十，甚至高達百分之六十七。

這次檢查結果，仍然讓我覺得似乎有點問題，因為我的攝護腺特殊抗原指數竟然上升到二．四，而游離攝護腺特殊抗原指數仍然只有百分之九。這個數值讓我嚇了一跳，於是我趕快去做了攝護腺超音波檢查，發現我的攝護腺體積只有二十四毫升，跟一般年輕人差不多。

我的住院醫師幫我檢查了一下攝護腺，也發現攝護腺的表面光滑，沒有明顯硬塊，不過我心中仍然覺得悶悶的，會不會真的有問題？因此，我開始定期追蹤，每個月抽一次攝護腺特殊抗原指數。結果六月抽的指數上升到二・七，七月更上升到三・〇，而這兩次的游離攝護腺特殊抗原指數都一樣小於百分之九。

由於我的攝護腺特殊抗原指數在短時間內有快速的上升，而且游離攝護腺特殊抗原指數低於百分之十，再加上我長期服用波斯卡，攝護腺特殊抗原指數不應該上升，現在卻逐漸增加。這幾個危險因子加在一起，讓我開始對是不是得了攝護腺癌，產生了高度懷疑。

於是我又進行了攝護腺的核磁共振檢查，檢查結果發現，在我的左側攝護腺有一個不正常的亮點，位置靠近攝護腺被膜，看起來極像是個癌症。身為泌尿科醫師對這種有癌症可能的跡象，當然沒有辦法等待，所以我便在九月三日安排一個攝護腺切片檢查。

一般我們都會在門診進行攝護腺切片檢查，病人在檢查前先服用一個劑量的抗生素，避免切片時造成感染。切片通常是在直腸裡面進行，在超音波的指引下找到攝護腺，然後經由超音波探頭裡的切片管道，將切片針在攝護腺的兩側做十二針的組織切片，送去做病理檢查。

這種切片通常不會痛，但如果攝護腺太小，切片針從比較外側進入直腸裡時，還是會有點疼痛。因為我幫病人做了幾十年的攝護腺切片手術，所以當自己要被做切片手術的時候，難免有點緊張，所以我選擇住院，在靜脈注射麻醉下進行攝護腺切片手術。

其實我是個很怕痛的人，不管是抽血、檢查、打針，或是靜脈注射，對我來說都是非常恐怖的經驗。所以常常在做例行體檢時，我都會拖到過期還沒做。而這次的住院檢查，雖然我表面上相當鎮定，但內心還是非常不安。

在要做攝護腺切片手術當天早上，病房的宣霖護理師來幫我注射點滴、灌腸，還好她手非常輕巧、溫柔婉約，說了一些讓我放鬆的話，然後告訴我：「郭醫師，等一下要打針的時候我會跟你說喔！」話還沒說完，她已經把針打下去，在我還沒來得及反應，就完成了點滴的注射，這就是一位好護理師的表現，讓病人在分心之餘，完成她該做的動作。

當醫師也生病，才體會那種身心的痛苦

我換好手術服，靜靜的躺在床上，看著窗外的山脈和藍天，時間是上午六點三十分，等一下七點半就要推到開刀房了。這一刻，我心裡想著，「沒有人喜歡遭受苦痛，而當醫師的人如果不能體會生病所帶來的苦痛，那又如何安慰病人呢！」生過一次病，就知道生病是多麼的痛苦，不管是肉體的疼痛或心靈的折磨，等待時的寂寞，以及接受各種治療的痛苦，都不是一般人願意接受的。

然而，人總會生病，不管你是癌症或是創傷，甚至是內科的疾病，都需歷經一段時間身心靈的痛苦才能痊癒。如果是慢性疾病，必須經常住院、化療、電療或是接受後續的治療，其實

都是相當苦痛的經驗。

這次生病期間，正好把這本書《與苦難同行》裡的醫病故事寫完。我在寫的時候，雖然講到病人的苦痛，好像我真的能體會一般。但現在我自己「身歷其境」，經歷了打針、住院，進開刀房接受麻醉、切片，以及切片後痛苦的考驗，我才真正體會到，原來生病的苦痛是多麼的痛苦。

對於我所描寫的醫師與病人之間那些苦難相連、生命共同體的故事，到現在才真正有新的體會。我心裡想，如果能重來一次，我應該會對那些照顧過的病人更好才是。因為唯有醫師親切的問候，護理人員溫柔的照顧，才能減輕病人心靈和身體的苦痛。

上午七點整，宣霖為我滴上抗生素，這是為了預防經直腸超音波攝護腺切片感染用。而當抗生素緩緩的滴入我的靜脈中，感覺一陣燒灼感，喉嚨也覺得有點熱熱的。畢竟從昨天半夜就不可以喝水，身體有點虛脫。我躺在床上等著醫護人員送我到開刀房，心裡五味雜陳，不知如何用言語形容那種感覺。然而，因為是在自己的醫院、在自己的專科，而開刀房又是自己平常工作且非常熟悉的地方，心裡還是會覺得很踏實。

很快的，我就被推到開刀房，進入手術室。我躺在手術臺上，麻醉科黃顯哲醫師在五分鐘內便幫我注射了麻醉藥，我的意識也隨著藥物慢慢進入血液中而昏睡。

當我醒過來時，人已經在恢復室了，手術過程完全沒印象。睜開雙眼，感覺肛門一陣燒灼感，原來手術後醫師會放一條紗布在肛門，以防止直腸切片的時候出血，而這條紗布對於肛門黏膜所造成的刺激，讓我很不舒服。

我人生第一次的攝護腺切片手術體驗

手術是經由直腸切片，所以尿道並沒有感覺，但是因為直腸切片所產生的內出血和腫脹，卻讓我一直覺得想小便，這些感覺我現在都體會到了。過去我也會跟病人說：「攝護腺切片很簡單，只要在門診就可以做，不會出血、不會感染，也不會有疼痛感。」現在自己體會了才知道，自己講的一點都不貼切，原來雖然是簡單的切片，尿道還是會有些不舒服。

我回到病房後睡了大約一個小時，點滴也滴了一些，開始覺得膀胱有點脹。我下床到廁所去解小便，開始的時候真的有點困難，因為膀胱並沒有很多尿，而是攝護腺裡面的腫脹，讓我感覺有尿意，這又是另一種體會。很多膀胱發炎或是攝護腺發炎的人，經常會覺得有尿意感，但卻尿不出來。

我只好拚命喝水，直到膀胱有很多尿真的想尿了，再去解出來。看到清澈的尿液從尿道流出，沒有摻雜著血絲，我就放心了。這表示攝護腺的切片針並沒有穿破尿道，如果穿透尿道可能就會出血，甚至會有血塊排出來。我在病床躺了一下，大約又過了一小時，就決定回家。因為也沒有什麼不舒服，躺著也睡不著，還不如回家休息。就這樣，完成了我人生第一次的攝護腺切片手術。

等待病理報告的時間是一種折磨，心裡想著，應該不是癌症吧？但是又想到，如果病理報告沒有看到癌症，並不見得我的攝護腺裡就沒有癌細胞，我還是需要定期的追蹤、抽血、做核磁共振以及再度切片等；而且如果是第一次切片沒有切到，未來也可能會有癌細胞的轉移……太多的可能性，一直在我的腦中盤桓。

說沒有壓力其實是騙人的，最近經常在清晨醒來後就睡不著，這就是過去精神醫學上所學到的「憂鬱」，對於未來不確定感的憂鬱，使得一個人在清晨醒來後無法入眠；而對於情況的焦慮，可能讓一個人在晚上不容易入睡。身為一位醫師了解自己的心理狀況，其實並不容易排除掉，只能讓時間慢慢沖淡這些苦痛，並且盡量找事做，別讓自己經常想著自己病痛的事情。

因此當病理科許主任告訴我，確診為攝護腺癌後，很多時候，我常常自己一個人發呆。有時覺得這似乎不是那麼真實，可是回過頭來又必須要面對。

攝護腺癌是一種沒有症狀的癌症，就是所謂的「沉默的癌症」。它在身體裡慢慢的生成，生長速度緩慢，但是不知道它會走向穩定成長或是惡性侵襲，所以必須盡早處理。病人可以選擇開刀，也可以選擇放射線治療，早期的攝護腺癌不需要荷爾蒙治療，但是如果沒有用開刀的方式，總是無法確定癌症是否從我們身體裡被完全的移除。身為一位外科醫師，應該無法忍受知道自己身體有癌症而不去處理，選擇與它共存，或是用其他保守療法來保護自己。

無法對自己的癌症置之不理，馬上安排手術

六年前，為了增進外科醫師臨床手術技能，我在醫院裡設置了達文西機器手臂輔助系統，利用機器手臂進行腹腔鏡手術在泌尿科裡最重要的一個手術，就是「攝護腺癌根治手術」，現在這個達文西機器手臂手術系統剛好可以用到自己身上，這也算是有超前部署吧！

在確診為攝護腺癌後，我便開始忙碌的安排手術，先是決定手術時間。一般這種手術會在切片後大約六個星期才做，主要是為了讓直腸和攝護腺中間因為切片所造成的傷痕能敉平。這樣子手術中才能精確的剝離組織，讓攝護腺被膜能保持完整的被切除，也比較不會傷到直腸。

因為是在自己的醫院開刀房進行手術，時間比較好安排。麻醉部分請顯哲兄來幫忙，刷手護理師則由泌尿科資深的林青怡護理師擔任。至於開刀的主刀醫師，我希望我們科裡的江元宏主任執刀；他是位優秀的學生，我當初打算在科裡開啟腹腔鏡癌症手術之初，就是希望能由他接下這一棒，好好的進行一些內視鏡微創手術。

早在十年前，當我把這個構想告訴好朋友莊燿吉醫師時，他告訴我：「郭Ｐ，你千萬不要自己做。因為如果你自己做，手術一定做得很好，病人都會找你，那年輕醫師就沒有機會了。」現在想起來，還好那時候我有聽燿吉的話，把腹腔鏡手術全部交給江醫師。現在，他已經成為一位成熟的內視鏡手術醫師，反而可以幫我做攝護腺根除手術，想來這也是有因果關係吧！

約好了主刀醫師、麻醉醫師，以及開刀房的刷手護理師，病房也大致安排好了，到時候誰會負責照顧我？誰幫我送進開刀房？一切安排妥當。接下來還有五個星期，我究竟要怎麼過呢？

我想起平常我對於確診為攝護腺癌的病人，建議他們進行手術時，都會告訴他們：「手術不會馬上進行，大約是在六個星期以後。在這段期間，要保持樂觀的心情，早睡早起，每天一定要走路運動，促進心肺功能，讓自己健康起來。不抽菸、不喝酒、少吃肉類、多吃生鮮蔬食，讓自己排便通暢，減少腹腔裡面的油脂，也讓腸道能夠通暢。這些都是在手術前必須要做的事情，手術後也才能夠順利。」

這些前來手術的病人，有些已經八十歲了，在接受攝護腺根除手術後第二天就可以下床走路，沒有像開過刀那種痛苦的樣子。所以我必須在未來五個星期裡，把這些對病人的叮嚀，也一一做到；我開始把自己設定為病人的樣子，但是要抱持著樂觀進取的精神，手術才能順利。也因此，我照常工作、寫論文、開會、幫學生修改論文、主持晨會和參加各種研討會。外人看我都不像個即將要接受開刀的人，但是我心裡明白，在堅強的外表下，還是有一顆不安的靈魂，在那邊躍動著。

我得了攝護腺癌的消息，第一時間就告訴太太，讓她安心。其實，她對檢查結果並不意外，因為從之前我告訴她的一些數值，她甚至覺得如果切片沒有辦法確定，就乾脆直接手術把攝護腺拿掉，免得夜長夢多、橫生事端。

在確定手術日期後，我必須取消原定在手術後一週與同學們共度花東旅遊的行程，並且取消在臺北慈濟醫院的門診。花蓮慈濟醫院的門診則會持續到手術前一天，把病人都安頓好，轉給其他醫師後，才開始請假，準備手術。我相信手術之後，在個人的工作及未來時間的安排上，將會有所轉變。不過也要看身體狀況才能決定，現在就沒辦法想那麼多了。

【二〇二〇年九月十二日】

確診後的日常，正向面對癌症治療

人生有很多的意外，當遇到了就是面對，也不要想太多，更不需要怨天尤人，想一些無法改變的事情來責怪別人和怪罪自己。

九月三日切片，九月四日下午確診攝護腺癌屬於第二度，而且腫瘤的量並不太多，看來是可以切除的早期癌症。

當晚我一如往常的吃過飯後，到書房做了功課，很早就去睡覺。我並沒有做惡夢或想到太多的事情，可能是因為麻醉藥還沒有完全退掉的關係。

那天晚上我睡得很好，第二天起來感覺好像沒有發生過什麼事情，倒是上廁所的時候才注意到排尿時有出血的現象。原來是攝護腺切片後有些出血積在攝護腺裡，經過一天的醞釀，才慢慢流出來，而這些出血流經尿道的時候會刺激尿道，感覺有點疼痛，但是排尿並沒有困難。

那個週六家穎回花蓮看我，順便幫媽媽過生日。我們一起用晚餐，聊了一下他開業的事情，我也告訴他們未來攝護腺根治手術將會如何進行。我打開YouTube選擇一段做得不錯的手術和家人一起觀賞。看來手術並不困難，如果技巧好，進行順利的話，幾乎不會出血。

星期天我們一家三口到鯉魚潭走路運動，風和日麗、氣候涼爽，總覺得日子過得很好。我們在家很少討論對於我罹患攝護腺癌的事情，家人都是學醫的，所以對於手術一事也都相當淡然。只要是早期的癌症，趕快拿掉就沒事了；不要因無法確診，還要拖拖拉拉的過上好幾年，也許最後還是確診為攝護腺癌，依然要手術。

我得癌症不意外，科裡的事情反要超前部署

星期一早上，我們照常進行主任大迴診[24]。在晨會之後，我告訴科裡的主治醫師、住院醫師、以及專科護理師們，我已經確診為攝護腺癌；藉此機會我告訴大家，為什麼可以早期診斷出來。因為我有幾個危險因子，促使我提早去進行核磁共振檢查，才能在早期的時候發現，並且立即處理。

也因為我的案例，希望科裡面的人把對於攝護腺特殊抗原指數標準降低，病人必須要定期

的追蹤游離性攝護腺特殊抗原，而且對有長期使用波斯卡的病人，都要特別注意指數的變化。盡量在最早的時候，就找出可能罹癌的人並且加以切片。

科裡面的人對於我描述自己的癌症檢查以及未來的處置，是那麼樣的淡然，似乎有點驚訝，我從容不迫的告訴他們：「其實我得了這個癌症並不意外，倒是未來科裡的事情，大家可能要超前部署。因為主任總有老去的一天，大家必須獨立奮鬥走自己的路，不能老是依靠主任在前面，打點安排所有的事情，很多人生必須要做的努力，都要自己去完成。」相信他們聽在耳朵裡面，心裡必定有一番不同的滋味。

星期三我到精舍跟證嚴法師報告我罹癌的消息，以及準備在十月十日進行手術。上人給了我最大的祝福，言語之中當然聽得出他有萬般的不捨。不過人生很多事情總是無法避免，就像策略長張聖原醫師告訴我的：「我們人到了這個年紀，遲早都會得到一種疾病或是癌症，如果有那麼多疾病可以選，我想每位泌尿科醫師一定會選擇攝護腺癌。因為這個病只要早期發現，就可以早期治療而痊癒，比起其他惡性的癌症，攝護腺癌的病情進行緩慢很多，而且有很多方法可以治療。」他還拍拍我的肩膀鼓勵我。

註24：大迴診：一般教學醫院為了讓年輕的醫師對於疾病的診斷及治療，或是病人在治療後所產生的效果或併發症有所了解，科主任通常會在一週選定一個時間，帶領科內的醫師及學生對病房裡的病人進行迴診教學工作。一方面觀察病人的狀態，另一方面也可以讓年輕醫師及學生學習到真實的醫療知識。

我心裡由衷的佩服這位老大哥，他從年輕的時候就是一位泌尿科的典範，做事情有稜有角、不偏不倚、中規中矩，現在有他的加持與祝福，我心裡更加踏實。

達文西手術時得頭下腳上，所以心肺功能要練好

九月七日下午，我做了心肺功能檢查及呼吸功能檢查，這兩項檢查是在進行達文西手術前必要的檢查。在全身麻醉及進行達文西手術的時候，因為體位是頭下腳上的姿勢，所以是否有好的心肺功能，對手術會有所影響。

檢查的時候，技術員問我：「郭醫師，是發生了什麼事？」我老實告訴他們：「我是因為攝護腺癌準備要做手術。」他們都很訝異，怎麼「攝護腺癌」這四個字從我的嘴中講出來，是那麼樣的輕鬆，好像是罹癌的是別人一樣，而你只是一個泌尿科的醫師而已。

九月十日下午，我也去做了核子醫學檢查，檢查骨頭有沒有癌症的轉移。核醫科劉淑馨醫師是我的學生，也跟我合作過一些研究。她看到我的病歷嚇了一跳，還好檢查後，沒有任何轉移的跡象。我利用這個機會，也跟劉醫師他們上了一課，告訴他們攝護腺癌的診斷，其實有相當大的不確定性，但如果能夠超前部署、提前檢查或切片，應該可以較早發現早期的癌症而加以治療。

在他們的祝福聲中，我離開了核子醫學科。終於確診後的身體檢查，一切都很健康，應該可以準備手術。我立刻把這個好消息告訴家人、親戚，以及朋友們，讓他們知道一個月後我即將進行攝護腺癌根治手術。

在這幾天，大概我罹癌的消息已經傳遍整個醫院或是泌尿科界，也有許多人打電話來慰問、為我加油，並且給予祝福。我非常高興，也許這就是平常做人還不錯，所以才會得到那麼多人的關心。

現在最重要的是，我必須要持續運動，每天走路回家，讓心肺功能保持在最佳狀態。不能太累，要早睡早起，而且要充分的營養補充，讓排便消化正常，還有就是要有一顆平靜的心，能夠接受任何病痛的折磨。那麼，相信十月十日的手術，將會極其順利。

【二〇二〇年九月十五日】

開刀前四週，用有限時間做最多的事

星期六清晨，我搭乘火車到臺北慈濟醫院看門診，這已經是連續十幾年的門診工作。今天離我進行攝護腺癌根治手術還有四週，我從來沒有像今天一樣，那麼真實的感覺到如果時間不夠，我該怎麼辦？

每個月有幾個星期六，我總要早起，搭乘臺鐵太魯閣號到臺北慈濟醫院，為一些脊髓損傷、間質性膀胱炎、還有排尿障礙的人們，解決他們的排尿問題，並且調整用藥，或是安排到花蓮做進一步的檢查和治療。已經習慣的日常，一下子要改變，是不太容易的。

我自己就要手術了，以後他們的病由誰照顧

其實我從去年（二〇二〇年）的七月開始，把每個月三次的門診改為一次，雖然讓自己有多點時間休息，但是每次門診負荷量之大，有時自己也受不了。今天門診有一百二十個人掛號，根據八成的到診率，也接近一百個病人。可是我今天又一定要搭高鐵到高雄參加臺灣尿失禁防治協會的年會，所以時間相當緊迫。幾位新來的初診病人，喋喋不休的告訴我症狀，讓我不禁有點煩躁。畢竟再過四週，我自己就要手術，以後他們的病又由誰來照顧呢？

有一些間質性膀胱炎及脊髓損傷的病人，在幾年前就常常互通訊息。他們說：「如果郭醫師退休了，我們該怎麼辦？找不到第二個我們可以信賴的醫師，可以幫助、保護我們的健康。」我總是笑著說：「你們不要想太多，距離我退休還很遠，不用太擔心。」現在想想：「真的有那麼遠嗎？」

最近我經常在想，我是不是應該要規畫一下自己未來的工作和時間。如果我只剩下五年、只剩下十年，或是十五年，我該如何把這些時間分配給我的病人、家人，還有自己。我心裡想

著，有哪些是重要的事情要先做？是要把醫師與病人的故事一篇一篇的寫出來，讓我的學生們知道如何做一個好醫師？還是要完成我最重要的《錄影尿動力學》這本書，讓年輕的醫師可以藉著這本書的指引，去照顧更多病人？還有脊髓損傷病人全國的義診與「診療指引」的建立，以及泌尿系統照護團隊還沒有完成的教育工作……這些都是讓我日夜牽掛，並且希望能在我退休之前完成的工作。

想著、想著，有時自己都覺得好累，為什麼要把那麼多的工作都攬在自己身上，難道沒有了我，這個地球就會停止運轉，臺灣這些排尿障礙的病人就得不到醫師的照顧了嗎？是不是自己想太多了呢？

星期六上午的門診，還是在一團混戰中完成。雖然電腦系統速度很慢，而且一直當機，但總算在這僅有的五、六個小時，把該看的病人都看完，並且及時趕到高鐵站搭車到高雄。整個精神都緊繃著，生怕時間不夠，病人看不完。

從花蓮到臺北，再馬不停蹄到高雄

在攝護腺切片完確診為攝護腺癌後，或許是心理因素，使我更容易覺得疲倦。在往臺北的火車或是往高雄的高鐵上，我感到昏昏欲睡，沒有辦法像以前一樣，可以集中精神去閱讀一些期刊或做些雜誌審查的事情。不過，既然無法集中精神，就讓自己睡一下，好好的休息。

到了高雄，晚上與同學們餐敘，席間他們都避談我的健康問題。但是我想該談的就談吧，沒有什麼好避諱，所以就主動開啟了話匣子，談起中老年人健康的問題，特別是我這一診斷的過程還有治療的方向，也讓他們知道我的身體狀況。

本來我和同學及眷屬們，大家相約在十月十八日要到花東旅遊。行程都已經排好，旅館也已經訂好，但偏偏這時候我需要住院手術。羅澤仁醫師的太太嘟著嘴巴說：「少了你們一家，我們怎麼玩得起來，已經訂好的餐廳、旅館，還有旅行社，這些都要退掉是沒什麼關係。但已經排好了假，羅醫師診所的護理師們都已經準備好好休息，怎麼能讓他們都不去休假呢？」但這也是沒有辦法的事，我知道羅太太是想讓我們一起出去玩，放鬆心情才會這樣說。

晚餐之後，大夥又搭車一起到高雄壽山上的忠烈祠。從這個地方，我看到高雄港的燈火輝煌，還有遠處夢時代的摩天輪，整個高雄看起來沒有什麼活力，就連燈光都不是非常的燦爛耀眼，比起香港、上海遜色很多。不過在山上觀賞海港夜景的我們，倒還是興致勃勃，像小孩子一樣爬到高處照相，指著圓柱形的高樓，猜猜看哪一棟大樓，中鋼大樓、八五大樓，還有那知名的漢神百貨，都一覽無遺。第二天早上我沒有參加同學們的旅遊，而是到高雄醫學大學附設醫院參加臺灣尿失禁防治協會的年會，並且發表了一篇報告後，就搭機返回花蓮。

人在外地，可是心卻還留在病房裡

其實這趟高雄之行，我沒有辦法專心，因為心中老是牽掛著住在病房的一位病人。那位婦女在一個月前接受尿失禁手術，這個手術我放給了科內的年輕醫師去做，手術還算順利。可是手術後病人的陰道一直在滲血，經過我們用紗布由陰道內壓迫後，第二天血就止住了，病人在沒有漏尿之下順利的出院。

可是近日她回到門診追蹤，告訴我們，陰道裡還在滲血。經過檢查後發現，她的骨盆腔裡有一個很大的血腫。這個病人有持續在服用抗凝血劑，從外面壓迫之後，出血便流到骨盆腔內的膀胱外側，在那個地方形成一個大約五百毫升的血腫，而對膀胱產生壓迫，變得下腹部一直有脹痛的感覺。

上週四我幫她從陰道裡試著要把血腫剝開，可是並沒有辦法有效的引流，因此很擔心病人的狀況。雖然星期六、日人在外地，可是心卻還是留在病房裡。我心裡想著，像這樣我怎麼能放心的退休，老是想著怎麼幫病人處理好，老是想著如果可能我都要盡快回到病人身邊，處理好病人的事情。老是這樣牽掛著病人，自己哪有時間休息、哪有辦法放得下呢！或許在未來這四週，我真的要學習放下，放下病人，才能讓自己輕鬆；放下病人，才能安心去做手術。

星期日下午回到醫院整理好東西，趕忙到病房去探視這位病人。看她有點疲倦的躺在床上，禮拜六的發燒已經退了，陰道裡面還有一些滲血。我幫她檢查一下骨盆腔內的血腫已經變得很小，大約不到一百毫升，也不會有壓痛感或是不舒服。我開了抗生素，並且囑咐值班醫師好好的照顧，只要病人不發燒，這個血腫慢慢的可以從陰道裡面把血液滲掉，應該不需要再進一步開刀治療。

三十年如一日的審稿、教學、看診

回到家已是傍晚時分，覺得有些累。吃過晚餐後坐在沙發上小睡了一下，然後還是回到書房，這是我每天都要待上兩、三個小時的地方。我整理了一下思緒，把這星期接到幾篇外國期刊請我審查的文章看了一遍，有三篇寫得不太好所以退稿，有一篇寫得還不錯，可以在修改後刊登。

這三十年來我不停的工作，做同樣的事情。現在每年都要幫國內外期刊審稿約一百篇以上。其實各種研究內容樣式很多，從中多少可以看到一些研究的思緒還有方向，有助於自己寫稿的深度，提升功力，但是同時也要多花自己很多時間。

除此之外，我還要把答應韓國Hong Sang Moon醫師當主編的《International Neurourology Journal》雜誌寫的綜論，一定要在這一、兩週趕快寫完投出。讓他知道我在手術前，還是盡力的把答應的事情做好，感動他一下，也讓自己感動。

九月十四日星期一清晨，鬧鐘一樣在六點三十分把我叫醒。梳洗後，太太載我到醫院上班，今天晚上要走路回家，所以我特別穿了球鞋，到研究室再換上皮鞋。到研究室後打開電腦收信，刪除修改一些東西。七點半到病房討論室主持大迴診，這是每星期一早上的例行工作。

我都會整理一些病例教導年輕醫師和住院醫師們一些重要的概念，讓他們從大迴診裡學習到知識，知道手術的適應症、併發症和處理的原則。八點半準時到門診，看診的病人不多，所以有時間可以教來這裡代訓的林醫師一些功能性泌尿學的正確觀念，如何做診斷。

林醫師是從臺南奇美醫院來我們科學習的年輕主治醫師，他好學不倦，我也希望他能多學一些，以後回到臺南，可以用正確的觀念和治療的原則來治療臺南的病人。看完門診已經下午一點鐘，回到研究室吃了米漢堡，下午則有錄影尿動力學檢查。

錄影尿動力學檢查室是最好的教育場所，在這個地方，我們一邊看著病人做檢查，在檢查中教導跟診的醫師或學生，如何對一個排尿障礙的病人做正確的診斷和擬定未來治療的方針。做完檢查再回到研究室把一些該做的資料整理一下，跟助理們談了一些研究的方向和內容，再回到病房去看病人，幫病人做治療及查看明天即將手術的病人，排好手術的順序以及看看手術前病人身體的狀況。

就這樣匆匆忙忙又過了一天，這不過是我每星期一例行要做的事情。三十幾年來都是如此，像一隻螞蟻般的反覆和規律的工作著；有時候覺得自己好像是一個機器人，沒有彈性、沒有溫度，就是這樣子照著時鐘在做事。什麼時候該停下來呢？也許是四個星期之後，我必須暫停這個轉動的齒輪，讓自己真正休息一段時間，再重新出發吧！

【二〇二〇年九月二十二日】

開刀前三週，珍惜家人的團聚

距離我的開刀日，還有三個星期又四天。

上星期六我和太太開車北上，準備晚上和孩子們一起共進晚餐。過去幾年，身為父母的我們和孩子間有一點點緊張的氣氛，這幾年經過慢慢磨合，大家愈來愈能夠包容與諒解，因此，談話的氣氛頗為融洽。

爸爸的第一次，兒女表達關心

家穎在外面的診所工作也已經五年了，因為個人的理想，希望能有一個屬於自己的診所和工作的空間，所以也準備在臺北市開一家心理治療中心。姿廷在臺北榮總心臟外科的工作也漸漸上軌道，對於各種大大小小的手術也愈來愈純熟，對於自己的專業技術也增加了信心，工作起來也就格外有興趣。

還記得她曾到宜蘭的蘭陽醫院服務，因為小醫院沒有辦法開刀，脾氣變得非常拗，也曾經因為去不去金門的醫院支援，和媽媽吵架，最後她還是回到榮總，回到最喜歡的心臟外科工作。或許是年紀漸長，對於父母也多了一分諒解和善意，談話起來，不會像年輕時候那麼衝。

姿廷很關心我的手術，她堅持在我手術前一晚回花蓮，目的是在手術當天早上要送我進開刀房，這應該是心臟外科醫師的習慣，因為開刀需要全身麻醉，全身麻醉之後接著做心臟手術，會發生什麼事情都很難預測。

也許姿廷身為外科醫師，看多了生離死別，總希望在開大手術前，能夠送爸爸進開刀房。而且在手術當中，她也會在開刀房外面待命，萬一有什麼需要急救或幫忙的地方，她也可以進去協助。

不過，我想這些都是多慮的。因為達文西攝護腺癌根治手術發展至今，已經成為一種簡單的手術，雖然需要全身麻醉，但只要按照標準程序，應該是沒有問題的。

其實，我一直希望由我們科的江元宏主任來執刀，因此這些年來，科內所有達文西手術的刀，全部都交由他來處理，至少也開了兩、三百臺的攝護腺癌根治手術。但是江醫師太客氣了，他一直跟我說：「老師的手術，應該要由比我更有經驗的醫師來執刀，我在旁邊當助手就可以了。」所以，這次手術原本計畫在旁指導的歐宴泉醫師，遠從臺中來花蓮幫我開刀，相信在他們精湛的技術之下，我應該會安然無恙。

我們全家在臺北信義計畫區享用著精緻的宮廷御膳料理，之後又換餐廳品嘗了美味的泡芙，這也算是手術前的一家團聚吧！手術後，我們相約十月三十一日臺北再聚。到時候，再讓孩子們了解整個手術過程和我的心境。

孩子們也說好，十月九日都會回來，因為十月十日是爸爸開刀的大日子，難得有一次爸爸的身體可以讓他們費心。三、四十年來都是爸爸和媽媽關心著他們，當孩子的從來沒想過，有一天爸爸也需要他們照顧。事實上時光推移，人本來就會老、會生病，這也是自然法則。

星期日我跟太太開著和姿廷交換的休旅車，從臺北回到花蓮，車程只要兩小時四十分。自從蘇花改通車後，臺北與花蓮的距離變近了，人跟人之間的關係好像也變得更密切。有時候想到就可以開車北上或是從臺北開車回來，買不到車票已經不是無法回家的藉口了，倒是心裡有沒有掛念著孩子或是掛念著父母，才是最重要的。

醫者父母心，手術前還掛念著病人

星期日下午回到花蓮，我換好衣服趕忙到醫院去看看病人們，很怕他們沒有醫師照顧。親自去看看他們，哪怕只是短短幾分鐘，他們也會很高興。果不其然，有個病人是我的粉絲，她看到我嚇一跳，直說：「郭醫師，星期日你還來醫院看我們，難道是要我們感動嗎？」

我笑著跟她說：「就是要你們感動，又怎麼樣！一天多看幾次，沒有花多少時間，但是能得到你們的感動和祝福，就是我最大的收穫。」

病房裡那位尿失禁手術後產生骨盆腔血腫的病人，傷口已經乾了，預備星期一幫她縫合，如果膀胱鏡檢查也正常，預計星期三就可以出院。

從屏東來的腎臟腫瘤的病人，在切除腎臟與輸尿管手術之後第八天，也準備要回家了。那位病人本來是想要用開刀的方式幫他把腎臟拿掉，後來考量到他年紀已大，如果用腹腔鏡手術，術後的復原會比較好，因此跟病人和他的女兒商量。但他的女兒在百貨公司當店員，月入兩萬多元，哪有多餘的錢負擔腹腔鏡手術費用五、六萬元呢？考慮到這個問題，我毅然決定動用科研基金來補助病人自費的部分，以減輕他們的負擔。病人看到我們一直點頭，感激我們對他所做的努力，除了幫他治病，還找經費補貼。這個補助費用對於我們來講其實是微不足道的，但對於病人來講，卻有如天降甘霖一般的即時與甜美。

我想人生在世，有機會能幫助人就幫助人，畢竟我們常講，「救一個人就等於救了全世界」，而病人能夠得到平安健康，又不用在金錢上煩惱，對於他們一家人而言，不就是一個最好的印證嗎？

我又去看了一位攝護腺癌的病人，因為癌細胞已經轉移到骨頭，手術排尿順暢之後，準備星期一出院回家，日後再繼續做抗雄性素的注射治療。只是病人家住在富里，太太年紀又大，其實不太清楚要如何進行術後照護。我只好耐心的一條條講給她聽，看她還是似懂非懂，我就跟她說：「你只要記得時間到，就帶先生回來花蓮，他的健康就交給我們吧！」

在花東行醫這麼多年來，病人對醫師的信任是我們最大的收穫。有時候病人不用懂太多，他也不會跟你計較。但是因為病人對醫師的充分信賴，倒也讓他們在就醫過程中安心不少。

隨後我又去看了那位尿失禁的女孩，以及反覆尿路感染的阿嬤，這些病人也都在我們用心的照顧之下逐漸康復，都預計在下星期一準備出院回家。看到他們健康的樣子，我也十分高興，畢竟有了平安健康的病人，當醫師的我才可以放心的準備去接受開刀。

下星期開始，我準備逐漸減少病人，能轉給其他科內醫師的就轉給他們，門診部分也都安排好代診的醫師。其實，我大可不必那麼緊張，這個醫院沒有了我，一樣可以運行下去；病人們沒有了郭醫師照顧，他們還是可以得到科內許多優秀年輕醫師的關懷，我又擔心什麼呢？

雖然心裡這麼想，但每天清晨醒來，睜開雙眼，我還是會難以再入眠。就差那麼一個小時，我還是會東想西想，因為對手術的步驟太熟悉了，手術當中可能產生的意外或是突發狀況，也都知道應該如何處理，但一顆心總是懸在半空中，非得要到手術後才能放下來。

今天早上有個星期三準備要接受達文西攝護腺癌根治手術的病人住院了，他是從臺北來花蓮慈濟醫院住院，年紀跟我一樣。我告訴他：「你不用擔心，你先手術，三個星期後就換我了，到時候我會看著你健健康康的出院，而我也會快快樂樂的準備去手術。」病人聽了我的勉勵，他也非常安心。畢竟他的主治醫師跟他是同一種病，而且要做同樣的手術。對他而言，主治醫師都那麼有自信能夠保證開刀不會有問題，那他又擔心什麼呢？

距離開刀的日子愈來愈近，我仍然每天固定走路回家。從三個星期前開始，我便減少脂肪的攝取，增加蛋白質和蔬菜、水果的攝取量，體重也在這三個星期中減少三公斤，相信減少的體重會在手術時候呈現出來。因為手術當中，如果油脂太厚，會有些干擾手術進行的速度，所以盡量減少體重，換成健康的蛋白質和肌肉，對達文西手術是有幫助的。

【二〇二〇年九月二十八日】

開刀前兩週，停不下來的工作

九月二十五日星期五，距離開刀日兩個星期。

雖然距離我接受攝護腺癌開刀手術只剩兩星期，但是在三個月前排定的研究室會議的日程還是不變。從二〇〇九年十一月開始到今天，排尿障礙治療暨研究中心的研究室會議即將邁入第十一年，而且今天是第五十次的會議。

十多年來，許多來自臺灣各地年輕的泌尿科醫師及婦女泌尿科醫師，相繼前來參與這個研究室會議，開啟了他們對於功能性泌尿學的興趣。有些醫師回去後，已經轉到其他領域，但大都還堅持在下尿路功能障礙這個領域繼續鑽研。

許多學生都是從一開始就加入，一直堅持到今天。像是耕莘醫院的廖俊厚主任、恩主公醫院的王炯珵副院長、臺北市立聯合醫院陽明院區的郭育成醫務長，都是一開始就加入的成員。而他們現在也都成為這方面的佼佼者，不僅擔任醫院的重要職務，也成為國內功能性泌尿學教授和主要的領導者。

連續十一年、五十次的排尿障礙治療研究室會議

今天來參加會議的還有遠從高雄長庚醫院來的莊斐琪主任和楊采樺醫師、成大醫院的歐穎謙醫師、臺大醫院的周博敏醫師、耕莘醫院的彭崇信醫師、臺北榮總的林志杰醫師、臺北醫學大學附設醫院的羅詩修醫師，以及十月將去新店慈濟醫院任職的吳書雨醫師。

亞東醫院的蕭聖謀主任是最熱心的，有時候我們討論的題目沒有婦女泌尿科的內容，他也一樣會來參與討論，並且給予年輕醫師許多有用的建議及指導。蕭醫師的論文寫作相當認真，助理們把一堆資料交給他，他過一段時間就可以利用統計方法，把它整理成一份完整的結果，撰寫成論文發表在國際醫學期刊。

這十多年來，由最開始每個月一次，在第三年改為每兩個月一次，在第五年改為每三個月一次的研究室會議，持續到今天從未停過。其實，我們感觸相當多，因為這些醫師從臺灣各地來到後山花蓮，為的是跟老師一同研習功能性泌尿學的一些知識，並且經由我們三十年來所蒐

集的資料，找出一些在下尿路功能障礙的診斷與治療的方法。

十多年來，我們一起在臺灣共同做出相當漂亮的研究論文，受到國際重視，而且每年都組團參加國際尿控學會（ＩＣＳ）、歐洲泌尿科醫學會（ＥＡＵ），以及美國泌尿科醫學會（ＡＵＡ）。在這三個醫學會中，我們每次都提出十幾篇論文，不管是大會堂演講或是海報展示，都得到國際團隊的一致好評。

很多醫師也都在這些國際會議中初試啼聲，增加信心，更因為對功能性泌尿學有著深厚的興趣，如今也成為這個領域的佼佼者，例如慈濟醫院的江元宏主任和張嘉峰主任就是代表。他們年紀輕輕就已經成為國內泌尿科界，在膀胱過動症以及間質性膀胱炎研究的領頭羊。

還有莊斐琪醫師，十幾年前因緣際會到玉里榮民醫院擔任公費醫師。她跑來找我，說想要學功能性泌尿學。其實她的訓練過程中，從未接觸過尿失禁和膀胱功能這些領域，然而經由每星期兩天固定跟著我學習尿路動力學檢查，跟著我看門診、幫病人做診斷、以及治療，並且參與我大大小小的泌尿科手術。

經過三年的訓練，她終於成為臺灣婦女泌尿科界中，唯一得到泌尿科正式功能性泌尿學訓練的醫師。也因為這樣扎實的基礎，使得她回到高雄長庚婦產科後，很快受到醫院重視且受病人歡迎的一位醫師。

雖然婦女泌尿科的大部分手術都是尿失禁及器官脫垂，但這些解剖學上的手術，如果沒有功能性泌尿學的基礎，手術起來還是會差那麼一點點，對於病人的預後多少會有影響。莊斐琪醫師除了自己成為這方面的專家外，這幾年也積極訓練年輕的醫師，讓他們成長，而且在功能性泌尿學方面給予他們相當好的訓練，采樺就是其中的佼佼者之一。

想當年，楊采樺醫師剛到花蓮慈濟醫院來受訓的時候，對於膀胱功能一點都不懂，手術更是生澀。但經過這些年來，看她在研討會上的演講充滿信心，也常常引用自己研究的題材，看來她也成為一位成熟的功能性泌尿學醫師了。

今天來參加的除了泌尿科醫師外，還有剛加入泌尿科癌症研究團隊的王鴻俊教授及他的夫人鄭文琦博士。王教授去年才剛由國衛院來到慈濟大學，因為過去對於攝護腺癌研究頗有心得，來到這邊便打聽到我們科內的江元宏主任，希望能共同組成研究團隊，未來將從攝護腺癌的基因調控以及預後因子，做更深入的研究。

分享「高濃度血小板血清」治療研究與機轉

我們這次研究室會議的主題，主要還是以高濃度血小板血清對於下尿路功能障礙的治療結果和機轉的研究。

最近這三年來，我利用高濃度血小板血清注射在膀胱裡面，利用血小板所釋放出來的生長因子和細胞激素，可以有效抑制膀胱裡的慢性發炎，並促進膀胱表皮的再生能力和分化功能，使得表皮成為健康表皮。除了可以有效的減少間質性膀胱炎病人的疼痛症狀外，對於一些反覆性尿路感染的婦女，反覆注射高濃度血小板血清，也可以改善部分病人發生細菌感染的頻率。

有趣的是，我也曾經把這樣的治療方式運用在尿失禁病人身上，尤其是攝護腺癌手術後，具有輕微及中度尿失禁的男性病人。我們發現這樣子注射尿道括約肌，居然也可以有效的增加尿道阻力，使得尿道括約肌裡的一些尚未分化的祖細胞[25]，能經由血小板釋放出生長因子，而刺激增加肌肉細胞的量，以改善尿失禁情況。

我們在會議中共同探討這些可能的原因，檢討實驗室研究的結果，大家也對於未來的發展提出不同看法。我笑著對他們說：「高濃度血小板血清治療攝護腺手術後的尿失禁，讓一些即將接受攝護腺癌根治手術的人，覺得舒服多了。因為他們不再擔心手術之後可能會有尿失禁的問題，因為縱使發生了，只要使用高濃度血小板血清注射多次，應該可以改善。」

與會的人都露出會心的微笑，當然他們都知道，老師已經罹患攝護腺癌，即將在十月十日接受達文西攝護腺癌根治手術。而攝護腺癌手術最常見的兩個併發症，就是尿失禁和性功能障礙。對我來講，性功能障礙已經不重要，但尿失禁卻比較令人擔心。

註25：祖細胞：身體上的任何組織都會有一些尚未分化成為組織裡面成熟細胞的祖細胞。這些祖細胞與幹細胞不同，它會分化為特定的組織內的細胞，像是尿路上皮的表皮細胞，或是肌肉內的祖細胞都是。使用高濃度血小板血清可以有效地增加這些祖細胞的分化、生長以及成熟，變成較多的組織內的成熟細胞，而達到我們所需要的治療功能。

其實這十幾年來達文西手術的進展，在許多解剖學的研究上，也令手術的醫師在手術當中，可以有效的保留大部分的神經血管以及尿道括約肌，讓手術後立即的尿失禁比例降低很多。而在一年內尿失禁的發生率，也降到百分之三十。這些病人在一段時間之後，如果仍然有應力性尿失禁，現在使用高濃度血小板血清來注射尿道括約肌，可以有效的改善尿失禁的程度，甚至到完全乾爽不漏尿。

今天來參加研究室會議的人都知道這個可能性，也因為老師發明了使用高濃度血小板血清治療尿失禁的方法，使得攝護腺癌手術變成更安全的手術。更何況未來我們的研究團隊還會繼續鑽研攝護腺癌的基因調控，我笑著對大家說：「看來我們這個研究室團隊的各種研究會議，正是超前部署，為我罹患的疾病做出事先的努力與研究，所以我得到這個病根本一點都不怕。」這番話也引來哄堂大笑，大家不再拘謹的討論，反而開心的祝福我即將到來的手術。

陳秋江教授的啟發：我們要這麼長的壽命做什麼？

當天我也分享了一個故事，以前我在臺大醫院擔任住院醫師時，有次吃早餐時間剛好碰到小兒外科的陳秋江教授。他告訴我們幾個年輕醫師說：「我最近被診斷出外耳道的鱗狀上皮細胞癌，必須開刀和做放射線治療。」他感慨的說：「人正值壯年得到這個病，雄心大志都被消磨了一大半。」所以他決定手術之後要好好休息，不再為病人奮鬥，要為自己而活。

話雖這麼說，哪知半年後，我們又在院內中央走廊旁的咖啡廳遇到，看陳教授生龍活虎的，我問他：「陳教授，您不是說要休息了嗎？」

他說：「其實得病的時候都會這樣想，好像生這個病，是跟過去自己太過勞累有關，但是經過一段時間沉潛下來，才會了解到人生真的很短，時間不太夠。如果只是為了自己而活，要這麼長的時間做什麼？所以我已經打算好了，接下來的時間要趕緊用在病人，用在醫學研究上，不管剩下的時間長短，要把這些時間用到最有價值的地方。」

陳教授當下講了這番很有哲理的話，「我們究竟要這麼長的壽命做什麼？」是整天在那邊看電視等死，或是整天吃喝玩樂，那又有什麼意義？如果人生真的只為自己而活，那短短的時間也就夠了。不過，如果得了癌症，讓你知道未來時間並不長了，不管剩下五年、十年、還是二十年，至少你可以好好規畫，接下來的日子要做些什麼？在你的人生中，什麼事是你認為最重要，想要在此生完成的？

你要好好的陪家人共度這段時間，要好好的把一些沒有做過的研究做好，要多訓練一些年輕的醫師，讓他們可以完成你的志向，去照顧更多排尿障礙的病人。這樣子罹癌後所剩下的時間才最有意義，我們所做的事情才最有價值。

我很高興自己罹患的是攝護腺癌，這是我再熟悉不過的癌症。而且它是一個進行緩慢、預後較好的癌症，縱使它可能會有骨頭轉移，有時還可以撐個五年、十年都沒有問題。更何況新的藥物日新月異，除了抗雄性素的治療外，還有各式的標靶藥物，可以提供對於轉移性癌症的治療。

更重要的是，得到攝護腺癌不會急著馬上開刀。一般都會安排在確診後六星期才動刀，最主要是要讓經由直腸切片的傷口癒合，讓發炎消散，這樣子在剝離攝護腺與直腸的時候，組織介面才會清楚，才不會傷到直腸。而這段時間，正是一個提供我們思考沉澱的時候。

在這段時間，我們一方面等待手術日期的到來，一方面可以安排我們的人生規畫。像今天這個研究室會議，就在正式會議完成之後，我跟學生們提出功能性泌尿學的八大難題，希望他們能在未來踩著老師先前的腳步往各方面前進。這些難題也許會是我們的未竟之志，用自己一生也無法完全解決，需要更多的人用更多的時間與經歷，才能一步步得到解答，也讓我們的病人能從這些研究中得到更好的診斷及治療。

我想，當一位醫師不只是醫治病人的病，不只是讓自己的生活富裕，也不只是讓家人平安幸福。當一位醫師最重要的事就是讓你照顧的病人能比你更健康。畢竟當一個醫師是要與苦難同行，但是當我們克服了苦難，我們給病人的就是健康與幸福。

我從擔任住院醫師至今已經四十年了，這些年來，一直都用這樣的理念在行醫。如今自己成為病人，我也相信照顧我的醫師都能用這樣的同理心來照顧我，與我的苦難同行，讓我得到平安健康與幸福。

【二〇二〇年十月二日】

手術前倒數一週，珍惜時間思考人生

前一天是中秋節，在這四天的連假，我們選擇在花蓮度過。

中秋節的下午，我們到鯉魚潭走走，漫步在潭邊小路，看著潭裡眾多遊湖小船泛起的陣陣漣漪，倒映著青翠的遠山，好一個寧靜的鯉魚潭。潭邊的臺灣欒樹在秋天裡綻放著美麗的色彩，樹上的綠葉襯托著朵朵黃花，枝椏上紫褐色的蒴果，層層疊疊，正是一幅秋天的景象。

從九月三日，我得知攝護腺切片確診有攝護腺癌，隨即準備在六個星期後手術，到現在已經過了四週。

別人常常問我：「你不緊張嗎？」我的回應常常是：「有什麼好緊張的，這種手術在我們科裡司空見慣，每個我們照顧過的病人身體狀況都很好，雖然會有一些小小後遺症，但也都能在日後慢慢復原，所以不用擔心。」

雖然人前這麼說，但我心裡卻老是有個疙瘩。每當一個人靜靜的時候，總會覺得自己身體裡好像真的有不一樣的東西存在，就是那些癌細胞吧，我想。

非手術不可？我想確定身上沒有癌細胞

當我確診為攝護腺癌的消息傳出去後，有些關心我的學生和朋友們，曾經問我：「你不考慮使用放射線治療或是繼續追蹤觀察就好了嗎？不一定要手術啊！畢竟你的癌細胞級數只有六分[26]，並不是很高，而且攝護腺特殊抗原指數[27]也才不到三，使用放射線治療應該有相當高的痊癒率。如果不手術，定期的追蹤觀察，也會有很好的效果。因為攝護腺癌是一個進行緩慢的癌症，何苦讓自己去承受手術那種皮肉之痛，並且冒著可能有後遺症的風險呢？」

可是身為一位外科醫師，三、四十年來拿著手術刀在幫病人治病，總覺得當身上有些不一樣的組織存在，而且你又不確定它將來會如何發展，若不拿掉它，對於未來的身體及工作確實會有很大的影響。

這四週以來，我在自己的心境和工作態度上，真的有點不太踏實的感覺。雖然我每天還是照樣六點五十分出門、晚上七點回到家，門診照常、開刀照常、跟學生及助理們討論研究的事情也如常，但是心裡有種說不出的感覺，跟以前有點不太一樣。至少在手術後能夠確定身上已經沒有癌細胞，才能夠認真的規畫下個階段的人生。

今天是星期六，大家都還在放假。我早上八點不到就到醫院，處理了一些電子郵件，並且把排尿障礙治療暨研究中心第四季的研究室會議助理報告的內容擬好，也把明年度泌尿科同仁們論文發表的題目和時程都排好，再去病房看病人。

幾十年來，我的工作態度總是要把事情提前做好，每件事情都要有規律的在一定時間內完成。只有如此，自己才能安心的睡覺、安心的去做其他生活上的事情。但也因為這樣的工作態度，讓自己很累。每年要發表二十篇以上的論文、要做十幾個研究、要幫學生們準備好各種研究的題目。但是，在各個功能性泌尿學的領域上，總覺得做得還不夠多。

昨天晚上很晚了，還有位脊髓損傷的病人，在群組裡問我一些排尿障礙的問題，希望能給他們解答。我還是在最短時間內給了答案，因為如果我不趕快回應，他們可能一夜都很難成眠，睡得不安穩；而馬上給他們答案，我只需要花五分鐘時間，卻可以讓他們有一個安心的夜晚，這就是我的工作態度。

我是那種寧可讓別人安心過得好一點，自己辛苦也無所謂。所以縱使是假日，我還是早上、傍晚都要去看一下病人，看他們的狀況是否穩定，有沒有什麼需要處理的地方，擔心值班醫師做得不夠好，讓病人難受或不安。

跟病人分享，知道自己還能活多久也是好事

像是今天早上我還看了一位病人雨樺，她今天要出院了。我想說幾句話祝福她，也希望她能更堅強的把日子過下去。她是個三十五歲的漂亮女生，結過一次婚，但離婚了，不過沒有孩

註26：攝護腺癌的癌細胞級數：通常對於攝護腺癌癌症細胞的嚴重程度，會由病理科醫師根據所觀察的組織內各種癌細胞分化程度，由零到五，分成六級。零級代表沒有癌細胞，五級代表癌細胞分化程度非常差，也就表示癌細胞惡性度較高。而在觀察攝護腺組織的時候，發現最多表現的癌細胞與第二多表現的癌細胞級數，兩個相加，就是攝護腺癌細胞指數。零分表示沒有癌細胞，十分則是惡性度最高的癌細胞。通常七分算是中度，六分以下算是輕度，而八分以上為重度。

子。她在前一年因為陰道出血，被婦產科醫師診斷出子宮頸癌，而且癌細胞已經擴散，沒有辦法再用手術治療，也不能用放射線治療，於是婦產科醫師幫她進行了兩次全身性的化療。

在三個月前，雨樺因為全身倦怠來到我的門診，檢查發現她兩邊腎臟水腫。這是子宮頸癌常見的併發症，也就是癌細胞已經侵犯到膀胱底部，把兩邊的輸尿管進入膀胱的開口堵塞住了，所以她的尿毒指數非常高，已經瀕臨洗腎邊緣。

我在確診她是阻塞性尿路病變後，便幫她做了兩邊的腎臟引流管。那是一條很小的豬尾巴導管，從腰部插到腎臟裡面，將腎臟裡的尿液引流出來。因為她的尿無法流到膀胱而造成尿毒上升，從腎臟引流出來之後，尿液便可以通暢，尿毒下降，雨樺也更健康了。但是兩邊的輸尿管開口依然沒有辦法使用內視鏡打通，所以我建議她，繼續留著這個腎臟引流管。然而，兩邊腰部各插著一根導管，很難入睡，所以對她來講是一種痛苦的折磨。

雨樺在過去兩次的全身性化學治療，飽受噁心嘔吐之苦，所以她堅決不再繼續做化療，但是她又希望能把這兩根腎臟引流管拔掉。我們經過檢查後，確定無法拔掉這兩條腎臟引流管，如果拔掉，不用兩週，她可能就會死於尿毒症，這又是另外一種折磨，但也沒有什麼其他簡單又有效的辦法。

剛開始雨樺對我們的態度非常冷漠且具敵意，但經過幾次的說明，她漸漸了解，這是她維持生命必須要做的治療。為了讓輸尿管暢通，我也幫她安排了放射線治療。可是經過兩個月，還是沒有辦法讓輸尿管通暢，看來這個腎臟引流管必須是永久性的。

雨樺問我：「那要放多久？」我告訴她：「不會太久，因為如果你不接受化學治療，你的生命可能剩不到半年。」她點點頭說：「剩下的這半年，我不想再痛苦了。」我說：「那你有沒有想過，在剩下的這些日子要怎麼過？」她說：「我也不知道。」

我告訴雨樺：「其實能知道自己還能活多久，也是件好事，比起那些突然失去生命的人，你有更充裕的時間去規畫剩下的日子。像是你跟家人的關係不好，就可以想想如何彌補這種親子關係。你的母親知道你得癌症無法治療，她的心裡應該比你更痛苦，但是如果你繼續冷漠的對待她，不只是自己受折磨，她也很辛苦。」

「每天醒過來，你就少一天，所以更應該要把握剩下的每一個日子，好好的跟家人相處。有些地方你沒去過的，想去的話，就可以請他們帶你去走走，看看臺灣這個美麗的地方。不管人走後有沒有記憶，至少在生前，你還有機會走過許多沒有去過的地方，不要讓自己一直躺在醫院裡，回家去吧！回到你熟悉的地方，和你熟悉的朋友見見面、聊聊天。」我語重心長的說。

註27：攝護腺特殊抗原指數：攝護腺特殊抗原指數是一種蛋白質，只有在攝護腺腺體分泌出來，通常在攝護腺裡面，會從尿液中排出來。在少數的狀況下，攝護腺特殊抗原會在血液中上升，例如攝護腺肥大、慢性發炎、或是有攝護腺癌。在血液中的攝護腺特殊抗原指數通常是小於一．五，當攝護腺肥大時，會慢慢的上升，但通常也小於四．〇。如果指數大於四．〇，我們就必須要懷疑是否具有攝護腺癌而加以檢查。

認真思考：對我人生最有意義的事

我還告訴雨樺一個故事，我有位病人得了攝護腺癌，已經骨頭轉移了。他的太太每個月都會帶他來門診打針吃藥、定期檢查，這樣子的治療過了五年。有天他又回到門診，可是只有他自己一個人來，我問他：「太太今天怎麼沒跟你來啊？」他說：「太太在兩個星期前往生了，可能是心肌梗塞吧！早上醒來就看她躺在床上叫不醒，沒想到她陪我治療癌症這麼久，卻先走了。」

我告訴雨樺：「人生無常，真的沒有辦法預測，所以你還有充裕的時間，趕快把想做的事情做完、想見的人見完、想去的地方走完，不要留下遺憾！」

不知道是不是我自己下個星期就要動手術，也不知道手術後癌細胞到底級數會不會上升？或許我還需要再做放射線治療，也或許我還要繼續使用荷爾蒙治療，心裡總有一絲惆悵。但這些東西都不重要，重要的是我必須要在這個時候就認真的思考未來、工作，還有我覺得人生最有意義的事情。

其實從確診攝護腺癌直到現在，我每天早上醒來的時候，絲毫都不感覺自己是個癌症病患，有時會自己問自己：「這是真的嗎？」

這當然是真的。**這也是我這一生中，第一次那麼真切的感覺到自己真的生病了，甚至我必須要認真的思考，在不久的將來，我可能會因這個病離世。而這段時間到底是長、是短，對我來說並不重要。**

可是確實讓我認真的思考，也許再過幾年後，我可能就會離開。如果真的是如此，那在這往後的日子裡，我到底該怎麼過？這種感覺很強烈，也很特別。畢竟我都已經六十七歲了，不再是三、四十年前的年輕小夥子。以前常講「死有重於泰山、輕於鴻毛」，說得很輕鬆，可是當你真正去思考彷彿死亡近在眼前，心情的沉重，就不是當時說這些話時那麼輕鬆了。

但是很多事情已經發生了，就無法回到從前，也不能再去想為什麼會這樣？為什麼會得到這個病？就像早上起床的時候，望向鏡子裡的自己，這個頭髮斑白、滿臉皺紋、臉上出現黑斑的老人，他年輕時候的身影在哪裡？他滿懷雄心壯志的抱負雖然還在，可是軀殼卻隨著時間而老去，回不到從前，只能站在當下，望向未來。

再過一個星期，我就會接受手術，而一個星期後的今天，我已經順利完成手術躺在病床上，等著傷口復原。相信那時候再回想過去這五週的一切，心情應該會不一樣吧！也希望拿掉攝護腺這個腫瘤後，可以讓我重新出發，正視未來，把握人生的分秒，讓剩餘的生命過得更充實，更有意義。

【二〇二〇年十月八日】

手術前倒數第二天，勇敢的面對病痛

這一週的心情都是在準備接下來這個星期六的手術。

星期天是個晴朗的好天氣，我跟太太駕車遊花東縱谷，從臺九線穿過瑞港公路到長濱，欣賞花東海岸的景致。找了很久，終於讓我們找到在去年母親節出遊時，無意中發現在大豐社區裡面的秘境，原來就藏身在一條我們平常沒有走進去的道路底端。在蜿蜒的瑞港公路上，我們也看到了美麗的秀姑巒溪和遠處的山景。回到臺十一線，長濱湛藍的海水更是讓我們驚艷，這條路我們不知道走了幾十回，每一次都被那花東的山和海獨特的景色感動不已。

只有讓自己忙碌，才能減輕心理壓力

星期一早上，我依然看門診，很多人都問我：「郭醫師，你為什麼不休息而要工作呢？」其實正常工作才能讓我忘記對星期六手術的一些掛念，只有讓自己忙碌，才能夠減輕心理的壓力。對於星期六的手術，其實整個步驟我都已經相當熟悉，閉著眼睛都可以細數該怎麼做，而且什麼地方會有問題，我都非常清楚。

這個星期我甚至還安排了一位門診的病人住院，在星期三要請江元宏醫師幫他做跟我同樣的手術。他是位年輕的病患，攝護腺不大，但卻因為攝護腺抗原指數偏高，經確診為攝護腺癌。我告訴他：「你不用擔心，我幫你介紹的是全花東地區手術技術最好的醫師，有他在，絕對沒問題。」我再告訴病人：「我在這個星期六也要進行同樣的手術，所以你星期三先做，我再看看你手術後的結果，我也可以安心。」

這個星期二，我還是安排了十幾臺手術。不過大部分都是簡單的尿失禁和結石，以及高濃度血小板血清注射治療尿失禁的手術等，把這些病人安全的送回家，我才能放心的在星期六進開刀房接受手術。

上個星期，還有位因腦中風和心血管疾病的病人，他長期服用劑量非常高的抗凝血劑，因為無法排尿，所以用雷射做了攝護腺刮除手術。病人手術後一直在流血，而且形成巨大的血塊，由於不敢幫他清除血塊，所以只能用保守的方式——每天三次利用人工沖洗膀胱，讓血塊逐漸化掉。

我在星期一看了這位病人，感覺他的尿液還是很紅，顯示血塊還是很多，一直猶豫著到底要不要早一點讓他進開刀房清除血塊並找到止血點，將之電燒止血。因為過去的經驗告訴我們，像這種無法停止服用抗凝血劑的病人，縱使進了開刀房清除血塊，並且做了徹底的止血，回來後還是可能再度流血而形成血塊，再形成另外一個循環。所以先保守治療一段時間，對他來講比較安全。

不過到了星期二，病人因為血塊堵住膀胱出口，尿液排不出來，使得膀胱產生劇烈的收縮。不只會疼痛，而且尿液會從尿管周圍噴出來，造成病人很大的痛苦。所以到了星期三，我還是讓他再進開刀房，把膀胱裡兩、三百毫升的血塊沖洗乾淨。

我們檢視一下傷口，原來只是在膀胱頸的附近有一條小小的血管在流血，出血量不是很多，用電刀止血後，很快就可以止住，也順利的完成這個病人的治療。

再看一眼並膚慰彌留之際的癌末病人

星期二的下午，專師婉茹告訴我說：「有位以前的病人（嬌妹）因為腎臟尿路上皮細胞癌轉移到後腹腔，以及十二指腸和肝臟，已經無法手術了。病人的化療效果又不好，上個月用的免疫療法副作用又大，現在已經安排在心蓮病房接受安寧療護。」

我在下班前和婉茹去看了嬌妹，走進門我喊一下她的名字，病人高興的叫了一聲：「郭醫師，你終於來了，我等你好久耶！」我說：「我知道啊，我一聽到你住院，就趕快跑來看你。」

這位病人是我的忠實粉絲，從前年底來我門診看診，就非常投緣，對於我建議她所做的檢查和治療，總是非常順從，只是有一個條件，她不喜歡開刀，她跟我說：「郭醫師，我很怕痛，只要不開刀，什麼治療都願意配合。」

於是我幫她做了檢查，發現她的腎臟癌已經侵犯到外面，開刀是唯一選擇。但是開完刀後還需要化療，而且這種癌症的惡性度很高，有時開完刀恐怕還是只有半年左右的時間，之後就會蔓延全身，因此我為她安排了化學治療。

可是怎麼治療，她的癌細胞還是繼續的往外擴散，甚至到了十二指腸造成腸道阻塞，我還請腸胃科醫師用腹腔鏡手術幫她做了十二指腸繞道手術，她才能順利進食。辛苦的治療半年，一點成果都沒有，病人也日漸消瘦。雖然臉上還一直掛著她那招牌的笑容，可是那張原來豐腴的臉龐，已經變得非常消瘦，也因為長期營養不良，臉色變得非常蒼白。

在我走進她的病房前，她一直都在昏睡中。聽到我的叫聲才醒了過來，很高興握住我的手說：「郭醫師，你要常常來看我喔！」我告訴她：「你放心，我一定每天都來看你，我會讓你安心，只要你能安心，我每天看你幾次都可以。」

雖然我心裡知道，再看她已經沒幾天了。但是這樣子的話，總會讓一個病人安心的睡著，縱使是她已經進入彌留狀態，醫師對病人的態度，還是可以讓她得到心裡最大的支持和膚慰。

觀看轉介的病人進行達文西攝護腺癌根除手術

星期三上午，江元宏醫師為我轉介的病人進行了達文西攝護腺癌根除手術。我特別進到開刀房看了整個過程。機器手臂在江醫師的操作之下，已經如同用手拿著手術刀般的輕巧純熟。他有條不紊的將攝護腺周圍的神經和血管慢慢的剝離開攝護腺被膜，並且從兩邊把膀胱頸以及後面的輸精管和儲精囊分離開來，任何小的出血點，江醫師都會把它止住，令手術視野非常清晰。

這個病人的攝護腺大約三十五毫升，屬於小型的攝護腺。江醫師很快的從下面將攝護腺被膜與直腸分離，然後從左邊和右邊往膀胱頸部分，慢慢的把支配的血管燒灼、剪開，然後由兩邊繼續往前，沿著被膜剝離血管神經叢，一直到攝護腺的前端。

完成整個攝護腺與周圍組織的剝離後，他再熟練的將攝護腺前端的尿道分離出來，並且保留最長的尿道，然後將攝護腺與尿道剪開，留下一段較長的尿道，以確保病人在手術後可以有足夠的尿道括約肌，維持尿不失禁。由於兩邊的神經叢都有充分的保留，因此這個病人的骨盆底肌肉及尿道括約肌，甚至是性功能，在手術後大部分都可以得到很好的保存。

隨後江醫師再用帶有倒鉤的縫線，將尿道與膀胱頸緊密的縫合在一起，便完成手術。整個手術歷時一小時三十分鐘，沒有什麼流血，並且還把兩邊骨盆腔的淋巴結做了清除，以確定攝護腺癌並沒有侵犯到淋巴腺。最後再由助手將腹膜縫回去，讓手術的部位與腹腔完全隔離，這樣就能減少手術後病人因為腸子沾黏到骨盆壁而引起的腹脹和腸阻塞的危險。

看了江醫師這樣的手術過程，其實我也相當安心。因為江醫師已經做了兩百多臺類似的手術，他的手法如此純熟，更何況要幫我執刀的歐宴泉醫師已經開過兩千臺類似的手術，想必更加乾淨俐落才是。

又救了一位被別院宣判無法解尿的病人

星期三的下午，我照樣看門診到晚上六點多，居然忘了去探視答應每天要去探視的病人嬌妹。不過當天下午有位從臺中來的婦女，因為最近一個月經常發生排尿困難，必須自行導尿。

她跑來花蓮找我，哭著告訴我：「我真的不想活了，從來不知道為什麼我會解不出小便來，如果必須要這樣一直導尿，我寧可死了算了。」

我詳細問了她的病情並且檢查排尿狀況，才知道原來她十幾年前因子宮頸癌做過根治性手術，之後又接受電療和化療。雖然子宮頸癌沒再復發，但是電療和化療後的膀胱，受到相當程度的傷害，使得膀胱收縮力變差。若再加上尿路感染，更會使尿道括約肌緊張，造成病人排尿困難，甚至發生尿滯留。

我對她解釋了整個病情，並且告訴她說：「你不用擔心，我會幫你處理，先安排住院，明天馬上檢查，如果需要，下午就可以幫你做手術。」我話一說完，病人就紅著眼眶哭了出來，她說：「我從來沒有想到，來這裡可以得到這麼好的照護，你這樣子講，讓我太感動了。我在臺中那邊的醫師都搖搖頭，叫我自己導尿就好，沒什麼特別好的治療方式。所以我們從網路上找到你的名字，今天聽你這樣子說，讓我很放心。」

其實像這樣的病人相當多，這麼多年來我們專注於排尿障礙的治療，發現很多在外面被宣判無法解尿，必須放置導尿管或是自行導尿的病人，其實都可以經由簡單的膀胱頸切開手術，或是尿道括約肌注射肉毒桿菌素而得到改善。重要的是，我們有沒有心要幫他檢查，或者只是把他當一般簡單的病，因為處理這個病人花了比較長的時間，所以才耽擱了去看在心蓮病房的病人嬌妹。不過我心裡想：「沒關係，我明天早上一定會去看她。」

星期四早上，我七點就跑到心蓮病房去看嬌妹。昨天因為門診看到很晚，又忙著其他病人的事情，所以沒能依約來看她。今天早上去的時候，嬌妹還在睡覺，一打開門就聽到她缺氧的呼吸聲，整個人已經變得非常消瘦，看護告訴我，嬌妹已經四天沒有排尿了。而她住院的時候尿毒已經上升到八十以上，瀕臨腎衰竭。四天沒有排尿，基本上應該撐不久了。

我靠近嬌妹的耳朵對她說：「昨天門診看太晚，沒能來看你，今天早上我早一點來看你，這樣補償好嗎？」沒想到她的眼皮皺了一下，顯然聽得到我的聲音。或許她一直在期待我怎麼還沒有來，不過我想尿毒很高的病人，其實意識已經不清楚了，沒什麼時間概念。或許她並不知道我昨天沒有來，而今天早上過來，她可能還是以為我有依約前來吧！

我告訴她：「嬌妹，你要加油喔！你的小孩們都回來陪你，要安心，沒有什麼放不下的。如果有什麼問題，你就皺皺眉頭，我們就會幫你處理。」因為嬌妹的中樞神經已經被尿毒上升麻痺了，所以身體上的疼痛應該改善很多。她最怕痛，因為痛，不敢早點開刀；因為痛，不想做侵入性的治療，也因此讓病情惡化得這麼快速。我拍拍她的肩膀，握著她的手，喊一聲加油，就又回到我的工作，回到自己的病房。

我又去看了那位在攝護腺手術後，因為使用大量抗凝血劑而一直在流血的病人，雖然昨天下午電燒後，出血量減少很多，但還是有一陣一陣鮮紅色的血冒出來，很顯然病人那個傷口因為麻醉醒過來後，用力的掙扎，導致血壓上升，又開始滲出血來。雖然血量很少，保守療法或許可以改善，但是我還是非常擔心。

接受手術前兩天，還在幫一位患者開刀

到了星期四，這些日常的醫療工作陸續告一段落。其實這幾天，有些人看到我神情恍惚，都會問我：「是不是會擔心星期六的手術？」其實我擔心的常常是病人，若病人沒有在我手術前痊癒出院，我沒有辦法帶著這種不安的心情去手術。所以一定要在我手術之前，把所有病人都安頓好。因此我決定今天要再進開刀房，幫病人把出血的地方好好的止住，這樣才能讓他安心的在星期六可以拔管，也許下個星期一他就可以出院了。

雖然家屬覺得有些不舒服，可是經過我們詳細的解釋病情，有時候進開刀房並不是為了開刀，而是為了止血，是為了病人的安全，以免過度輸血對他的心臟功能不好。果然，這次進開刀房止血後，病人不再出血了。因為這次我們很用力的把出血地方，深深的做了電燒，把裡面可能出血的血管都好好的止住，相信這樣子他就可以平安度過未來的日子。

隨後，我們也幫昨天從臺中來到醫院哭著求診的女士做了錄影尿動力學檢查。果不其然，錄影尿動力學顯示病人的膀胱適應性非常差，也就是說她的膀胱在脹尿的時候壓力會上升。雖然脹尿時，病人的膀胱可以收縮，但是收縮力並不是很好，這是因為子宮頸癌根除性手術清除了淋巴結傷到膀胱神經的病人常有的現象。

因為膀胱內壓經常很高，所以表皮不容易復原，只要有細菌感染就會產生嚴重的膀胱細菌性發炎，而這個發炎又會使得尿道括約肌變得緊張，因此病人才會覺得排尿更加困難而需要導尿。我跟她解釋了這個情形，只要從尿道括約肌注射肉毒桿菌素，就可以改善排尿情形，讓尿道鬆弛，尿液可以排乾淨，細菌感染得以消除，進入良性循環後，排尿就會逐漸順暢。病人聽了我的說明，眼眶又紅了，一直跟我說感謝的話。我告訴她：「這是我們日常做的事情，也是該做的事情，一點都不需要這樣子感謝，下午做完治療，星期五就可以回家了。」

跟那位癌末病人最後一次的道別

星期四傍晚，我在下班前又去看了心蓮病房的嬌妹。早上去的時候，她的意識已經相當模糊。我心裡想，也許這就是最後一次見她了。到了病房門口，果然看見她大女兒站在外面，我想家人都已經到齊，應該是準備要帶她回家了。走進病房裡，看到她三個女兒和女婿們都陪在病床旁邊，她也正用力的呼吸著，沒有辦法睜開眼睛。我靠近她的耳朵告訴她：「嬌妹，我是郭醫師，我又來看你了。我答應你每天都要來，我都有做到喔！你好嗎？現在還痛不痛？」

她當然沒有辦法回答，也沒有辦法點頭。於是我握住了她的手，她的手還滿溫暖的，我再告訴她：「你要放心、要放下。很多過去不開心的事都要忘記，不要再有病痛。你的小孩子都那麼孝順，都回來看你，你要珍惜跟他們在一起的時間，快快樂樂的離開醫院喔！」

沒想到我話才一講完，就注意到嬌妹的眼角，竟然流出一滴淚水，她的手也微微的動了一下，握住了我的手。我感受到她內心的感激之情，但是卻沒有辦法幫上她的忙。我再湊近她的耳朵跟她說：「嬌妹，我很不好意思，不能早一點幫你治病。不過，沒關係，我們還是好朋友，你要放心的離開醫院。離開醫院之後，你的病痛就消失了，要開心喔！」

講完這些話，其實我已經沒有辦法再多說話，因為我的喉頭已經哽咽，淚水也在眼眶裡面打轉。跟家屬致意，請他們要節哀順變，我就匆匆離開了心蓮病房。

當一位醫師沒有辦法治療病人，是最令人難過的事情，病人對你的期待，你讓他們落空，這就是我們的日常。我們必須在病人的喜怒哀樂、生死病痛間打轉，不僅是病人自己的苦難，我們也要承受病人的苦難。

十位研究助理未來一個月的工作，都安排好了

從星期日到星期三晚上，我已經把一些未來研究助理要做的事情都安排妥當，每個人都有一定的工作，可以讓他們在我放假休養期間，仍有些事情可以慢慢做，而我們的研究工作也可以持續進行。

這幾年來，排尿障礙治療暨研究中心的經費非常充裕，所以研究室也聘任了多位研究助理。有專門負責脊髓損傷排尿障礙的追蹤調查，有專門做間質性膀胱炎臨床治療以及基礎的研

究，也有在做反覆尿路感染的治療和新型治療及研究，還有負責膀胱過動症和男性排尿障礙的助理。

算一算我身邊的研究助理，共有十位，另外還有一位未來要負責撰寫「錄影尿動力學」一書籍整理資料的助理，甚至還有從病理科退休，要到我們團隊來協助切片染色的程大哥。這些助理們每天都要等我交代工作，才有辦法進行研究。

也由於有這些助理在一旁督促，逼得我必須要想一些題目讓他們有工作做，而且持續的進行功能性泌尿學的各種研究。每位助理都接到一道聖旨，在未來一個月之內，他們可以好好的進行這些工作，整理好資料，也讓我們的功能性泌尿學研究團隊能夠有相當多的研究題目，持續的發表論文。

諸如此類日常的工作，這個星期還是跟平常一樣的在運轉著。當晚執行長林俊龍醫師請我和賴鴻緒教授三個家庭一起用餐。這是一間位於仁愛街的舊房子，如今改裝為義大利餐廳，以前曾是慈濟功德會的義診所，也是慈濟醫療志業的發源地。

林執行長選擇在這裡用餐，有他特別的意義，因為這是靜思精舍德慈法師娘家捐出來給慈濟使用的義診所，沒有這個義診所的開始，就沒有現在龐大的慈濟醫療志業各區的醫院和這麼大的四大志業。我們一面用餐、一面閒話家常，執行長不免又提到：「手術都準備好了嗎？」話匣子一打開，我便告訴他們，我如何超前部署，提早發現自己有攝護腺癌，如何安排切片、手術……

其實我們很慶幸，慈濟醫院能在六年前就決定購買達文西機器手臂手術系統，花蓮雖然人口不多，使用的病人數也很少，但是對於有需要的人，真的不需要長途跋涉到外地去求助。購置這個設備，也讓我們在花蓮的醫師和學生們，可以很早就學得這種低侵入性的腹腔鏡手術，讓更多病人得到手術的受益，而我也將是其中之一。

夜深了，躺在床上有點睡不著，心想著明天醒來就是星期五，也是我住院的日子。我即將把臨床的工作暫時放一邊，安心變成一位聽話的病人，住院接受手術治療。我也相信，星期六的手術一定會非常的順利，因為我有太多太多人的祝福，更有太多太多病人的期盼。他們希望郭醫師能繼續陪他們一段時間，甚至有人還希望我可以一直照顧他們，讓他們先走了，而我還能繼續工作下去，照顧更多的病人。這種衷心的祝福，我想會讓我有足夠的信心，渡過這一個手術。

【二〇二〇年十月九日】開刀前一晚，和主刀醫護餐聚

十月九日，開刀日就在明天。

星期五的早上我依然在門診看診，看了九十六個病人，大約看到一點才結束。吃過午餐後，再與助理們進行研究室工作進度的討論會。十幾個助理坐在研究室裡，討論著二十幾個題

目，大家都很認真、互相砥礪，也都知道彼此所做的研究內容。我一一跟他們說明了研究的方向及一些研究工作上必須注意的事項之後，告訴他們未來將是豐碩的一年。

但是在我生病後，我不知道自己還有沒有能力再去思考更多的研究題目，雖然我希望一切如常，但是人總是要休息的。日本前首相安倍晉三跟我同年，他因為潰瘍性結腸炎以調養為由辭職下臺，之後又再度上任。如今他的病情轉重，也讓他無法把注意力放在國政上，因此他安排好接班內閣，然後迅速下臺。能急流勇退留下漂亮的身影，其實是一位成功人士必備的智慧。因為沒有了健康的身體，留下來的只是一個虛名而已，因為你無法再做更多的事情。

住院報到，要當個安心、聽話的病人

下午六點，負責執刀的歐宴泉醫師到我的研究室，一起看了我的核磁共振影像，看到腫瘤的部位，他很有信心的告訴我：「這個腫瘤不大，而且周圍組織都很清楚，手術一定沒有問題，不用擔心，我會把應該保留的神經血管都保留好，放輕鬆，手術一定會很順利的。」有了歐醫師這些話，我就更加安心了。

晚上大夥一起用餐，談笑風生，非常熱鬧。我太太說：「沒有一個要開刀的人，前一天晚上還跟主刀的醫師們一起用餐，吃得這麼高興，好像在開派對一樣。」除了歐醫師之外，還有他帶來的助手林益聖醫師，另外還有臺北來的蔡曜州醫師和耕莘醫院的廖俊厚醫師，也都來幫我加油。

泌尿科裡的江元宏醫師、張嘉峰醫師、李宇坤醫師和李秉叡醫師當然也不能缺席。開刀房的護理師曜蓮、青怡，還有麻醉科的黃顯哲醫師，另外我的專師婉茹和助理慧敏，大家一起在餐廳，品嚐著主廚傑米為我們精心準備的晚餐。這不像是一個手術前的餐會，而像是一個好朋友之間的聚餐。

我告訴他們，今天的餐會大家是為了我開刀才來，改天我病好了，一定再招待大家一次，一起同遊花東美景，到時我做嚮導，大家一起快樂的玩上一天。

當晚返家沐浴更衣後，我就迅速到病房報到，當時已經十點多了。女兒姿廷已經回來，家穎因為要看完門診才可以趕回花蓮，要十二點多才會到。他們都希望在明天老爸進開刀房之前，陪著老爸一起進去，這樣子也可以讓老爸安心。

【二〇二〇年十月十日】

開刀日，想著美好的事情

十月十日星期日，達文西攝護腺根除手術在今天就要進行。

今天是國慶日，也是休假日。但是安排在今天手術，主要是讓歐宴泉醫師能有充裕時間前來花蓮。昨天溫舜華主秘知道我要手術，特別交代護理部的同仁們一定要來關切。一大早，五個護理部的督導、主任等就到了病房，指示值班的護理人員要注意這個、照顧那個，其實這些都是多餘的。

開刀房裡拍照留念，倒像開同樂會

在手術前我女兒就警告我：「爸爸，你住院手術千萬不要發生所謂的『VIP症候群』。也就是說，因為大家都認為你是大人物，所以會特別小心、謹慎。但謹慎到最後，該做的事、該打的針、該用的藥都沒有用，有時反而延誤了病情。」我說：「不會的，爸爸向來就自認是個普通人，我也不希望大家用大人物的態度來對待。」

七點五十分一群人送我到開刀房門口，而開刀房裡的麻醉科醫師黃顯哲及陸翔寧、楊曜蓮護理師等已經準備好，再迅速送我進到開刀房。開刀房裡更是熱鬧，所有人一字排開，都穿著的綠色手術袍。我跟大家說：「這好像是在開同樂會。」大家紛紛拍照留念，要紀念郭P開刀這個重要的日子。

郭P要開攝護腺癌，這是個天大的消息，不只是在慈濟醫院，連在泌尿科界恐怕也是相當令人震撼。而我則是以平常心看待，我跟黃顯哲醫師及歐宴泉醫師說：「一切就麻煩你們了，我相信手術一定會很順利。」我還告訴他們，明年的今天，我們一定要同遊花蓮。

隨後在麻醉藥的作用下，我便昏昏的沉睡過去。等我在恢復室醒來的時候，已經是十二點半了，只覺得很多人在幫我移動位置，並且送我回病房。我聽得到周圍的人在談論手術順利，蔡曜州和廖俊厚都跟我說：「手術做得很順利，請老師放心。」

回到病房後，我們科的副護理長黃子芸幫我換好衣服，移到病床上蓋好被子。過沒多久，歐宴泉醫師和林益聖醫師就來病房看我，因為他們要趕一點半的火車回臺中，所以慧敏帶他們再來看看我。歐醫師跟我再次強調，手術非常順利，該保留的都保留了，一定沒有問題的，請我安心休養，他會再跟我聯絡。

我再三的謝過歐醫師，便安心的睡著了。其實在手術完畢剛醒過來時，因為麻醉藥造成肌肉收縮的關係，所以人抖得很厲害，覺得全身發冷。因此在病床邊，護理師也幫我用烤燈照射，蓋了兩條被，讓我覺得非常的溫暖。

術後第一件事，在LINE上報平安

本來我預期那條插在尿道裡面的尿管，應該會像一根筷子插在裡面有如刀割般的不舒服。可是我一直在回想，到底是哪裡會痛呢？不太有那樣的感覺，反而是會陰部最讓我覺得不舒服。那是攝護腺剝離直腸的部位，因為剝離開來的地方會產生急性發炎反應，會感覺重重的，像是有壓力。

肚皮裡插引流管的地方，倒也沒有覺得太痛，只要腹部不用力，就不會有痛感。而尿道的那根尿管對我來講，好像不存在一般。我很慶幸沒有大的問題，因為我很擔心如果尿管插著一直會有感覺的話，那應該是件相當令人不舒服的事情，恐怕連什麼事都沒有辦法做，也不可能好好的休息。

不過，也有可能跟手術前我服用了一顆「貝坦利」（一般用來放鬆膀胱肌肉），以及手術後服用了一顆甲型交感神經抑制劑（一般用來放鬆尿道平滑肌）有關係。這是我們泌尿科的獨門秘方，用了這個藥可能會讓尿管不舒服的感覺減輕也不一定。

下午醒過來後，我看到手機裡好多人都在Line上面祝福我，因此我便寫了一段話「手術已經順利完成，一切都很平安，謝謝你的祝福，感恩！」我把這段話傳給每位曾經祝福我的人，沒想到精舍德倩法師居然很有趣的回訊息說：「郭醫師，您真的是典範，手術完之後還親自報平安，史上絕無僅有。」讓他們知道我已經手術完畢，而且已經清醒了，可以很快的跟大家報平安，這不是一件讓人很快樂的事情嗎？

傍晚執行長就到病房來看我，他個性木訥，進來後看到我一切都很好，其實也不知道要講些什麼安慰的話，他跟我說：「尿液的顏色很好，點滴也很順，應該不會痛吧！手術很順利吧！」我一一回答，跟他說：「很平安、很順利，請您放心。」執行長坐了一下子，聊一下天，請我好好休息，他便離去。之後吳彬安副院長也跑了進來，他不知道我還在昏睡，只因為收到我回的訊息，以為我都恢復了，之後也尷尬的站了一下，跟我說：「祝福你能夠早日康復。」

在合七泌尿科病房護理師們照顧得都非常好，而且講話都很親切，做事很輕巧。我在昏睡當中，她們進來對我做任何處置，我都沒有感覺，可見平時護理長調教得很好，我們的護理人員成為我們慈濟醫院醫療科的模範。

半昏半醒之間，知道身邊都有人陪伴

從十月十日晚上到十月十一日早上，我幾乎都在半昏半醒的情況下度過。累了閉上雙眼就睡著了，有時還會做一點夢。醒過來看看幾點鐘，跟家人講幾句話，又慢慢睡著。馨頤跟靜儀也都跟著家穎和姿廷回來看我，一家人都是醫師跟護理人員，其實對於手術後的照顧大概都了然於心，沒有什麼特別的。

但是陪伴就是最好的安慰，有他們在旁邊，縱使是在滑手機、看書、聊天，也都讓我感覺身邊有人陪著，不至於孤獨。

我很感謝孩子們從臺北回來陪老爸，不過說實在的，以前他們生病的時候，我們也都會去陪著他們。大家互相往來，一家人就是這樣子嘛！我跟家人說：「從我今天這個手術，回到病房時傷口疼痛、插著尿管、麻醉藥退掉後，那種全身的不舒服，我真的可以感受到以前家穎因為腹部開過兩次刀，那種痛苦的情形恐怕比我是更加十倍、百倍的痛。而且他還插著鼻胃管、下面插著尿管，肚子傷口裂開，不時在疼痛中換藥，那種折磨，豈是一個年輕人能夠忍受的。」

家穎在旁邊也應聲的說：「真的很痛、真的很痛。」真的，人是在苦痛中成長，人也在苦痛中變得堅強。我相信家穎能夠用他那時候生病的痛來照顧他的病人，相信會讓他的病人得到更多的照顧。

剛剛放了一個響屁，那種氣體積在直腸裡面脹著沒有排出來，會讓整個會陰部非常不舒服，感覺重重的、痛痛的，等到屁一連串的排出來，感覺直腸氣消了，壓力和疼痛感也整個減輕了，真的是一件很令人愉快的事情！

經由自己生病、手術、感受到的疼痛，其實我也一直想到，當我在治療病人的時候，能讓他們少一點疼痛的感覺，就應該少一點，畢竟手術是很辛苦的事情。不管是從腹部劃刀、或是從腰部劃刀、或是從尿道用內視鏡進去膀胱切除腫瘤或是攝護腺，這些動作都會給病患在術後帶來極大的痛苦。

平常我們常常告訴病人：「沒關係、沒關係，不會痛，你要多起來動一動。」當輪到自己要做這些動作的時候，才知道原來那種痛是有多痛，那種無法行動的苦是有多苦。

【二〇二〇年十月十一日】

開刀後隔天，看見有著彩虹的清晨

十月十一日，手術後第一天。

今天訪客應該會很多，早上九點多林碧玉副總就帶著護理部鍾主任來病房看我。她坐下來親切的跟我聊天，談了很多醫院管理的事情。我稱讚她說：「這家醫院是全臺灣最美麗的醫院，不只是醫院外觀環境美麗，醫院裡面的護理人員美麗親切，連醫院裡的人文都是最美麗的。自己當了病人之後，才能感受在這家醫院裡當病人，是非常幸福的。」

早上陳英和院長也來看我，談論了一下病情，給了我一些祝福。他說：「這裡就好像以前在臺大醫院的九病房，不過以前我們照顧的是大人物，現在是我們被人家照顧。」年紀漸長，也漸漸居醫院要職，跟年輕時候比起來真是無限的感慨。

隨後恩主公醫院的王炯珵副院長也從臺北來花蓮看我，他因為看到門口掛著「病人休息中」的牌子，居然在外面等了二十分鐘，不敢敲門進來，生怕打擾到我休息。確實我正在病房裡休息是沒錯，不過他是自己人，怎麼如此客氣呢！

王炯珵醫師是我非常喜歡的一位學生，做人非常好，心地也很善良。他知道老師昨天開刀辛苦，所以特別選到今天近午才來看我。十幾年來，他跟著我學習功能性泌尿學頗有成就，發表了許多篇論文，他對自己的期望也很高。就在王炯珵與我們聊天的時候，慧敏一家人也過來了。她帶著兩個又高又帥的兒子，以及英俊瀟灑的老公來探視我，這次手術前前後後的打點，多虧了慧敏的安排與幫忙，要不然可能沒有辦法那麼順利。

傷口感覺似乎沒那麼疼痛了，尿管插在膀胱裡也沒有覺得很不舒服，倒是尿道口因為導尿管跟黏膜接觸的地方，在移動時會有一點刺激感，一般來講我都還可以忍受。但有一種奇怪的感覺，就是因為直腸與攝護腺剝離開來的時候，這部分組織會有一點慢性發炎。因此，當排氣經過到直腸的地方鼓起來，會有一點脹痛不舒服的感覺。然而在氣體排出之後，這種感覺瞬間消失，而且覺得會陰部十分輕鬆。這在其他部位的手術是感覺不到的，可能也只有經過攝護腺癌根治手術之後的人，才有機會感受到這種奇妙的感覺吧！

主刀醫師捐出手術指導費給慈濟基金會

今天訪客不多，可能是星期假日的關係，大家來這邊聊聊天，陪著說幾句話打發時間。其實生病很痛苦，最痛苦的就是漫長等待的時間；等拿藥、等換藥、等拔管、等出院……有一定的休息時間才能讓傷口癒合，這段時間就把自己放空，不要想些其他事，最重要的是不要淨想著工作，要盡量想些美好的事情。就像歐宴泉醫師在手術麻醉前告訴我說：「你盡量想美好的事情，想著想著睡著了，醒過來時還是在想著美好的事情，那就會減少手術的痛苦。」

歐醫師是位虔誠的基督徒，他在手術前握著我的手禱告了三分鐘，那種情誼實在令人難忘。手術後，我致贈給歐醫師手術指導費用及卡片，謝謝他辛苦前來花蓮幫我手術。只是他回去臺中後，居然LINE我說，要把手術費用捐給慈濟基金會，作為泌尿科醫師醫學訓練教育之用。他認為能幫我做手術，是此生最大的榮幸。

歐醫師從臺中來幫我做手術，這種隆情厚誼及友情是無價的。而今他這樣子回應我，讓我更加感動，也更顯示出他做人處事的偉大情操，是位基督徒愛人、救人的最大表現。

手術後第一天，症狀逐漸穩定，陸續都有排氣，腹脹的感覺也消了很多。進食的情況也十分良好，肚子有點餓，但只能吃些稀飯和白米飯，不敢吃太多的雜食和纖維的食物，希望明天能排便，就可以減輕肚子的負擔。

今天是十月十二日，一早醒來五點四十分。水氣很重，醫院後方的山上竟然出現美麗的彩虹，夾雜著半山腰的山嵐，構成一幅非常美麗的清晨景象。我們很少在這個時候醒來，因此從來不知道花蓮的清晨陽光有多亮麗，而亮麗的後山，雲層繚繞，以及美麗的彩虹，似乎象徵著今天將會是個美好的一天。

這個星期我還會在醫院裡面度過，但是我不會工作，我會讓自己完全的放空，讓自己想一些未來該做的事情。訪客一定會很多，他們帶來的許多祝福，都將是我傷口痊癒的最大鼓勵跟元素。

我也希望未來能利用不知道還有多久的時間，盡量服務我的病患，讓所有需要我的人都能得到我的關心和照顧。就像歐醫師在手術麻醉之前，握著我的手，用心禱告了三分鐘。他這樣子虔誠的用心為我祝福，正是一位良醫最極致的表現。沒有太多的話語，而是用他內心最真誠的祝福，向上帝禱告，祈求手術順利成功。

後記　轉換對生命的態度

回想這幾天，我感覺好像經歷了一場奇幻的旅程。不論是心理上和身體上的感受，都是我這一生永難忘懷，也是我人生一場美麗的意外。

這次生病開刀，對我的人生啟發很大，也可以說是在我行醫師生涯中一個重要的轉折點。在確診得到攝護腺癌前，我正好把本書《與苦難同行》裡的醫病故事寫完。我在寫的時候，雖然講到病人的苦痛，好像我真的能體會一般。

現在我身歷其境，遭受到打針、住院，進開刀房、接受麻醉、手術、以及術後種種痛苦的考驗，我才能真正體會到，原來生病的痛苦是多麼的痛苦。

對於我所描寫的醫師與病人之間那些苦難相連、生命共同體的故事，到現在才真正有新的體會。我心裡想，如果能重來一次，我應該會對那些我所照顧過的病人更好才是。因為唯有醫師親切的問候，護理人員溫柔的照顧，才能讓病人心靈和身體的苦痛減輕一些。

過去我們在照顧接受攝護腺癌根治手術的病人，總是會問他們，有沒有問題？身體有沒有疼痛不舒服？其實這是因為我們不懂病人身體的感受。現在自己當了病人，才知道那種微妙的感覺，不是當醫師的人所能體會。

因為攝護腺是位於直腸上方，平常從肛門指診就摸得到。因此攝護腺手術把攝護腺全部拿掉，這部分的直腸一定會因為組織剝離和燒灼後產生的發炎。那種老是覺得有大便在肛門的感覺，不是痛，也不是一種壓力，而是一種脹的感覺。尤其是當要排氣前，會陰部的膨脹感更是沉重。

導尿管帶來的不舒服，反而不是很重要。因為它放在尿管裡面，雖然會有一些想要解小便的感覺，可是只要多喝水，淡化尿液的濃度，這種感覺就會漸漸改善。有時候服用膀胱放鬆的藥物也有幫助。腹腔鏡造成的傷口疼痛，平常沒有感覺，只有在咳嗽及打噴嚏的時候，才會有劇痛感。總之，以達文西腹腔鏡做攝護腺根除手術並不痛苦，手術後的復原也很快。

在住院這星期，我正好利用時間把《與苦難同行》的文章從頭再看一次，也做了一些修改。重新體會我所照顧的那些病人苦難的醫療歷程。想到自己身上所受的病痛，比起我的病人們承受的苦難，簡直是天壤之別。而自己當醫師，身體承受病痛的苦難，更能體會當病人的感受。未來自己行醫時，應該會讓我的病人更加幸福才是。

在手術之後，確實會讓人認真的思考未來。因為當你成為一位癌症的患者，未來按照標準流程去做治療，究竟治療的結果如何？癌細胞是否會轉變成為抗藥性？這些都不得而知。想太多也沒有用，最重要的是要把自己乖乖的當成一位病人，找一位可靠的主治醫師，讓他為你治療。我則盡量想些讓自己快樂的事情，多找時間陪伴家人，尤其是一直辛苦照顧我的太太，做些想做還沒做的事情，看看還沒去過的臺灣各地美景。

雖然已經開完刀了，可是有時候還會覺得不那麼真實。然而，這已經是個事實，無可逃避，只能面對。我不知道未來還有多少年可以做事，不管是五年、十年，或是更長，應該要趕緊擬定計畫，把最重要的事情做好、做滿。生病之後，反而對人生態度更加積極，想要把剩下的這一段人生旅程精彩的走完。

感恩在這條路上，
所有「與苦難同行」的病患與醫護。

靜思人文
JING SI CULTURE

與苦難同行——這些年病人教會我的事

作　者 / 郭漢崇
總編輯 / 李復民
責任編輯 / 張慧敏、陳瑤蓉
文字校對 / 呂佳真
美術編輯 / Javick工作室、陳香郿
本書攝影 / 楊國濱（封面）、黃思齊（封底）、張慧敏（內頁）
專案企劃 / 蔡孟庭、盤惟心

出　版 / 遠足文化事業股份有限公司 (發光體文化)
發　行 / 遠足文化事業股份有限公司
地　址 / 231新北市新店區民權路 108之 2號 9樓
電話：(02) 2218-1417　傳真：(02) 8667-1065
電子信箱：service@bookrep.com.tw
網址：www.bookrep.com.tw
郵撥帳號：19504465遠足文化事業股份有限公司

讀書共和國出版集團

社　長 / 郭重興
發行人 / 曾大福

業務平台

總經理 / 李雪麗　副總經理 / 李復民
海外業務協理 / 張鑫峰　特販業務協理 / 陳綺瑩
實體業務協理 / 林詩富　專案企劃協理 / 蔡孟庭
印務協理 / 江域平　印務主任 / 李孟儒

慈濟人文出版社

地址：臺北市忠孝東路三段二一七巷七弄十九號一樓
電話：02-28989888
傳真：02-28989889
郵政劃撥：06677883 互愛人文志業股份有限公司
網址：http://www.jingsi.org

法律顧問 / 華洋法律事務所 蘇文生律師
印　　製 / 沈氏藝術印刷股份有限公司

2021年1月27日初版一刷　定價：420元
2023年5月12日初版二刷　書號：2IGN0003
ISBN 978-986-98671-8-4

團體訂購請洽業務部(02) 2218-1417分機1132、1520
讀書共和國網路書店 www.bookrep.com.tw

國家圖書館出版品預行編目 (CIP)資料

與苦難同行 /郭漢崇作 . -- 初版 . -- 新北市 : 遠足文化事業股份有限公司發光體出版 : 遠足文化事業股份有限公司發行 , 2021.01
面；　公分
ISBN 978-986-98671-8-4(平裝)

1.醫病關係 2.通俗作品

419.47　109019675